診療放射線技術 テキストシリーズ

放射線治療技術学

橘　昌幸・岩元新一郎・奥村雅彦　編著

共立出版

編著者（執筆担当）

 橘　　昌幸　広島国際大学保健医療学部
     （2.4, 2.5, 3.1, 3.2, 3.4, 3.5, 4.1, 4.4, 4.5, 5.5, 5.6）
 岩元新一郎　広島国際大学保健医療学部
     （1.4）
 奥村　雅彦　森ノ宮医療大学医療技術学部
     （1.1, 1.2, 1.3）

執筆者（執筆順，執筆担当）

 川守田　龍　(社) きつこう会 多根総合病院
     （1.1, 1.2, 1.3）
 笈田　将皇　岡山大学学術研究院ヘルスシステム統合科学学域
     （2.1, 2.2）
 冨永　裕樹　(医) 伯鳳会 大阪陽子線クリニック
     （2.3, 3.2, 3.6, 4.3）
 大浦　弘樹　(独) 国立病院機構 九州医療センター
     （2.6, 2.7, 2.8）
 高橋　　亙　東洋メディック株式会社
     （2.7）
 佐々木幹治　徳島大学大学院医歯薬学研究部
     （3.3）
 富永　正英　徳島大学大学院医歯薬学研究部
     （3.3）
 福山　幸秀　(医) 徳洲会 福岡徳洲会病院
     （3.7, 4.1, 4.6, 5.1〜5.4, 5.7, 5.8）
 寺﨑　浩一　(独) 国立病院機構 小倉医療センター
     （4.2）

（所属：2024 年 12 月）

はじめに

　本書は，令和7年版 診療放射線技師国家試験出題基準に準拠して編集された専門分野シリーズ*の一冊です．放射線治療技術学には，がん治療総論，放射線治療機器，吸収線量評価，照射術式，臨床放射線治療学の5つの大項目があります．これら項目の内容を理解するためには放射線治療に関する知識だけでなく，基礎医学，放射線生物学，放射線物理学，放射線計測学などの基礎的な知識や，放射線治療を安全に事故なく実施するためには放射線安全管理学，医療安全管理学などの知識も必要であり，かなり幅広い領域の知識が必要となります．

　本書は出題基準の5つの大項目に合わせ全5章から構成されています．まず第1章（がん治療総論）では，放射線治療は全身のほぼすべての悪性腫瘍や一部の良性疾患が対象となりますが，実際に治療が適応となるには腫瘍の病期，患者の状態などの放射線治療が患者に有益かどうかが判断基準となります．それらを判断するための腫瘍の病理・病期，がん治療の基本方針，予後因子などを解説しています．また放射線治療領域における物理についての解説もしています．

　放射線治療では，数MeVから十数MeVの光子線や電子線，粒子線などの放射線を照射する機器が使用され，また小線源を使用した治療も行われます．また治療する際にはさまざまな補助具を使用し，最適な体位や線量分布となるような状態で治療計画が行われます．加えてこれらの装置や器具の品質保証・品質管理，安全管理も非常に重要な業務となります．第2章（放射線治療機器）では，光子線や電子線，粒子線などの外部放射線治療機器，密封小線源治療装置，X線シミュレータなどの治療に使用する装置，各種補助器具，品質保証，品質管理，安全管理などを解説しています．

　患者への誤った線量投与は放射線治療の目的を果たすことができないだけでなく，過剰・過少照射事故となるため，正確な線量・線量分布の評価が必要となります．第3章（吸収線量の評価）では，治療用放射線計測の基礎，放射線治療に使用される放射線の吸収線量計算法，光子線・電子線・密封小線源γ線・粒子線の線量計算などを解説しています．

　放射線治療を実施する際には，腫瘍の進展範囲や患者の状態などを考慮し，放射線治療の照射方法が選択され，部位によっては呼吸移動による腫瘍の動きの抑制などを考慮する必要があります．第4章（照射術式）では，各放射線の照射方法，呼吸移動対策などを解説しています．

　放射線治療は正常組織と腫瘍との放射線感受性の差を利用した治療方法であり，この特徴を

　＊　診療放射線技術 テキストシリーズ
　　　「放射線治療技術学」の他に「X線撮影機器学」「X線撮影技術学」「医療安全管理学」の刊行を予定している．

活かすためには正常組織の耐容線量や腫瘍の致死線量，化学療法との併用や時間配分などによって放射線感受性の差を広げるなどの方法があり，患者の治療目的に応じて放射線治療の方法が選択されます．第5章（臨床放射線治療学）では，治療可能比，根治照射など放射線治療の目的，時間的線量配分，疾患分別の放射線治療，有害事象などを解説しています．

　画像診断と同様に放射線治療技術も日々進歩しており，新しいタイプの装置や照射技術が登場していますが，これらの多くは従来からの技術をベースとし，組み合わせ応用されたもののため，基礎をしっかりと学ぶことは将来登場するであろう放射線治療技術の実践にも役立ちます．本書では，診療放射線技師を目指す学生向けの教科書の役割と若手診療放射線技師にも役立つように基礎を学べるように配慮しています．それぞれの学修・研鑽のお役に立てることを願っています．

　本書の刊行に当たり，多くの図書を参考および引用させて頂きました．これらの図書の関係各位に厚くお礼申し上げます．

　最後に，本書の執筆に当たっては診療放射線技師養成校の教員および臨床現場で活躍している診療放射線技師の方々に分担を依頼しました．著者の方々に深く感謝申し上げますとともに，本書出版に機会を与えて頂いた共立出版（株）と瀬水勝良氏に深謝いたします．

2024年11月

橘　　昌　幸

目　　次

第 1 章　がん治療総論

1.1　腫瘍の病理と病期 ……………………………………………………………… 1
　　1.1.1　腫瘍とは ………………………………………………………………… 1
　　1.1.2　腫瘍の組織型と分化度 ………………………………………………… 2
　　1.1.3　進展度による分類 ……………………………………………………… 5
　　1.1.4　放射線治療に関わる診断 ……………………………………………… 6
　　1.1.5　遺伝子とがんの関係 …………………………………………………… 7
　　1.1.6　主な遺伝性腫瘍と遺伝子の関係（遺伝性乳癌・卵巣癌） ………… 7
1.2　がん治療の指針の基本 ………………………………………………………… 8
　　1.2.1　がん治療の目的と適応 ………………………………………………… 8
　　1.2.2　集学的治療 ……………………………………………………………… 10
1.3　がんの予後因子 ………………………………………………………………… 12
　　1.3.1　早期がんと進行がん …………………………………………………… 12
　　1.3.2　予後因子 ………………………………………………………………… 14
　　1.3.3　患者の全身状態 ………………………………………………………… 15
　　1.3.4　奏効率 …………………………………………………………………… 17
1.4　放射線治療の物理 ……………………………………………………………… 18
　　1.4.1　X 線・γ 線と物質の相互作用 ………………………………………… 18
　　1.4.2　荷電粒子と物質の相互作用 …………………………………………… 29
参考文献 ……………………………………………………………………………… 37

第 2 章　放射線治療機器

2.1　外部放射線治療装置 …………………………………………………………… 39
　　2.1.1　電子直線加速器（リニアック） ……………………………………… 39
2.2　高精度放射線治療装置 ………………………………………………………… 53
　　2.2.1　定位放射線治療装置 …………………………………………………… 53
　　2.2.2　定位放射線照射器具 …………………………………………………… 57
　　2.2.3　強度変調放射線治療装置 ……………………………………………… 58
　　2.2.4　画像誘導放射線治療装置 ……………………………………………… 61

- 2.3 粒子線治療装置 …………………………………………………… 72
  - 2.3.1 サイクロトロン ……………………………………………… 72
  - 2.3.2 シンクロトロン ……………………………………………… 76
- 2.4 密封小線源治療装置 ………………………………………………… 78
  - 2.4.1 遠隔操作式後充填シシテム（RALS）……………………… 78
  - 2.4.2 一時挿入器具・一時挿入密封線源 ………………………… 80
  - 2.4.3 永久挿入器具・永久挿入用密封線源 ……………………… 81
- 2.5 治療計画装置 ………………………………………………………… 81
  - 2.5.1 X線シミュレータ …………………………………………… 81
  - 2.5.2 CTシミュレータ …………………………………………… 83
  - 2.5.3 放射線治療計画システム …………………………………… 84
- 2.6 各種補助器具 ………………………………………………………… 85
  - 2.6.1 照射野整形用器具 …………………………………………… 85
  - 2.6.2 線量分布改善用器具 ………………………………………… 90
  - 2.6.3 再現性保証用器具 …………………………………………… 93
  - 2.6.4 小線源治療用器具 …………………………………………… 98
  - 2.6.5 臓器移動対策用器具 ………………………………………… 102
- 2.7 品質保証，品質管理 ………………………………………………… 104
  - 2.7.1 性能評価法 …………………………………………………… 104
  - 2.7.2 精度管理 ……………………………………………………… 110
  - 2.7.3 受渡し・受入れ試験 ………………………………………… 115
  - 2.7.4 コミッショニング …………………………………………… 116
  - 2.7.5 精度管理用器具 ……………………………………………… 116
  - 2.7.6 照射野確認・照合システム ………………………………… 125
  - 2.7.7 EPID，側視鏡 ……………………………………………… 128
  - 2.7.8 電位計・検出器 ……………………………………………… 129
- 2.8 安全管理 ……………………………………………………………… 136
  - 2.8.1 機器の管理と保守 …………………………………………… 139
  - 2.8.2 安全管理と対策 ……………………………………………… 141
  - 2.8.3 関係法規 ……………………………………………………… 143
- 参考文献 ………………………………………………………………… 148

第3章 吸収線量の評価

- 3.1 治療用放射線計測の基礎 …………………………………………… 153
  - 3.1.1 放射線の種類と特性，相互作用 …………………………… 153

   3.1.2 電子平衡，ビルドアップ ································· *156*
   3.1.3 水吸収線量校正定数 ····································· *160*
   3.1.4 線質変換係数 ··· *162*
   3.1.5 擾乱補正係数 ··· *163*
   3.1.6 線量計とその校正，補正 ······························ *164*
   3.1.7 基準の距離と線量評価点 ······························ *166*
 3.2 吸収線量計測法 ·· *166*
   3.2.1 光子線の吸収線量計測法 ······························ *166*
   3.2.2 電子線の吸収線量計測法 ······························ *171*
   3.2.3 密封小線源の吸収線量計測法 ························ *173*
   3.2.4 陽子線の吸収線量計測法 ······························ *180*
   3.2.5 炭素線の吸収線量計測法 ······························ *184*
   3.2.6 相互校正法 ·· *186*
 3.3 外部光子線の線量計算 ··· *189*
   3.3.1 深部量百分率（PDD）································· *189*
   3.3.2 組織空中線量比（TAR）······························ *192*
   3.3.3 組織最大線量比（TMR）······························ *193*
   3.3.4 組織ファントム線量比（TPR）····················· *195*
   3.3.5 照射野，等価照射野，出力係数（OPF）········· *195*
   3.3.6 モニタユニット（MU）································ *198*
   3.3.7 線量計算アルゴリズム ································· *200*
   3.3.8 インバースプランニング ······························ *202*
 3.4 外部電子線の線量計算 ··· *203*
   3.4.1 吸収線量評価点 ·· *203*
   3.4.2 吸収線量計算法 ·· *203*
   3.4.3 深部量百分率（PDD）································· *204*
   3.4.4 モニタユニット（MU）································ *205*
   3.4.5 線量計算アルゴリズム ································· *206*
 3.5 密封小線源γ線の線量計算 ·································· *206*
   3.5.1 線源位置取得 ··· *207*
   3.5.2 線量計算アルゴリズム ································· *208*
 3.6 粒子線の線量計算 ··· *209*
   3.6.1 パッシブ法の線量計算 ································· *211*
   3.6.2 スキャニング法の線量計算 ··························· *212*
   3.6.3 線量計算アルゴリズム ································· *213*

3.7 投与線量の空間分布 ……………………………………………………… 216
　　3.7.1 線量分布検証 ……………………………………………………… 216
　　3.7.2 深部線量分布 ……………………………………………………… 217
　　3.7.3 等線量曲線, 軸外線量比 ………………………………………… 218
　参考文献 ……………………………………………………………………… 220

第4章　照射術式

4.1 X線, γ線 ………………………………………………………………… 223
　　4.1.1 SSD法 ……………………………………………………………… 223
　　4.1.2 SAD法（STD法） ………………………………………………… 223
　　4.1.3 固定照射 …………………………………………………………… 224
　　4.1.4 運動照射 …………………………………………………………… 224
　　4.1.5 原体照射 …………………………………………………………… 224
　　4.1.6 全身照射 …………………………………………………………… 225
　　4.1.7 定位放射線照射 …………………………………………………… 226
　　4.1.8 ノンコプラナー照射 ……………………………………………… 228
　　4.1.9 強度変調放射線治療（IMRT） …………………………………… 228
　　4.1.10 強度変調回転放射線治療（VMAT） …………………………… 228
　　4.1.11 画像誘導放射線治療（IGRT） …………………………………… 229
　　4.1.12 画像誘導小線源治療（IGBT） …………………………………… 230
4.2 電子線 ……………………………………………………………………… 231
　　4.2.1 エネルギーと飛程 ………………………………………………… 232
　　4.2.2 照射方法 …………………………………………………………… 235
4.3 粒子線治療装置 …………………………………………………………… 239
　　4.3.1 パッシブ（拡大ビーム）法 ……………………………………… 239
　　4.3.2 スキャニング（ペンシルビームスキャニング）法 …………… 242
4.4 中性子線 …………………………………………………………………… 245
　　4.4.1 ホウ素中性子捕捉療法 …………………………………………… 245
4.5 密封小線源 ………………………………………………………………… 246
　　4.5.1 高線量率密封小線源治療 ………………………………………… 247
　　4.5.2 低線量率密封小線源治療 ………………………………………… 248
　　4.5.3 退室基準 …………………………………………………………… 249
4.6 臓器移動対策 ……………………………………………………………… 251
　　4.6.1 呼吸移動対策法 …………………………………………………… 251
　　4.6.2 腸管内容量変動対策 ……………………………………………… 253

参考文献 ··· *254*

第 5 章　臨床放射線治療学

5.1 正常組織と腫瘍の放射線感受性 ··· *257*
 5.1.1 正常組織の耐容線量 ··· *257*
 5.1.2 腫瘍の致死線量 ··· *257*
 5.1.3 放射線治療可能比 ·· *259*
5.2 放射線治療の目的 ··· *260*
 5.2.1 根治照射 ··· *261*
 5.2.2 緩和照射（緊急照射含む） ···································· *261*
5.3 他の治療法との併用 ··· *262*
 5.3.1 術前・術中・術後照射 ·· *263*
 5.3.2 化学療法との併用 ·· *264*
 5.3.3 温熱療法との併用 ·· *267*
 5.3.4 集学的治療 ·· *269*
5.4 放射線治療計画 ·· *269*
 5.4.1 治療計画の流れ ··· *270*
 5.4.2 放射線治療の体積 ·· *275*
 5.4.3 空間的線量分布 ··· *278*
 5.4.4 線量体積ヒストグラム（DVH） ······························· *279*
5.5 時間的線量配分 ·· *281*
 5.5.1 1回線量，総線量，全治療期間 ································ *281*
 5.5.2 通常分割照射 ·· *282*
 5.5.3 多（過）分割照射 ·· *282*
 5.5.4 少（寡）分割照射 ·· *283*
 5.5.5 生物学的等価線量 ·· *284*
5.6 疾患分類別の放射線治療 ··· *285*
 5.6.1 脳・脊髄 ··· *285*
 5.6.2 頭頸部 ·· *292*
 5.6.3 肺，縦隔 ··· *299*
 5.6.4 消化器 ·· *302*
 5.6.5 泌尿器 ·· *305*
 5.6.6 生殖器 ·· *306*
 5.6.7 皮膚がん ··· *314*
 5.6.8 乳　腺 ·· *316*

5.6.9　骨，軟部組織 …………………………………………………… 319
　　5.6.10　造血器，リンパ系組織 ………………………………………… 319
　　5.6.11　転移性腫瘍 ……………………………………………………… 322
　　5.6.12　良性疾患 ………………………………………………………… 323
　　5.6.13　小　児 …………………………………………………………… 325
　　5.6.14　緊急照射 ………………………………………………………… 326
5.7　有害事象（有害反応・障害） ……………………………………………… 328
　　5.7.1　急性反応 …………………………………………………………… 328
　　5.7.2　晩期反応（晩期障害） …………………………………………… 330
　　5.7.3　直列臓器，並列臓器 ……………………………………………… 331
5.8　記録・評価 …………………………………………………………………… 332
　参考文献 …………………………………………………………………………… 335

　索　引 ………………………………………………………………………… 339

1 がん治療総論

　本章では，腫瘍の分類，良性腫瘍と悪性腫瘍の特徴を解説し，悪性腫瘍（がん）における組織学的分類や進展度による分類について言及する．がん治療における放射線治療の位置づけと実施する上での患者条件や患者の全身状態，患者の予後因子について解説する．また，放射線治療に用いられる放射線，放射能および高エネルギー放射線と物質との相互作用について解説する．

1.1　腫瘍の病理と病期

　がんの3大治療のひとつである放射線治療を学ぶに当たり，知っておくべき腫瘍（良性・悪性）の基本的な特徴について記す．また，ここでは，発生する臓器（原発臓器）や腫瘍細胞の組織型やその分類について学ぶ．そして，組織型の分類によって腫瘍の進展度（TNM 分類）や悪性度（分化度分類）が異なる放射線感受性をもつことを知り，がん治療の方針決定のためにさまざまな検査がどのように利用されているかについて学ぶ．

1.1.1　腫瘍とは[1)-3)]

　腫瘍とは自律増殖する細胞群のことをいい，**良性と悪性**に分類される．さらに，形態的分類として**上皮性と非上皮性**に分かれる．上皮は主に皮膚や消化管，膵胆道系，尿路系等の空気（外界）と接している表面を覆っている細胞で，上皮性の悪性腫瘍が「癌」と呼ばれる．非上皮性の悪性腫瘍は「肉腫」（または，○○腫）と呼ばれ，これとは別に，造血組織（白血病・悪性リンパ腫）や中枢神経系（脳腫瘍等），筋，骨，

<u>良性腫瘍と悪性腫瘍，上皮細胞と非上皮細胞</u>
●良性腫瘍とは，自律増殖はするものの周囲組織への浸潤や離れた臓器への転移をしないのが特徴であり，予後良好である．

●悪性腫瘍とは，周囲組織への浸潤や離れた臓器への転移をする性質が特徴であり，比較的予後不良である．
●上皮細胞とは，体の表面や体腔，器官（消化器，呼吸器，泌尿器・生殖器，乳房など），器官などの内表面を覆っている細胞のことである．
●非上皮性細胞とは，上皮細胞以外の体の組織（筋肉，脂肪，血管，骨・軟骨，血液など）を構成する細胞のことである．

表1.1 腫瘍の分類

	上皮性	非上皮性
良性	腺腫，乳頭腫	筋腫，脂肪腫，軟骨腫，血管腫
悪性	癌腫	肉腫，白血病，リンパ腫

軟部組織などである．上皮性の良性腫瘍には腺腫，乳頭腫があり，非上皮性の良性腫瘍には筋腫，脂肪腫，軟骨腫，血管腫などがある（**表1.1**）[1)-3)]．

「がん」および「癌」の表記については，ひらがな表記の「がん」は広義の意味で，上皮性，非上皮性の悪性腫瘍の両方を表すが，上皮性の悪性腫瘍を特に「癌」と漢字で表記し，非上皮性の悪性腫瘍をひらがなで「がん」と表記する．病理学的には「癌腫（carcinoma）」は上皮性を指し，「肉腫（sarcoma）」は非上皮性の悪性腫瘍を指す[1)3)]．

悪性腫瘍の発生の段階には，正常組織—過形成・異形成—良性腫瘍—悪性腫瘍の順をたどる．すべてではないが，過形成・異形成・良性腫瘍を前癌病変ともいう．

1.1.2 腫瘍の組織型と分化度[1)-3)]

(1) 上皮性・非上皮性の（良性・悪性）腫瘍と組織型

上皮性の悪性腫瘍は，一般的に臓器癌である．その組織型には**表1.2**に示すように，扁平上皮癌，腺癌，移行上皮癌などがある．扁平上皮癌は，体の表面や食道などの内部が空洞になっている臓器の内側の粘膜組織である扁平上皮より発生する癌であり，通常，扁平上皮で覆われている口腔，舌，咽頭，喉頭，声帯，食道，肺，肛門，子宮頸部，外陰部，腟，皮膚にみられる．腺癌は，腺組織と呼ばれる上皮組織から発生する癌で，胃，腸，子宮体部，肺，乳房，卵巣，前立腺，肝臓，膵臓，胆のう，などに発生する．移行上皮癌は，移行上皮組織に由来する癌で膀胱や尿管などの尿路系の癌が多い．

非上皮性の悪性腫瘍には，肉腫には横紋筋肉腫，平滑筋肉腫，骨肉腫，血管肉腫などがある．ちなみに，血管腫，筋腫は良性腫瘍である．造血組織の悪性腫瘍には白血病，悪性リンパ腫があげられる．脳腫瘍には原発性腫瘍と転移性腫瘍がある．原発性脳腫瘍には良性と悪性があり，転移性腫瘍は臓器癌からの遠隔転移のため悪性である．原発性脳腫瘍のうち聴神経腫瘍，頭蓋咽頭腫，下垂体腺腫は良性腫瘍である．髄膜腫は一般的にはほとんどが良性腫瘍のため，良性の脳腫瘍と認識される

表1.2 上皮性・非上皮性の悪性腫瘍

上皮性（組織型）		いわゆる○○癌
扁平上皮癌	皮膚，頭頸部，口腔，食道，肺，子宮頸部	主に臓器に発生した悪性腫瘍（癌）
	肺，消化器，乳腺，前立腺，子宮体部，卵巣	
移行上皮癌	膀胱，尿管，腎盂	
その他	肝細胞，腎細胞	

非上皮性（組織型）		いわゆる○○腫瘍（腫）
肉腫	筋，骨，血管，軟部組織	横紋筋肉腫，平滑筋肉腫，骨肉腫，血管肉腫など．（血管腫，筋腫は良性腫瘍）
造血組織腫瘍	白血病，悪性リンパ腫	
その他	脳腫瘍 肝芽細胞腫 網膜芽細胞腫	脳腫瘍には，原発性悪性脳腫瘍（神経膠腫，神経膠芽腫など）と転移性脳腫瘍（多臓器からの転移）がある．聴神経腫瘍，頭蓋咽頭腫，下垂体腺腫などは良性．髄膜腫は一般的に良性だが，まれに急速増大したり転移したりする悪性の髄膜腫も存在する．
いずれとも区別ができないもの	悪性黒色腫，癌肉腫	

ことが多いが，4段階のグレードで分類されグレードⅠが良性，グレードⅡが中間悪性，グレードⅢが悪性，グレードⅣが悪性（高）である．グレードが低い良性の髄膜腫は，ゆっくり大きくなるか，あるいは大きくならないことが多いが，グレードが高い（Ⅲ以上）髄膜腫は急速増大する．

(2) 悪性度の組織学的分類

病理学的な細胞の分化度から判断する分化度分類がある．また，分化度分類と似た悪性度の指標として，前立腺癌で用いる組織学的分類のグリソンスコアがある．

分化とは，未熟な細胞が特定の性質を獲得して成熟した（さまざまな機能や形態をもつ）細胞に変化していくことをいう．分化度分類において，正常組織との類似性が高いものを高分化癌，低いものを低分化癌，その中間を中分化癌という．また，著しく正常組織とかけ離れた形態を示す場合を未分化癌，退形成癌といい分化度の低いがん細胞は，悪性度が高く活発に増殖する傾向がある（図1.1）．一般的に腫瘍細胞は低分化～未分化ほど増殖が旺盛であり，転移や再発が多くみられるが，比較的抗がん剤（化学療法）や放射線感受性は高くなる．

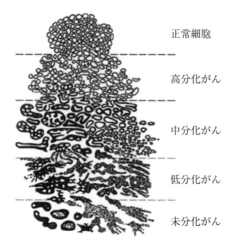 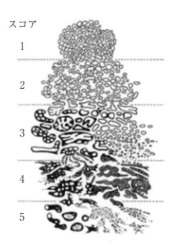

図1.1 病理学的な分化度分類　　　　図1.2 グリソン分類

表1.3　グリソンスコアと悪性度評価

最も多い癌細胞パターン (A)	2番目に多い癌細胞パターン (B)	グリソンスコア (A)+(B)	悪性度
1	1		
2	2	2〜6	低い
3	3	7	中間
4	4	8〜10	高い
5	5		

　前立腺癌の悪性度分類に用いる組織学的分類のグリソンスコアは，腺癌組織の腺構造と増殖パターンを5段階で分類する．グリソンスコア1は正常に近く最も悪性度が低く，スコア5が高悪性度である（図1.2）．グリソンスコアによる悪性度の評価方法は，細胞診によって摘出された生体検査の結果から，最も面積の大きい組織型と2番目に大きい組織型を足し合わせたグリソンスコア2〜10までの9段階で悪性度を評価する（表1.3）．前立腺癌の場合，TNM分類，前立腺特異抗原（prostate-specific antigen：PSA）値，および，グリソンスコアなどの複数の要素を組み合わせて，「超低リスク」，「低リスク」，「中間リスク・予後良好な中リスク・予後不良な中リスク」，「高リスク」，「超高リスク」に分類される[6]．

前立腺癌の治療方針は，悪性度分類だけではなく，リスク分類によって治療方針が決定される．詳細は，5.6 疾患分類別の放射線治療にて確認されたい．

1.1.3 進展度による分類

(1) TNM 分類と Stage（病期）分類

悪性腫瘍は無秩序に広がり周囲組織に浸潤するため，その拡がり方が予後や治療方針に大きく影響する．その進行度を示す指標として，国際対がん連合（UICC：Union for International Cancer Control）[4]による，TNM 分類が用いられる．UICC では，原発腫瘍の拡がりを T0 から T4（腫瘍：Tumor）で記述し，癌を認めないと確定した場合は T0 となる．所属リンパ節転移の有無と広がりを N0 から N3（リンパ節：Node）で記述し，リンパ節転移がない場合は N0 となる．遠隔転移の有無は M0 または M1（転移：Metastasis）で記述し，転移がない場合は M0 となる．まれにリンパ節転移が認められるが原発腫瘍が不明の（発見できない）場合が見られ，その場合の T 分類は Tx と記述する．また，画像や内視鏡，肉眼所見から判断される臨床的分類 cTNM（clinical TNM）と，術後病理的組織学的所見に基づいて決定される病理学的分類 pTNM（pathological TNM）分類がある．

我が国においては，国内の各学会が症例ごとに作成する「癌取扱い規約」[5]の TNM 分類を用いていることがあり，癌取扱い規約と UICC の分類が異なる場合があるので注意が必要である．我が国の癌取扱い規約が，日本人患者のみを対象に臓器ごとのルールに則り，病期・病理・治療・効果判定を扱っているのに対し，TNM 分類はグローバルな使用を目的に，全臓器共通の原則に則り，臓器ごとの病期のみを扱うものである．

また，TNM 分類の定義は，**表 1.4** に示すように癌腫（例として肺癌と大腸癌）によって異なる．最終的に TNM のそれぞれの組み合わせによって病期分類（Stage 0～Ⅳ期）が決定され，この Stage 分類によってがんの拡がりや進行の程度について知ることができる．

一方，脳腫瘍，悪性リンパ腫，前立腺癌は，一般的に TNM 分類による Stage 分類は使用されない．その理由は，脳，悪性リンパ腫はリンパ節転移を考慮しない，もしくは N 分類がないためである．前立腺癌は TNM 分類とグリソンスコア（表 1.3）および PSA 値から低・中・高のリスク分類を行い進行度が評価される．

(2) 管腔臓器と実質臓器の T 分類

食道，胃，小腸，大腸（結腸，直腸），胆のう，胆管，子宮体部，陰茎，膀胱，尿管，尿道などの管腔臓器の場合の T 分類は，臓器の壁へ

我が国では，臓器別に各学会が作成する癌取扱い規約が使われている．世界中の日本以外の国で主に使用されるのは国際対がん連合（UICC）による TNM 分類である．我が国の癌取扱い規約が日本人患者のみを対象に，臓器ごとのルールに則り，病期・病理・治療・効果判定を扱っているのに対し，TNM 分類はグローバルな使用を目的に，全臓器共通の原則に則り，臓器ごとの病期のみを扱うものである．

取扱い規約とは
日本で編集されている規約で，がんを取り扱う臨床医や病理医に欠かせない基本的知識と約束事をまとめた小冊子．臓器別に国内の学会や研究会によって編集され，数年おきに改訂される．病期分類には癌取扱い規約の分類を用いる部位もある．現在は主要ながんについて 20 を超える取扱い規約が作成されている[5]．

1.1.2 (4) 分化度分類とグリソンスコアを参照．

表 1.4 UICC-8 版による肺癌と大腸癌の T 分類の違いの例（文献 4））

肺癌		大腸癌	
		TX	原発腫瘍の評価が不可能
		T0	原発腫瘍を認めない
		Tis	上皮内癌：粘膜固有層に浸潤
T1	T1a（≦1 cm） T1b（1-2 cm） T1c（2-3 cm）	T1	粘膜下層に浸潤する腫瘍
T2	T2a（3-4 cm） T2b（4-5 cm）	T2	固有筋層に浸潤する腫瘍
T3	T3（5-7 cm）	T3	漿膜下層，または漿膜被覆のない結腸もしくは直腸の周囲組織に浸潤する腫瘍
T4	T4（>7 cm）	T4a T4b	臓側腹膜を貫通する腫瘍 他の臓器または組織に直接浸潤する腫瘍

図 1.4 胃がんの深達度を参照．

の浸潤の深さで判断される．実質臓器の場合は，主に原発腫瘍の大きさによって分類され，UICC（第 8 版）[4] で示されているとおり臓器別（癌種）によってその定義が異なる（表 1.4）．

1.1.4 放射線治療に関わる診断

がんの進展度や Stage（病期）分類には，医師の診察，画像診断，生化学的診断などさまざまな検査結果から総合的に判断する．その診断方法には，医師の診察では既往歴の確認，家族にがん患者がいるかなどの問診や，患部の触診などが行われる．画像検査では，放射線機器によるエックス線撮影，CT 検査，核医学検査（骨シンチグラフィ，PET-CT など），MRI 検査や超音波検査による画像検査，そして，内視鏡・気管支鏡検査による肉眼的検査がある．生化学的検査には，血液検査による白血球数などの一般血液検査，腫瘍マーカーや特異抗原検査，細胞を採取して行う感染症（ヒトパピローマ（HPV）ウイルス）や生体検査（細胞診），または，必要に応じて遺伝子検査などの総合的な判断によって診断される．

主に画像検査によって，がんの有無とその大きさや拡がりなどの進展度を診断する．血液検査や細胞診による生体検査では組織学的な診断が行われ，組織学的検査によってがんの確定診断がされることが多い．

遺伝子検査では，免疫チェックポイント阻害薬など，がん組織に合う薬剤を選択するために用いられる．たとえば，非小細胞肺がんでは，EGFR 遺伝子，ALK 遺伝子，ROS1 遺伝子，BRAF 遺伝子，MET 遺伝

子，RET 遺伝子，KRAS 遺伝子，NTRK 遺伝子などに異常がある場合などに，その遺伝子に対応する薬物療法を検討する[7]．

また，遺伝子検査は，今後の再発の確率などの予後予測や治療方針の決定にも使用される場合がある．治療方針の決定には，がん細胞の増殖能を知ることも重要である．がん細胞増殖能を表すものに，Ki-67（細胞増殖抗原タンパク質）があり，細胞分裂するときに出てくるタンパク質である．この Ki-67 の値が高値では，がん細胞の増殖能が高いことを表す[1]．

1.1.5 遺伝子とがんの関係

がんになった人のおよそ5〜10％は，がんの発症と関係する生まれつきの遺伝子の変化をもっているといわれている．遺伝性腫瘍の多くは，がん遺伝子やがん抑制遺伝子の生まれつきの変異が原因といわれている．たとえば，がん抑制遺伝子に変化がない場合，身体の細胞は，2つある遺伝子の1つが変化しても，もう片方が正しく働いていればその細胞はがん細胞にはならない．一方，生まれつきがん抑制遺伝子の片方に変化がある人の体の細胞は，遺伝子が1つ変化すると，その細胞はがん化に向かう．

1.1.6 主な遺伝性腫瘍と遺伝子の関係（遺伝性乳癌・卵巣癌）

遺伝子が関連腫瘍の遺伝性乳癌・卵巣癌（hereditary breast and ovarian cancer, HBOC）は，乳癌，卵巣癌の発症リスクが高くなる遺伝性腫瘍である．原因遺伝子は，BRCA1，BRCA2 という2種類のがん抑制遺伝子が関係する．BRCA1 に遺伝子の変化がある場合には，BRCA2 に遺伝子の変化がある場合よりも卵巣癌のリスクが高くなり，BRCA2 に遺伝子の変化がある場合には，乳癌や卵巣癌に加え，膵臓癌，前立腺癌，男性乳癌，メラノーマ（悪性黒色腫）のリスクが高くなることが知られている．また，BRCA1 では胆道癌，胃癌，BRCA2 では食道癌，胃がんなどのリスクが高くなる可能性があることも報告されている．

我が国では，2020年度より一定の基準を満たす人の BRCA1 と BRCA2 の遺伝子検査が保険適用になった．また，乳癌または卵巣癌になったことがある人で，BRCA1 または BRCA2 に遺伝子変化がある場合は，がんの発症を予防する目的で乳房や卵管・卵巣を切除する手術（リスク低減手術という）も保険適用になった[7]．

1.2 がん治療の指針の基本

1.2.1 がん治療の目的と適応

　がん治療の主な目的は，がん細胞の制御あるいは死滅させて患者の生存率の改善と生活の質を向上させることにある．がん治療の選択肢はさまざまあり，手術療法，放射線療法，薬物療法（化学療法や分子標的薬），免疫療法，温熱療法，内分泌療法（ホルモン療法），レーザー療法などである．

　1980年以降，がんは我が国の死亡原因の第1位を占めている[8]．がん死亡率，罹患率とも増加し続けており，人口の高齢化が主な原因である．我が国では，がん治療といえば外科的切除（手術療法）というイメージが大きいが，がん治療の3本の柱は手術療法，放射線療法，薬物療法である．これらの治療が単独で行われる場合もあるが，がんの性質や進行度によって，組み合わせて行うことで治療成績の向上が期待できる．がん治療では，それぞれを単独で行うだけではなく，がん細胞の性質や進展度を考慮に入れながら，それぞれを組み合わせる集学的治療によって治療成績の向上が期待できる．

　手術療法との併用では，病巣を縮小させた後に外科的切除を行う術前照射や，手術による腫瘍の切除後に残存する病巣に対して放射線を用いて根治または再発率を低下させる目的で行う術後照射がある．また，外照射では制御できない腫瘍に対して，外科的手術中に開腹した状態で，高エネルギー電子線を用いて一回大線量（約20〜30 Gy）を照射する術中照射（開創照射）がある．

　放射線療法の特徴としては，①局所療法である　②臓器の機能と形態の温存が可能である　③他の治療法との併用が可能である　④高齢者や合併症のある患者にも適用が可能で低侵襲である，などがあげられる．放射線治療の適応には，癌の治癒を目指す根治照射（準根治照射），症状や疼痛などの症状の改善をはかる緩和照射，再発や転移を予防するための照射などがある．**表1.5**に放射線治療における照射の種類と目的を示す．放射線療法と化学療法を併用する化学放射線療法は，放射線と薬剤（抗がん剤）の相互効果により局所制御率を上げ，また微小遠隔転移の制御も期待できる．化学放射線療法は一般的には同時併用で行われ，頭頸部がん，肺がん，食道がん，子宮頸がん，膀胱がんでは積極的に臨

がん死亡率
国内における死因は，悪性新生物（がん），心疾患，老衰が上位3位で，全体の半分以上を占める．2021年のデータでは，がんが原因で死亡した人数は38万1497人（厚生労働省令和3年人口動態統計月報年計（概数）の概況）と死亡率は26.5％で，3〜4人に1人ががんが原因で亡くなっている．男女別では，男性の第1位は肺がん，女性の第1位は大腸がんである．

罹患率
一定期間にどれだけの疾病者が発生したかを示す指標．一般的には1年単位で算出され，「人口10万人当たり何例が疾病にかかったか」で表される．20XX年の罹患率（粗罹患率）＝（20XX年に新たに診断されたがんの数）/（20XX年の人口）×100000 となる．

1.2 がん治療の指針の基本

表1.5 放射線治療における照射の種類と目的

照射の種類	目　的
根治照射 （準根治照射）	治癒可能症例に対して，がんを完全に消失させる目的で行う．準根治照射は，患者の状態や放射線感受性などの面で根治照射は難しいと判断された場合でも，反応が良ければ根治に至る可能性のある照射をいう．頭頸部がん，食道がん，子宮頸がん，前立腺がん，皮膚がん，悪性リンパ腫などで実施される．
術前，術後照射 （予防照射含む）	術前照射は摘出する腫瘍を小さくして手術を行いやすくする．術後照射は手術で切除しきれずに残存したと思われる部位に対して，再発を防ぐことを目的とする．術前照射は放射線治療単独ではなく，化学放射線治療としても行われる．術後照射は，頭頸部がん，乳がん，肺がん，食道がん，子宮頸がんなどに行われる．
緩和的照射	身体症状をコントロールし，患者のQOLを維持，高めることを目的とする．がんによる症状を軽減させる対症照射と痛みや延命を目的とした姑息照射がある．
術中照射	手術中に直接腫瘍部位を確認して限定して照射を行う．腫瘍周辺のリスク臓器を回避して治療ができる．高エネルギー電子線を用いて1回大線量を投与する．膵がんが代表的な疾患であるが，近年はあまり用いられなくなった．
全身照射	骨髄移植の前に，全身の悪性細胞や骨髄肝細胞を根絶し，移植による拒絶反応抑制のために免疫力を落とす目的で化学療法と併用して行う照射．白血病（急性，慢性），再生不良性貧血，悪性リンパ腫などに行われる．

床に用いられている．併用療法はがんに対する効果は高くなるが，副作用も放射線単独療法に比べて高くなるため，患者の負担は大きくなる．

　放射線治療では，緊急照射を必要とする場合にも対応する．緊急照射の対象となる病態には，脊髄圧迫，上大静脈症候群，気道狭窄などが上げられる．悪性腫瘍による脊髄圧迫は，患者のQOLを著しく低下させるものであり，できるだけ早期の治療開始が症状の改善に重要であり，迅速な診断と治療が求められる．上大静脈症候群に対する緊急照射は，急速の進行する呼吸困難，顔面・上肢の浮腫症状の改善を目的とする．非小細胞肺癌や胸腺腫などでは，放射線治療を優先する[16]．気道狭窄またそれが進行した気道閉塞は呼吸困難や閉塞性肺炎という最も苦しい呼吸器症状を来すため，緊急性を要する病態である．生命の緊急を要する場合は，放射線治療の適応にはならず，他の治療法が選択される場合もある．

　良性疾患に対する放射線治療は，手術や薬剤療法と比べて，放射線療法の方が副作用が少ない疾患や放射線以外有効な治療法がない疾患が適

上大静脈症候群
胸部病巣が大きくなり，上大静脈の閉塞や狭窄に伴って静脈還流異常が起こり，顔面・頸部・上肢にうっ血を生じる病態をいう．上大静脈が圧迫されることで心臓に血液が戻れなくなり，顔面や上肢の浮腫や呼吸困難などの症状が出現する．原因腫瘍の75%は肺がんであり，その他にリンパ腫，胸腺腫，胸腺がん，食道がん，乳がんなどのリンパ節転移がある[15]．

表 1.6 初回治療として放射線治療を実施する割合

国	放射線治療の割合 [%]
米国	66
ドイツ	60
英国	56
日本	25

応となる．放射線療法の場合，晩期有害反応を考慮しなければならないため，放射線治療の適応としては，①他の治療での反応がない，②症状が患者に苦痛を与えている，③放射線療法の効果が期待できる，とともに晩期有害事象に関する説明と同意が患者から得られている場合となる．対象となる疾患は，ケロイド，甲状腺眼症，翼状片，血管腫，脳動静脈奇形，脾腫などがある．

表 1.6 は欧米諸国を含める放射線治療の割合を示す[9]．我が国では，今まで胃がん，大腸がん，肝臓がんなど手術に適応したがんが多かったため，手術療法が主となっていた．国内においては，がん患者の約25%が初回治療として放射線治療を受けるに留まっている．その違いはいくつか考えられるが，医療ネットワークシステムの違い，放射線治療の専門家の不足，放射線治療に対する国民の意識や普及度などがあげられる．高齢化を向かえる国内においては，放射線治療は今後増加するものと思われる．

1.2.2 集学的治療

がんの3大治療法は，手術療法（外科的切除），放射線療法，化学療法（抗がん剤）であり，これに加え，内分泌療法，分子標的薬剤，温熱療法，免疫療法などがある．それぞれの治療法に長所，短所がある．集学的治療とは，これらの治療法を組み合わせて行うことでそれぞれの長所を活かし，短所を補うことで治癒率を高めることを目的とした治療である．ほとんどのがん治療は集学的治療であるといってよい．集学的治療には，がん治療に伴う副作用や合併症の予防，治療，ケアなどの支持療法や患者の身体的，精神的苦痛を緩和することを目的とした緩和ケアなどを含んでいる（図 1.3）．

手術療法は，放射線療法と同じく局所療法の1つであり，限局した病巣を取り除く治療としては効果的である．しかし，病変とともに周囲の正常組織や臓器なども取り除かれるため，治療後の QOL は必ずしも良好とはいかない場合もある．放射線治療と手術療法との併用には，術前

QOL
Quality of life（クオリティ オブ ライフ）の略語であり，「生活の質」を意味するが，「生命」「人生」も含んだ主観的な評価を指す用語である．医療においては，患者の身体的な苦痛の軽減，精神的・社会的活動を含めた総合的な評価を意味する．

1.2 がん治療の指針の基本　　　　　　　　　　　　　　　　　　11

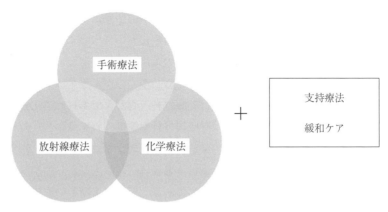

図 1.3　集学的治療（文献 10））

照射，術中照射，術後照射がある．

　術前照射は，病巣を縮小して手術をすることを目的として行う．直腸がん治療の第一選択は手術であるが，切除可能例での術前あるいは術後照射を実施し，縮小手術または再発の低減を目的とする，切除が困難な症例や局所再発に対して切除を可能にする，または除痛や延命を目的とする．

　術中照射は，放射線感受性が低く手術による治癒切除が困難な場合や，外部照射では周辺の正常組織の耐容線量が問題となるため十分な致死線量が投与できない場合に行う．開創下で行われる術中照射では，腫瘍の深さに合わせて電子線エネルギーを選択し，20Gy〜30Gy 程度を 1 回で照射する．代表的な部位として膵臓癌，骨肉腫，胆道癌，直腸癌などに用いられる．

　術後照射は，腫瘍切除後に残存する微小な病巣に対して放射線を照射し，根治または再発率を低下させる目的で行う．早期乳癌では，乳房温存手術後の全乳房照射が標準治療であり，乳房内の再発率低減と生存率を向上させることができる．

　化学療法は，手術療法，放射線療法の局所治療に対して全身療法であり，進行がんや全身に広がった腫瘍に対して有用性が高い．化学放射線治療とは，放射線治療と抗がん剤を併用する治療法で，放射線と薬剤の相互作用によって局所制御率の向上が期待できる．化学放射線治療の主な疾患は，脳腫瘍，頭頸部癌，食道癌，肺癌，膵癌，子宮頸癌などの進行がんに行われる．化学療法を併用することで放射線治療に効果は高まるが，粘膜反応，骨髄抑制，肺炎，食道炎などの有害事象が，放射線療法単独に比べて増強されるのでその対策も考える必要がある．

耐容線量
放射線治療における合併症の発生確率が許容される最小線量 TD5/5（照射後 5 年以内の有害事象発生率が 5% 以下の線量）および最大線量 TD50/5（照射後 5 年以内の有害事象発生率が 50% 以下の線量）で規定されている．これらは臨床経験（1 回線量が 2Gy とした場合の経験）を元にした数値である．そのため，1 回線量や分割回数，線量率，照射容積，化学療法併用などで異なる．根治治療においては TD5/5 を超える線量は正常組織に照射されないような治療計画を実施することが重要である．

がんにおける集学的治療は多職種連携，協働によるチーム医療が基本である．がん治療においては多くの診療科や専門医の他，診療放射線技師も含む多くの医療専門職が関わっている．日本の医療機関は細分化が進んでいるため，多くのがん患者はまずは各専門の科を受診する．乳癌であれば乳腺外科，胃がんであれば消化外科または消化器内科，肺癌であれば呼吸器外科や腫瘍内科を受診し，外科的手術，内視鏡手術や化学療法の実施と治療後のフォローまで行われるのが一般的である．放射線療法を受ける患者は，各診療科からの相談や受診の後に治療が開始されるのが大半である．患者およびその家族のための集学的治療実施に向けては，手術，放射線療法および化学療法に携わる専門的知識と技能を有する医師やその他の専門医療職が一堂に会して，がん患者の症状や治療方針などを決定するための意見交換，検討など行う検討会（キャンサーボード）が重要となっている．

1.3 がんの予後因子

1.3.1 早期がんと進行がん

早期がんと進行がんは，主にがんの病期（Staging）により分類される．1.1腫瘍の病理と病期で解説したように，「病期（Staging）」は，がんの進み具合を分類したものである．各部位のがんの進行度により，治療方針や治療法の選択が異なり，予後にも影響を及ぼす．消化器がんである胃がんの場合では，病理検査で組織診断が確定されると，内視鏡検査，X線CT検査，腹部エコーなどの検査を総合的に評価し，StagingをI期からIV期に分類する．早期胃がんは，がん細胞が粘膜層内または粘膜下層までに留まっており，転移の可能性が低く，治癒が期待できるがんである．一方，進行胃がんは，がんが固有筋層まで達しているか固有筋層を超えて浸潤していて所属リンパ節や多臓器へ転移している可能性の高いことを意味する．図1.4に胃がんの深達度（がんの深さ）を示す．

放射線治療の適用となる前立腺がんの場合は，病期分類の他にリスク分類があり，これらをもとに治療法が決定される．前立腺がんは，高齢化や食生活の欧米化とともに腫瘍マーカーである前立腺特異抗原（prostate-specific antigen：PSA）検診の普及により急速に増加している．前立腺がんの病期分類では，以下の4つに分けられる．

前立腺特異抗原
前立腺特異抗原（Prostate Specific Antigen）PSAは，前立腺で作られる特異的なタンパク質で，前立腺がんの病変が進むとPSA値が上昇することが報告されている．採血で測定し，前立腺がんの腫瘍マーカーとして用いられている．

1.3 がんの予後因子

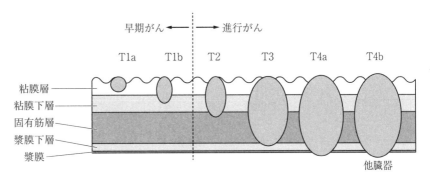

図1.4 胃がんの深達度(文献11))

病期A：偶発または触知不能．外科的処置で偶然，またはPSA上昇による針生検で確認．

病期B：限局性．前立腺に限局して存在し，被膜内にある状態．

病期C：局所浸潤．前立腺被膜を超えて進展．転移はない．

病期D：転移あり．リンパ節や骨に転移がある状態．

前立腺がんでは病期Bまでが早期癌，病期C，Dは進行がんとなる．前立腺がんに対する治療法は，病期分類，PSA，グリソンスコア（病理による悪性度）をもとにしたリスク分類が行われ，監視療法，外科療法，放射線療法（外部照射，小線源治療），ホルモン療法が行われる．前立腺がんの治療法選択は，PSA値，グリソンスコア，リスク分類，年齢，患者が期待する余命や生活の質（QOLは）を考慮して選択する必要がある．放射線療法の適応においては，リスク分類で決定され，外部照射，小線源治療およびホルモン療法を併用する場合がある．表1.7にNCCN（National Comprehensive Cancer Network）ガイドラインによるリスク分類と実施される外部照射の方法を示す．なお，小線源治療

表1.7　NCCNガイドラインによるリスク分類と放射線療法（文献12))

リスク群	リスク因子		外部照射の方法
低リスク群	T1〜T2a PSA<10 ng/mL グリソンスコア ≦6	かつ かつ	外部照射単独
中リスク群	T2b〜T2c PSA 10-20 ng/mL グリソンスコア 7	または または	外部照射±短期ホルモン療法
高リスク群	T3a PSA>20 ng/mL グリソンスコア 8-10	または または	外部照射±長期ホルモン療法

の選択肢は，低リスク群または中リスク群となっている．

　早期がんと進行がんを区別する厳密な定義は，臓器やがんの種類によって異なる．がんの進行度に応じて治療法や予後予測が異なるため，国際対がん連合（UICC）のTNM分類を用いて各臓器のがんのステージを進行度によって分類して，治療方針が決められる．

1.3.2　予後因子

　がんの予後因子は，がん患者の治療後の病気の経過（治癒に向かっているかなど）の判断や生存率を予測するための要因を示す．これらの要因は，がんの種類，進行度（病期分類），患者の年齢，性別，全身状態などさまざまな要素に関連している．予後因子はがんの種類によって異なるため，それぞれのがんに対する因子を知ることが重要であり，早期がんと進行がんに分けて治療方針や予後因子を考えなければならない．
　早期がんは，がんの初期段階での発見であるため，一般的に予後は良好となる．早期がんと進行癌における予後因子をそれぞれ以下に示す．

［早期がんの主な予後因子］
- 病期（ステージ）：がんの進行度を示し，早期がんの場合ステージが低いため治癒率の向上が期待できる
- 腫瘍の大きさ：腫瘍サイズが小さいほど治療が容易となる
- リンパ節転移の有無：リンパ節転移がある場合は，治療が難しくなり予後が不良となる場合がある
- 腫瘍と周辺の正常臓器・組織との位置関係：重要臓器が近い場合，治療法の選択肢が少なくなる場合がある
- 腫瘍細胞の組織型：組織の種類によって，がんの進行度が異なるので予後に影響する
- 患者の一般状態（PS）：早期がんの場合は，複数の治療法の選択肢があるため，治療に耐えうる健康状態も予後に影響を与える．

［進行がんの主な予後因子］
- 病期（ステージ）：ステージが高いほど予後は悪化する．
- 転移の程度：進行がんの場合，他臓器への転移もあるため，転移の程度は予後に大きく影響する．
- がん細胞の組織型：がんの種類によって治療法の選択は異なり予後に影響を及ぼす可能性がある
- 腫瘍と周辺の正常臓器・組織との位置関係：重要臓器が近い場合，治療法の選択肢が少なくなる場合がある

- 遺伝子変異：がんの遺伝子変異はがんの予後に影響を与える場合がある．近年のがんゲノム医療により遺伝子変異を特定することで治療法や薬物療法の選択に影響を与える
- 患者の一般状態（PS）：進行がんの場合は，侵襲的な治療に伴う副作用もあり，患者の治療に対する耐性に影響を与える．
- 治療の適時性：治療を行う適切なタイミングが重要であり，治療開始時期も予後に影響を与える

以上のように，がんの予後因子は多くの要因によって影響を受ける．早期癌は早期発見と適切な治療により予後が良好となるが，進行がんの場合は複数の要因が絡むため，治療法の組み合わせが重要である．予後の予測が不確かではあるが，患者・家族と医療チームは複数の予後因子を考慮しながら，最適な治療法を選択することが重要である．以下に，放射線治療に関する治療方針を決定するための要素を示す．

1. Stage 分類
2. 病理組織診断（組織型，分化度）
3. 解剖学的部位
4. 合併症
5. 既往歴
6. 年齢
7. 性別
8. 全身状態（performance status（PS））
9. 治療に対する意志

1.3.3 患者の全身状態

(1) パフォーマンスステータス（performance status（PS））

Performance status（PS）とは，患者が日常生活をどの程度できているかを表すための全身状態の評価スケールである．がん患者の身体的機能のアセスメントツールとして用いられ，がんによる患者の全身状態の影響度を示し，放射線治療方針を決定する重要な因子の1つである．米国東海岸臨床試験グループ（Eastern Cooperative Oncology Group；ECOG）の全身状態の評価法が世界的に広く使用さており，PSを表1.8に示す[13]．しかし，運動機能障害のために活動性が制限されていても全身状態が良好な場合はスコアは低くなる場合もあるので，注意が必要である．なお，世界保健機関（WHO）では，「grade」で示しているが，一般状態の定義は同じものである．

表1.8 パフォーマンスステータス（PS）

Score	定　義
0	まったく問題なく活動できる．発病前と同じ日常生活が制限なく行える．
1	肉体的に激しい活動は制限されるが，歩行可能で，軽作業や座っての作業は行うことができる．例：軽い家事，事務作業
2	歩行が可能で自分の身の回りのことはすべて可能だが作業はできない．日中の50%以上はベッド以外で過ごす．
3	限られた自分の身の回りのことしかできない．日中に50%以上をベッドか椅子で過ごす．
4	まったく動けない．自分の身の回りのことはまったくできない．完全にベッドか椅子で過ごす．

表1.9 カルノフスキーパフォーマンスステータス（KPS）（文献14））

KPS	定　義
100%	正常．自他覚症状がない．
90%	通常の活動ができる．軽度の自他覚症状がある．
80%	通常の活動に努力が要る．中等度の自他覚症状がある．
70%	自分の身の回りのことはできる．通常の活動や活動的な作業はできない．
60%	時に介助が必要だが，自分でやりたいことの大部分はできる．
50%	かなりの介助と頻回の医療ケアが必要．
40%	活動にかなりの障害があり，特別なケアや介助が必要．
30%	高度に活動が障害され，入院が必要．死が迫った状態ではない．
20%	非常に重篤で入院が必要．死が迫った状態ではない．
10%	死が迫っており，死に至る経過が急速に進行している．
0%	死

（2）カルノフスキーパフォーマンスステータス（Karnofsky Performance status（KPS）

　Karnofsky Performance status（KPS）も患者の全身状態をスコア化したもので，カルノフスキー指数ともいう．患者が日常生活でどの程度活動能力があるかを0%から100%までの11段階に分けて行う．100%が正常で臨床症状がない状態で，数値が小さくなるほど全身状態が悪化することを示す（**表1.9**）．

1.3.4 奏効率

治療後の効果判定の1つに奏効率（response rate）がある．奏効率とは，放射線療法や薬物療法などの効果を判断するもので，治療後の効果判定基準に用いられる．奏効率は，治療後にがんの消失，縮小が4週間以上持続した患者の割合を示すもので，判定4段階と奏効率の算出方法を以下に示す．

- CR（complete response）：完全に腫瘍が消失している（完全奏効）
- PR（partial response）：腫瘍が全体の30％以上減少した状態（部分奏効）
- SD（stable disease）：腫瘍の大きさが，治療前と変わらない（安定）
- PD（progressive disease）：治療前を比較して腫瘍が20％以上増加した状態（進行）

$$奏効率(\%) = \frac{CR+PR}{全症例数(CR+PR+SD+PD)} \times 100$$

図1.5にそれぞれの効果を示す．奏効率は，主に画像検査所見を用いて定量的に評価される．効果判定のための測定方法としては，X線CT画像が最も広く利用されており，最も再現性に優れた方法である．被ばく低減のためMRIによる判定も可能である．胸部X線写真は，病変の輪郭が明瞭で空気を含む肺で囲まれた場合は測定は可能としている．なお，超音波検査や内視鏡は客観性に乏しいという理由で推奨されていない．

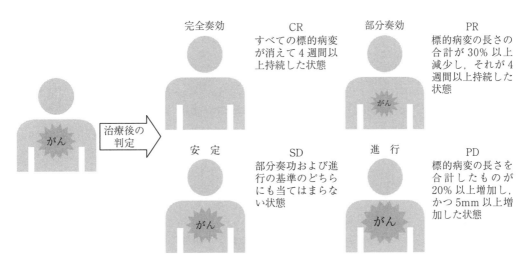

図1.5 奏効効率による治療効果判定

1.4 放射線治療の物理

　放射線治療の目的は，標的腫瘍の局所制御を図るために，周囲の正常組織に照射される線量を最小限に抑えつつ，臨床的に有効な体内の線量分布を可能な限り正確に計算し，処方された線量を正確に標的腫瘍に照射することである．これらの放射線治療分野の臨床技術を修得するためには，基礎となる放射線物理学の理解が不可欠となる．

1.4.1　X線・γ線と物質の相互作用

(1)　放射線によるエネルギーの吸収

　すべての物質は原子で構成されている．X線ビームのような電離放射線が人体組織のような媒質（medium）を通過する際，人体組織がビームエネルギーの一部を吸収（absorption）することで，組織の生物学的損傷が引き起こされる．媒質のエネルギー吸収過程と，それに引き続いて生じる生物学的損傷の一連の過程は非常に複雑な議論を要するが，本節では省略する（たとえば参考文献17）などを参照されたい）．電離放射線が媒質に付与する単位質量当たりのエネルギーを吸収線量という（後述）が，その本質は，電離エネルギーを介した荷電粒子から媒質原子へのエネルギー付与（energy transfer）である．X線ビームや中性子線は非荷電粒子であるが，自らのエネルギーの一部またはすべてを二次荷電粒子の運動エネルギーに転移し，その結果発動した二次荷電粒子が媒質原子を電離する．

(2)　相互作用の種類と転移エネルギー

　X線と物質との相互作用は，散乱過程と吸収過程に分類される．散乱過程には，干渉性散乱（coherent scattering）とコンプトン散乱（Compton scattering）がある．吸収過程には，光電効果（photoelectric effect），電子対生成（electron-pair production），光核反応（photo-nuclear reaction）の3タイプがある．光子と原子または原子核との相互作用において，光子のエネルギーの全部または一部を受け取って運動エネルギーを得る荷電粒子を二次荷電粒子（secondary charged particle）といい，その荷電粒子が電子の場合は特に二次電子（secondary electron）という．

a　干渉性散乱（コヒーレント散乱）

　干渉性散乱は，光子の外殻軌道電子を主対象とした相互作用であり，

1.4 放射線治療の物理

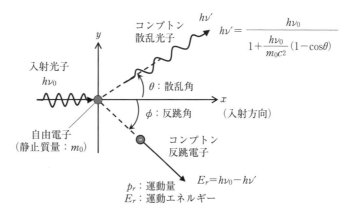

図 1.6 コンプトン散乱の現象
運動量保存則と全エネルギー保存則から散乱光子のエネルギーと反跳電子のエネルギーを知ることができる.

散乱前後で光子のエネルギー（波長）は変化しない．すなわち二次電子にエネルギーを転移しないため，干渉性散乱により物質が直接エネルギーを吸収することはない．また，医療用 X 線のエネルギー範囲では散乱の確率は低く，散乱角度も比較的小さいため，X 線ビームを取り扱う場合には，通常，コヒーレント散乱は無視して考える．

b コンプトン散乱

コンプトン散乱は，光子が自由電子あるいは比較的結合の緩い軌道電子と衝突する現象である．入射光子は，エネルギーの一部を電子の運動エネルギーに転移し，自らは進行方向を変えて散乱していく．エネルギーを付与された二次電子をコンプトン反跳電子（Compton recoil electron）（以下，反跳電子という）という．コンプトン散乱の現象を図 1.6 に示す．

図 1.6 より，エネルギー $h\nu_0$ の光子が散乱角 θ（$0<\theta\leq180°$）でコンプトン散乱したとき，光子が反跳電子に転移するエネルギー，すなわち反跳電子が得る運動エネルギー E_c は次式で表される．

$$E_c = h\nu_0 \frac{\alpha(1-\cos\theta)}{1+\alpha(1-\cos\theta)}, \quad \alpha \equiv \frac{h\nu_0}{m_0 c^2} \tag{1.1}$$

ただし，$m_0 c^2$ は電子の静止エネルギー（$m_0 c^2 = 0.511\,\mathrm{MeV}$）である．エネルギー保存則から，散乱後の光子（散乱光子）のエネルギーは，入射光子と反跳電子とのエネルギー差，$h\nu_0 - E_c$ に等しい．

散乱角 θ は 0 から 180° の連続した値をとるので，反跳電子の運動エネルギーと散乱光子のエネルギー分布は，ともに連続スペクトルとな

る.また,式(1.1)より,散乱角 $\theta=180°$ のとき,反跳電子の運動エネルギーは最大となり,散乱光子のエネルギーは最小となる.反跳電子の最大エネルギー $E_{c,\max}$ をコンプトン端エネルギー(Compton edge energy)という.

$$E_{c,\max}=h\nu_0\frac{2\alpha}{1+2\alpha} \tag{1.2}$$

種々の散乱角に対する,入射光子と散乱光子のエネルギーの関係を図1.7に示す.180°散乱光子のエネルギーは,入射光子のエネルギーとともに増大していくが,その依存性は次第に緩やかになり,255 keV を漸近線として収束している.つまり,MeV オーダーの高エネルギー光子に対しては,コンプトン端エネルギーはほぼ入射光子のエネルギーに等しくなる.

c　光電効果

光電効果は,入射光子が内殻軌道電子に全エネルギーを与え,光子自身は消滅する現象である.エネルギーを付与されて電離した電子を光電子(photoelectron)という.入射光子のエネルギーから軌道電子の結合エネルギー(吸収端エネルギー(critical absorption energy)という)を差し引いた残りのエネルギーが,光電子の運動エネルギーに転移される.したがって,入射光子のエネルギーが吸収端エネルギーより小さい場合には,その軌道電子に対する光電効果が生起することはない.

エネルギー $h\nu_0$ の入射光子が放出する光電子の運動エネルギー E_p は次式で表される.

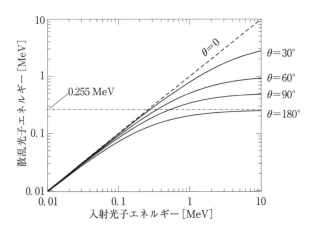

図1.7　コンプトン散乱の散乱角 θ と散乱光子のエネルギーの関係　散乱角180°散乱の場合,散乱光子のエネルギーは最小値をとり,その値は,入射光子のエネルギーの増加とともに,次第に 255 keV の一定値に近づく.

$$E_p = h\nu_0 - \varepsilon_n \qquad (1.3)$$

ただし，ε_n は主量子数（principal quantum number）n（$n=1, 2, \cdots$）の電子軌道にある軌道電子の結合エネルギーである．$n=1$ は K 殻，$n=2$ は L 殻を指す．

d 電子対生成

電子対生成は，原子核近傍を通過する光子が，原子核の強い電場の影響を受けて，陰電子と陽電子の対に変身する現象である．光子は，原子核近傍の真空の場に 2 個の電子を生成する必要があるため，電子 2 個分の静止エネルギー（$2m_0c^2 = 1.022\,\mathrm{MeV}$）を超えていなければ，電子対生成を起こすことはできない．入射光子のエネルギー $h\nu_0$ と，発生した陰・陽電子の運動エネルギーの和，$E_+ + E_-$ との関係は次式で表される．

$$E_+ + E_- = h\nu_0 - 2m_0c^2 \qquad (1.4)$$

ただし，原子核の反跳エネルギーは非常に小さいため無視している．陰・陽電子へのエネルギー配分は確率的に決まるため，生成した陰電子，陽電子のそれぞれのエネルギー分布は連続スペクトルとなる．

> 運動エネルギーを失った陽電子は自由空間中で安定に存在できないため，周囲の陰電子 1 個と合体してポジトロニウムに変身する．生成したポジトロニウムは非常に短い半減期で 0.511 MeV の 2 個の光子を互いに 180 度反対方向に放出して消滅する．放出された光子 2 個を消滅放射線という．

電子対生成が無視できない光子エネルギー領域では陽電子が発生するため，電子対生成の後続過程として 0.511 MeV の 2 個の消滅放射線が発生することを忘れてはならない．

e 光（ひかり）核反応

光核反応は，光子と原子核との核反応である．入射光子が，標的となる原子核の中に入り，励起された原子核から荷電粒子や中性子が放出される．光核反応で放出される粒子が陽子の場合，(γ, p)，中性子の場合，(γ, n) のように表記する．光核反応の結果，残留核は放射性核種になり，また，光核反応で放出された中性子の二次核反応により，周囲に放射性核種が生じる．これを放射化（radio-activation）といい，サイクロトロンやリニアックなどの高エネルギー加速器では，発生した放射化汚染物の管理が重要となる．光核反応は，入射光子のエネルギーにしきい値が存在する．**表 1.10** に代表的な元素に対する光核反応のしきい値を示す．

(3) 光子線束（ビーム）の減弱

a フルエンスとエネルギーフルエンス

任意空間の放射線場を記述する量として，フルエンス（fluence）とエネルギーフルエンス（energy fluence）が定義されている（表 1.11 参照）．フルエンス Φ とは，任意空間のある点 P において，P 点を含む

表 1.10 光核反応のしきいエネルギーの例（文献 18））

一般的に，原子番号が大きくなるほど，しきいエネルギーは小さくなる傾向にある．発生 X 線の最大エネルギーが 7 MeV を超える直線加速器では，ターゲット材質に W ターゲットを用いると，光核反応によりターゲットが放射化される．

原子核	原子番号	天然存在比[%]	しきいエネルギー [MeV] (γ, n)	(γ, p)
^{27}Al	13	100	13.1	8.3
^{56}Fe	26	91.7	11.2	10.2
^{60}Cu	29	100	9.9	7.5
^{182}W	74	26.5	8.1	7.1
^{184}W	74	30.6	7.4	7.7
^{186}W	74	28.4	7.2	8.4
^{197}Au	79	100	8.1	5.8

近傍の単位面積当たりを通過する粒子の個数をいう．点 P を中心とする断面積 da の球に入射する粒子数が dN であるとき，P 点の Φ を次式で定義する．

$$\Phi = \frac{dN}{da} \tag{1.5}$$

Φ の単位は m^{-2} である．

エネルギーフルエンス Ψ とは，粒子によって点 P の近傍に運ばれてきた総エネルギーをいう．点 P を通過する粒子がエネルギー E の単色光子であって，そのフルエンスが Φ の場合は，P 点でのエネルギーフルエンスは，$\Psi = E\Phi$ となる．

b X 線（γ 線）減弱の法則

X 線ビームが物質中を通過するとき，ビーム中の光子は前述の 5 つ相互作用のどれかを起こすか，それとも，どの相互作用も起こさずそのまま直進して物質を通り抜けるかのどちらかでしかない．物質中で光子が入射ビームパス上の直線から外れる，または消滅することを X 線ビームの減弱（attenuation）という．一方で，どの原子とも相互作用を起こさずにビームパス上を直進してきた光子を透過光子（transmitted photon）という．

元素組成と密度が均一なスラブ状ファントム内の微小厚 Δx の部分に，フルエンス Φ の単色光子（monochromatic photon）が一様に入射した場合を考える．このとき，Δx 部分で減弱する光子数 $\Delta\Phi$ は Φ と Δx の積に比例する．

$$\Delta\Phi = -\mu\Phi\Delta x \tag{1.6}$$

この関係を X 線減弱の法則（Lambert-Beers law）といい，比例定数 μ を線減弱係数（linear attenuation coefficient），μ の逆数 $l=1/\mu$ を平均自由行程（mean free path）という．Δx が同じとき，μ の値が大きくなるほど Δx 部分での光子の減弱率 $\Delta \Phi/\Phi$ は大きくなる．

フルエンス Φ_0 の単色光子がファントムの表面（$x=0$）に入射したとき，深さ x の点における光子フルエンス Φ は指数関数的な減弱特性を示す．式（1.6）の微分方程式を解くと次式が得られる．

$$\Phi = \Phi_0 e^{-\mu x} \tag{1.7}$$

線減弱係数 μ は，物質の種類（元素組成および密度）に固有の値となる．また，光子エネルギーの関数でもある．

（4）光子の相互作用係数

光子の相互作用の起こりやすさは統計的現象として取り扱う必要がある．放射線と物質がどれぐらい相互作用を起こすかの期待値を表す係数を相互作用係数（interaction coefficient）という．ICRU の X 線・γ 線による吸収線量の考え方は，断面積（cross section）の概念を基盤とした相互作用係数を取り入れている．断面積の概念を理解せずして，放射線治療計画などの体内線量分布の計算原理を理解することはできない．ICRU が定める放射線に関する主な物理量と単位の定義を**表 1.11** に示す．

a　断面積の概念

光子 1 個がフルエンス当たりの電子 1 個と相互作用する期待値 $_e\sigma$ を電子断面積（electronic cross section）という．また，光子 1 個がフルエンス当たりの原子 1 個と相互作用する期待値 $_a\sigma$ を原子断面積（atomic cross section）という．断面積の単位は面積の次元となるが，断面積の特別単位としてバーン（barn, b）が用意されている．$1\,\mathrm{b} = 10^{-24}\,\mathrm{cm}^2 = 10^{-28}\,\mathrm{m}^2$ で換算する．断面積の概念を**図 1.8** に示す．原子番号 Z の中性原子は Z 個の軌道電子を有するから，電子断面積と原子断面積との間には，

$$_a\sigma = Z\,_e\sigma \tag{1.8}$$

の関係が成立する．光子の相互作用の原子断面積は，相互作用する光子のエネルギーと，標的となる原子の原子番号が定まれば一意的に決定される．

b　三相互作用の断面積

コヒーレント散乱は 10 keV 以下の低エネルギー光子で重要となるため，医療用の X 線（>10 keV）を取り扱う場合は，通常は，光電効果，

表1.11 放射線に関する主な量と単位の定義(文献19))

区分	名称	記号	定義放射線	単位	備考
放射線場の量	フルエンス(率)	$\Phi, \dot{\Phi}$	すべて	m^{-2}	ある点での単位面積当たりの放射線の個数
	エネルギーフルエンス(率)	$\Psi, \dot{\Psi}$		$J \cdot m^{-2}$	ある点での単位面積当たりの放射線の強度
相互作用係数	断面積	σ	すべて	m^2, [b]	放射線1個が標的1個と相互作用する確率
	質量阻止能	S/ρ	荷電粒子	$J \cdot m^2 \cdot kg^{-1}$	質量衝突阻止能(電離)+質量放射阻止能
	線エネルギー付与	L_Δ		$J \cdot m^{-1}$	$\Delta = \infty$ で線衝突阻止能と同じ
	質量減弱係数	μ/ρ	非荷電粒子	$m^2 \cdot kg^{-1}$	非荷電粒子1個が相互作用する期待値
	質量エネルギー転移係数	μ_{tr}/ρ			(非荷電粒子1個が相互作用する期待値)×(二次荷電粒子がもらうエネルギーの割合)
	質量エネルギー吸収係数	μ_{en}/ρ			質量エネルギー転移係数のうち,電離だけに寄与する割合(制動放射損失を除いた割合)
線量計測量	カーマ(率)	$K, \dot{K}$	非荷電粒子	$J \cdot kg^{-1}$, [Gy]	任意物質に対して定義,二次荷電粒子が微小領域内で受け取ったエネルギー
	吸収線量(率)	$D, \dot{D}$	すべて		任意物質に対して定義,任意放射線が物質の微小領域内に与えたエネルギー(=電離)
	照射線量(率)	$X, \dot{X}$	光子	$C \cdot kg^{-1}$	定義物質は空気に限定,二次電子が完全に静止するまでの電離量

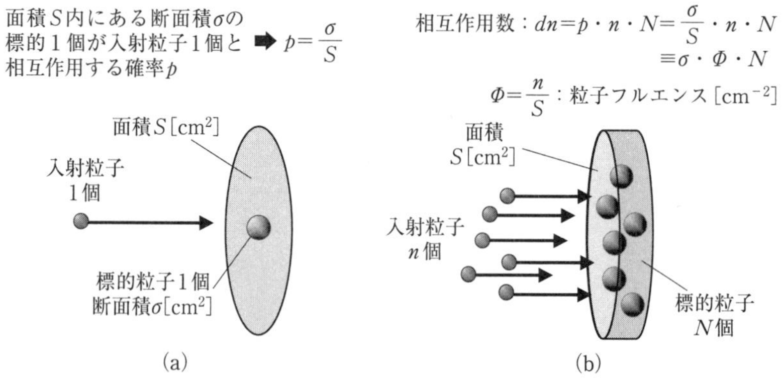

面積 S 内にある断面積 σ の標的1個が入射粒子1個と相互作用する確率 p ➡ $p = \dfrac{\sigma}{S}$

相互作用数:$dn = p \cdot n \cdot N = \dfrac{\sigma}{S} \cdot n \cdot N \equiv \sigma \cdot \Phi \cdot N$

$\Phi = \dfrac{n}{S}$:粒子フルエンス[cm^{-2}]

(a) 面積 S[cm^2],入射粒子1個,標的粒子1個 断面積 σ[cm^2]

(b) 面積 S[cm^2],入射粒子 n 個,標的粒子 N 個

図1.8 断面積の概念図
(a) 断面積の定義,(b) 断面積を用いた相互作用数の考え方

コンプトン散乱,電子対生成の三相互作用を主として考えればよい.エネルギー $h\nu_0$ の光子の,原子番号 Z の原子に対するコンプトン散乱,光電効果,電子対生成のそれぞれの原子断面積を $_a\sigma_{pho}$, $_a\sigma_{Com}$, $_a\sigma_{pair}$ と

1.4 放射線治療の物理

表 1.12 光子の 3 相互作用の相互作用係数と光子エネルギー E および原子番号 Z との依存関係（文献 20)）

光子の 3 相互作用	原子断面積 $_a\sigma$	線減弱係数 μ	質量減弱係数 μ/ρ
コンプトン散乱	$_a\sigma_{\text{Com}} \propto \dfrac{Z}{E}$	$\mu_{\text{Com}} \propto \dfrac{1}{E}\cdot\rho$	$\dfrac{\mu_{\text{Com}}}{\rho} \propto \dfrac{1}{E}$
光電効果	$_a\sigma_{\text{pho}} \propto \dfrac{Z^4}{E^3}$	$\mu_{\text{pho}} \propto \dfrac{Z^3}{E^3}\cdot\rho$	$\dfrac{\mu_{\text{pho}}}{\rho} \propto \dfrac{Z^3}{E^3}$
電子対生成	$_a\sigma_{\text{pair}} \propto E\cdot Z^2$	$\mu_{\text{pair}} \propto E\cdot Z\cdot\rho$	$\dfrac{\mu_{\text{pair}}}{\rho} \propto E\cdot Z$

する．これらの原子断面積と $h\nu_0$ および Z との間には，概ね**表 1.12** に示す依存関係がある[20]．

c　光子の全原子断面積

光子 1 個が，フルエンス当たりの原子 1 個と相互作用を起こす期待値 $_a\sigma_{\text{tot}}$ を全原子断面積（total atomic cross section）という．全原子断面積は各相互作用に対する原子断面積の和となる．

$$_a\sigma_{\text{tot}} = {_a\sigma_{\text{pho}}} + {_a\sigma_{\text{Com}}} + {_a\sigma_{\text{pair}}} \tag{1.9}$$

ただし，画像診断領域の光子エネルギー（10 keV～150 keV）に対しては，$_a\sigma_{\text{pair}} = 0$ である．高エネルギー放射線治療領域の光子エネルギー（1 MeV～5 MeV）に対しては，特に人体軟部組織に対する相互作用の 90％以上は，コンプトン散乱が支配しており，$_a\sigma_{\text{pho}}$ と $_a\sigma_{\text{pair}}$ はほぼ 0 と見なしてよい．ただし，光子エネルギーが大きくなるにつれ，徐々に $_a\sigma_{\text{pair}}$ が大きくなるため，電子対生成が無視できなくなる．（たとえば，10 MeV 光子の水に対する相互作用の割合は，およそコンプトン散乱が 77％，電子対生成が 23％である．）

光子の三相互作用の原子断面積について，光子のエネルギーと物質の原子番号に対する光電効果，コンプトン散乱及び電子対生成の相対的な優勢領域を**図 1.9**に示す．

d　線減弱係数

X 線減弱の法則（式 (1.6)）で，減弱の程度を表す比例定数を線減弱係数と呼んだ．実は，線減弱係数は，フルエンス当たり 1 個の光子が，媒質中の単位体積当たりに存在する原子のどれかと相互作用する期待値を表現している．物質中の単位体積当たりの原子数を原子密度（atomic density）という．原子密度 $N_0\,[\text{cm}^{-3}]$ の物質に対して，線減弱係数 $\mu\,[\text{cm}^{-1}]$ と全原子断面積 $_a\sigma_{\text{tot}}\,[\text{cm}^2]$ との間には，次式の関係が成り立つ．

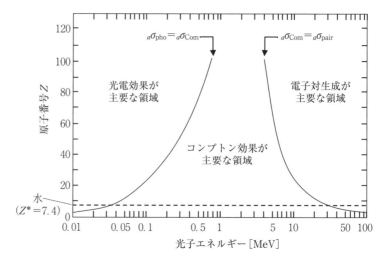

図1.9 光子の3相互作用の優勢領域（文献21)）

$$\mu = {}_a\sigma_{tot}N_0 = ({}_a\sigma_{pho} + {}_a\sigma_{Com} + {}_a\sigma_{pair})\frac{\rho}{M}N_A \quad (1.10)$$

ただし，ρ と M はそれぞれ，物質の質量密度 [g·cm^{-3}] と原子量，N_A はアボガドロ定数（$N_A = 6.022 \times 10^{23}$ mol^{-1}）である．この関係を理解しておくことは，治療計画用 CT の CT 値-電子濃度変換を理解する上で重要となる．

e 電子密度

媒質中の単位質量当たりの電子数を電子密度（electron density）と呼ぶことにする．原子番号 Z の元素に対する，単位体積当たりの原子密度 N_0 [cm^{-3}] と電子密度 N_d [g^{-1}] とは次の関係にある．

$$N_d = \frac{ZN_0}{\rho} = \frac{Z}{\rho} \cdot \frac{\rho}{M}N_A = \frac{Z}{M}N_A \quad (1.11)$$

水素原子を除く低原子番号元素では，$\frac{Z}{M} \approx \frac{1}{2}$ と近似できるから，人体軟部組織の場合は，電子密度はその組織の元素組成にほとんど依存せず，概ね一定の値となる．また，原子番号が大きくなるほど，電子密度は小さくなる傾向にある．種々の媒質に対する電子密度を**表1.13**に示す．

> 一般的には，電子密度は単位体積当たりの電子数と定義されているが，標準計測法12では，治療計算上の混乱を生じさせないために，単位質量当たりの電子数に"電子密度"とという用語を当て，単位体積当たりの電子数を"電子濃度"と表記して区別しているので，電子密度という用語には注意されたい．

f 質量減弱係数

線減弱係数 μ を物質の質量密度 ρ で除した相互作用係数 μ/ρ を質量減弱係数（mass attenuation coefficient）という．質量減弱係数の単位は m^2·kg^{-1}，cm^2·g^{-1} となる．μ/ρ は，物質の密度には関係せず，光子エ

表1.13 種々の人体組織に対する電子密度と実効原子番号（文献22)）

物質	密度 g·cm^{-3}	実効原子番号 Z_{eff}	電子密度 g^{-1}×10^{23}
H (at STP)[1]	0.00008988	1	5.97
C	2.250	6	3.01
O (at STP)[1]	0.001429	8	3.01
Al	2.699	13	2.90
Cu	8.960	29	2.75
Pb	11.360	82	2.38
Air (at STP)[1]	0.003	7.78	3.01
Water	1.000	7.51	3.34
Muscle	1.040	7.64	3.31
Fat	0.916	6.46	3.34
Bone	1.650	12.31	3.19

1：STP　標準状態（温度が0℃，気圧が101.3 kPaの状態にある気体）

ネルギーと物質の原子番号だけに依存して変化する．式 (1.10)，(1.11) の関係から，質量減弱係数 [cm^2·g^{-1}] と電子密度 (electrons·g^{-1}) との間には，次式の関係が成り立つ．

$$\frac{\mu}{\rho}=\frac{_a\sigma_{\text{tot}}}{\rho}N_0=\frac{_a\sigma_{\text{tot}}N_d}{Z}={_e\sigma_{\text{tot}}}N_d \tag{1.12}$$

ただし，$_a\sigma_{\text{tot}}=Z_e\sigma_{\text{tot}}$ の関係を用いた．よって，質量減弱係数は全電子断面積 $_e\sigma_{\text{tot}}$ [cm^2] と電子密度 N_d [g^{-1}] の積に等しい．

高エネルギー放射線治療に用いられるX線のエネルギー領域（1 MeV～10 MeV）では，人体に対する光子の相互作用はコンプトン散乱のみを考えればよい．コンプトン散乱の電子断面積は人体組織の組成（実効原子番号）にはほとんど関係しないから，放射線治療領域においては，質量減弱係数は組織の種類によらず電子密度に概ね比例すると考えてよい．また，このエネルギー範囲における主な人体組織の電子密度は水よりも小さい（表1.13を参照せよ）．この考え方は，放射線治療計画の水等価媒質の理解において特に重要な概念となる．

g　TERMAの概念

質量減弱係数は，光子1個が，媒質の単位質量当たりの原子のどれかと相互作用する確率であり，それはまた，コヒーレント散乱を除くと，光子1個が単位質量当たりの媒質中で二次電子を発生させる確率でもある．媒質に入射したX線ビームが媒質内のある点の近傍において相互作用を起こし，一次光子の散乱と二次電子へのエネルギー付与の形で失うエネルギーの総和を，その点における TERMA（Total Energy

Released Unit Mass）という．エネルギー $h\nu_0$ の単色の X 線ビームが媒質に入射したとき，媒質中の点 P を通過する光子フルエンスを Φ とすると，点 P における TERMA T と質量減弱係数および電子密度との関係は次式で示される．

$$T = \Phi h\nu_0 \frac{\mu}{\rho} = \Psi \frac{\mu}{\rho} = \Psi(_e\sigma_{\text{pho}} + _e\sigma_{\text{Com}} + _e\sigma_{\text{pair}})N_d \quad (1.13)$$

ただし，$\Psi = \Phi h\nu_0$ は点 P における単色光子のエネルギーフルエンス，$_e\sigma_{\text{pho}}$, $_e\sigma_{\text{Com}}$, $_e\sigma_{\text{pair}}$ はそれぞれ，光電効果，コンプトン散乱および電子対生成の電子断面積，N_d は電子密度である．放射線治療計画における体内線量分布のシミュレーション計算は，この TERMA の概念を用いている．

h 転移係数と吸収係数

質量減弱係数に光子から二次電子へのエネルギー転移率を乗じた係数を，質量エネルギー転移係数（mass energy transfer coefficient）という．光子のエネルギーを $h\nu_0$，発生した二次電子の初期運動エネルギーの平均を $\overline{E}$ とするとき，質量エネルギー転移係数 μ_{tr}/ρ を次式で定義する．

$$\frac{\mu_{tr}}{\rho} = \frac{\mu}{\rho}\left(\frac{\overline{E}}{h\nu_0}\right) = _e\sigma_{\text{tot}} N_d \left(\frac{\overline{E}}{h\nu_0}\right) \quad (1.14)$$

光電効果で発生した光電子の平均初期運動エネルギーを $\overline{E}_{\text{pho}}$，コンプトン散乱で発生した反跳電子の平均初期運動エネルギーを $\overline{E}_{\text{com}}$，電子対生成で発生した陰・陽電子の平均初期運動エネルギーの和を $\overline{E}_{\text{pair}}$ とすると，各成分に対する質量エネルギー転移係数は

$$\frac{\mu_{tr}}{\rho} = \left(\tau \frac{\overline{E}_{\text{pho}}}{h\nu_0} + \sigma \frac{\overline{E}_{\text{Com}}}{h\nu_0} + \kappa \frac{\overline{E}_{\text{pair}}}{h\nu_0}\right)$$
$$= \left(_e\sigma_{\text{pho}} \frac{\overline{E}_{\text{pho}}}{h\nu_0} + _e\sigma_{\text{Com}} \frac{\overline{E}_{\text{Com}}}{h\nu_0} + _e\sigma_{\text{pair}} \frac{\overline{E}_{\text{pair}}}{h\nu_0}\right)N_d \quad (1.15)$$

と表すことができる．ただし，τ, σ, κ はそれぞれ，質量減弱係数の光電効果成分，コンプトン散乱成分および電子対生成成分である．

質量エネルギー転移係数から二次電子の放射損失の割合を除いた相互作用係数を，質量エネルギー吸収係数（mass energy absorption coefficient）という．二次電子が制動放射で失う運動エネルギーの割合を g とすると，質量エネルギー吸収係数 μ_{en}/ρ は次式で与えられる．

$$\frac{\mu_{en}}{\rho} = \frac{\mu_{tr}}{\rho}(1-g) = _e\sigma_{\text{tot}} N_d \left(\frac{\overline{E}}{h\nu_0}\right)(1-g) \quad (1.16)$$

放射損失がほぼ無視できるとき，$g=0$ により，$\mu_{en}/\rho=\mu_{tr}/\rho$ と近似してよい．

1.4.2 荷電粒子と物質の相互作用

高速の荷電粒子線が物質に入射すると，物質中の原子や原子核と散乱や電離を繰り返しながら運動エネルギーを失っていく．荷電粒子線と物質の主な相互作用は，①原子核との弾性散乱（ラザフォード散乱：Rutherford scattering），②軌道電子との非弾性散乱（電離），③原子核近傍での制動放射の3種類である．重荷電粒子線は電子に比べて質量がかなり大きいため，①と③は通常は無視できる．つまり，高エネルギーの重荷電粒子線は散乱の影響は少なく，媒質中を，電離を繰り返しながら直進すると考えてよい．一方，電子線（β線）の場合は，重荷電粒子と比べて質量が極端に軽いため，電離現象だけでなく，散乱現象も同時に考慮しなければならない．重荷電粒子線と電子線の媒質中での電離過程のイメージを**図1.10**に示す．

(1) 重荷電粒子線の相互作用

a 阻止能の定義

荷電粒子線が物質中を通過中に徐々に失っていく運動エネルギーをエネルギー損失（energy loss）という．荷電粒子線の飛跡に沿った単位長さ当たりのエネルギー損失を線阻止能（linear stopping power）という．線阻止能の単位には $J\cdot m^{-1}$，あるいは，$MeV\cdot cm^{-1}$ が用いられる．1個の荷電粒子が物質中を dx 通過する間に dE だけの平均エネルギー

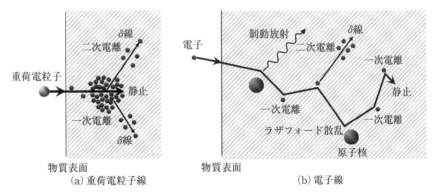

図1.10 荷電粒子線の媒質中での電離過程のイメージ．
重荷電粒子線は制動放射とラザフォード散乱はほぼ無視できるため，物質中を電離しながら直進する．電子線は軽いため，多重散乱により複雑な飛跡を形成する．

を失うとき，全線阻止能 S_{tot} は次式で定義される．

$$S_{col} = \frac{dE}{dx} \tag{1.17}$$

荷電粒子線のエネルギー損失は衝突損失（collision loss）と放射損失（radiative loss）に分けられる．衝突損失は，主に軌道電子の電離エネルギーに転換される．放射損失は制動 X 線のエネルギーに転換される．荷電粒子線が物質中を dx 通過する間の衝突損失を dE_{col}，放射損失を dE_{rad} とするとき，全線阻止能（total linear stopping power）S_{tot} は，線衝突阻止能（linear collision stopping power）S_{col} と線放射阻止能（linear radiative stopping power）S_{rad} の和である．

$$S_{col} = S_{col} + S_{col} = \frac{dE_{col}}{dx} + \frac{dE_{rad}}{dx} \tag{1.18}$$

線阻止能 S を物質の密度 ρ で除した相互作用係数 S/ρ を質量阻止能（mass stopping power）という．質量阻止能の単位には $J \cdot m^2 \cdot kg^{-1}$，$MeV \cdot cm^2 \cdot g^{-1}$ が主に用いられる．

b 線エネルギー付与

放射線による遺伝子や細胞レベルでの放射線影響を考えるときは，遺伝子または細胞単位に限定した局所的なエネルギー付与を知る必要がある．この目的で，放射線生物学的分野では，荷電粒子の電離損失により発生したδ線（delta rays：荷電粒子の電離によって解放される二次電子）の運動エネルギーに制限を設けた，制限線衝突阻止能を用いる．これを線エネルギー付与（linear energy transfer：LET）という．LET の次元は線衝突阻止能と同じであるが，単位には $keV \cdot \mu m^{-1}$ がよく用いられる．

c 重荷電粒子線の阻止能

相対論を考慮した重荷電粒子線の線衝突阻止能 S_{col} は，Bethe の式で与えられる[21]．

$$S_{col} = \frac{4\pi z^2 e^4}{m_0 V^2} N_0 Z \left[\ln \frac{2m_0 V^2}{I} - \ln(1-\beta^2) - \beta^2 \right] \tag{1.19}$$

ここで，z と V はそれぞれ，重荷電粒子の電荷と速度である．N_0 は媒質の原子密度，Z は媒質の原子番号，I は媒質の平均電離・励起エネルギーである．N_0Z は単位体積当たりの電子数（放射線治療分野では電子濃度（electron concentration）という）を表している．e は素電荷，m_0 は電子の静止質量，β は真空中の光速に対する荷電粒子の速度の比である．電子線については，この式に対して別途補正が必要となる（式

(1.22)）．

式 (1.19) の角括弧内全項の計算値は，荷電粒子のエネルギーの増加とともに緩やかに上昇する（陽子線 0.5 MeV～100 MeV で約 2 倍程度）．角括弧内の項を無視すると，重荷電粒子線の線衝突阻止能について，次のことがいえる．

① 線衝突阻止能は，荷電粒子の速度 V の 2 乗にほぼ反比例し，荷電粒子の電荷 z の 2 乗にほぼ比例する．質量 M，運動エネルギー E の重荷電粒子に対しては，$V^2 = 2E/M$ の関係が成り立つから，①は，「線衝突阻止能は，荷電粒子の質量と電荷の 2 乗の積に比例し，運動エネルギーに反比例する」といい換えても同じことである．また，荷電粒子の核子当たりの運動エネルギー E/M が同じであれば速度 V が同じであるから，衝突阻止能は荷電粒子の電荷の 2 乗に比例する．

② 線衝突阻止能は物質の電子濃度にほぼ比例する．電子濃度は物質の密度に概ね比例するから，②は「線衝突阻止能は物質の密度にほぼ比例する」と考えてもよい．

式 (1.19) の両辺を密度 ρ で除して質量衝突阻止能の式に変換すると，質量衝突阻止能は電子密度 [g^{-1}] に比例することがわかる．低原子番号媒質に対して Z/M は近似的に定数と見なせるから，人体軟部組織に対する重荷電粒子線の質量衝突阻止能は，媒質の組成元素にあまり関係せず，ほぼ一定の値を示す．

d 飛 程

重荷電粒子線は散乱と制動放射が通常無視できるため，媒質中をほぼ直進すると考えてよい．重荷電粒子線の飛程（range）は，媒質中の入射方向に沿って到達できる平均の深さで定義されている．この飛程を CSDA 飛程（continuous slowing down approximation range）という．入射荷電粒子の初期運動エネルギーが E_0 のとき，CSDA 飛程 R は，線阻止能 $S(E)$ を用いて次式で与えられる．

$$R = \int_0^{E_0} \frac{dE}{S(E)} \tag{1.20}$$

CSDA 飛程の定義式 (1.20) に式 (1.19) のベーテの式を代入すると，概ね次の依存関係が成り立つ．

$$R_D [\text{g}\cdot\text{cm}^{-2}] = R[\text{cm}] \times \rho[\text{g}\cdot\text{cm}^{-3}] \propto \frac{M}{z^2} f(V) \propto \frac{1}{M z^2} f(E) \tag{1.21}$$

ここで，z, M はそれぞれ荷電粒子の電荷と速度である．$f(V)$, $f(E)$

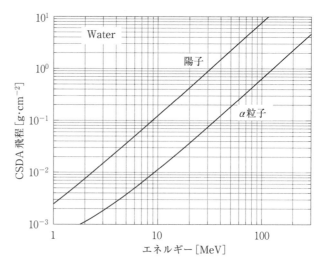

図1.11 陽子線と α 粒子（He^{2+} 原子核）線の水中における CSDA 飛程（文献 23））

は荷電粒子の速度とエネルギーの関数である（$f(V) \approx V^4$, $f(E) \approx E^2$）. ρ は媒質の密度である. 左辺の単位 g・cm^{-2} に注意する. 長さに密度を乗じた飛程 R_D を密度等価厚（density equivalent thickness）または厚さ密度（thickness density）といい，放射線計測分野や放射線治療分野では特に重要な概念である.

陽子線と α 粒子（He^{2+} 線）の CSDA 飛程とエネルギーとの関係を**図1.11**に示す. 式（1.21）から，重荷電粒子線の密度等価厚は，①速度が同じ粒子に対しては，粒子の質量に比例し，電荷の2乗に反比例する. ②運動エネルギーが同じ粒子に対しては，粒子の質量と電荷の2乗の積に反比例することが確認できる. また，荷電粒子の核子当たりの運動エネルギーが同じであれば①が成り立つ. 図1.11の例では，10 MeV 陽子線の水中での飛程は，40 MeV の He^{2+} 線の水中での飛程とおよそ同じ値を示している. 一方で，密度等価厚 R_D が同じであれば CSDA 飛程 R は媒質の密度に反比例するから，100 MeV 陽子線の水中（$\rho=1.0$ g・cm^{-3}）での飛程が 7.7 cm のとき，その陽子線の Al（$\rho=2.7$ g・cm^{-3}）板での飛程はおよそ 2.9 cm となる.

e ブラッグピーク

重荷電粒子線の衝突損失は軌道電子との衝突現象であり，入射粒子の進行方向の変化は無視できるため，重荷電粒子線は媒質中ではほぼ直進する. このことは，同じ運動エネルギーをもつ重荷電粒子線が媒質に入射した場合，すべての粒子がほぼ同じ深さまで到達して停止することを

意味する．つまり，媒質中での重荷電粒子線のフルエンスは，停止寸前までは，進行方向に沿ってあまり変化しないと考えてよい．さらに，重荷電粒子線の衝突損失は，式 (1.19) の Bethe の式により速度の 2 乗に反比例するため，相対論効果が無視できる場合は，線衝突阻止能は速度の 2 乗に反比例する．その結果，重荷電粒子線の比電離（specific ionization：進行方向に沿った単位長さ当たりの電離量）は，媒質の深さとともに徐々に増加し（プラトー：plateau），粒子が停止する直前には急峻なピークを示す．この重荷電粒子線の深部線量，すなわち媒質に付与するエネルギーの極大をブラッグピーク（Bragg peak）という（詳細については，たとえば文献 24) を参照）．

(2) 電子線（β線）の相互作用
a 電子線の衝突損失

電子線に対する相対論効果を考慮した質量衝突阻止能 S_{col} は，次の Bethe の式で与えられる[21]．

$$\frac{S_{col}}{\rho} = \frac{2\pi r_0^2 c^4}{v^2} N_d \left\{ \ln\frac{E^2(E+2\mu_0)}{2\mu_0 I^2} + \frac{\frac{E^2}{8}-(2E+\mu_0)\mu_0 \ln 2}{(E+\mu_0)^2} + 1 - \beta^2 - \delta \right\}$$
(1.22)

ここで，r_0 は古典電子半径，v は電子の速度，E は電子の運動エネルギー，N_d は単位質量当たりの電子密度，I は媒質原子の平均電離励起エネルギー，μ_0 は電子の静止エネルギー（m_0c^2），$\beta=v/c$ である．

$\Delta(>0)$ は媒質分子の分極により生じる密度効果（density effect）の補正項であり，電子線エネルギーの増加とともに δ の値は大きくなる．**図 1.12** に電子線の水とタングステンに対する質量衝突阻止能，質量放射阻止能および質量全阻止能を示す．水に対する密度効果を考慮していない場合の Bethe の式の計算結果を図 1.12 に破線で示してある．電子線の質量衝突阻止能は，電子線のエネルギーが 1 MeV までは v^2 に反比例して減少するが，およそ 1 MeV に極小値（最小電離点：minimum ionization point）を有し，1 MeV を超えると，Bethe の式の対数項および相対論効果の影響が効いてきて，エネルギーとともに増大していく．
図 1.12 の細線で示すように，実際の質量衝突阻止能は，エネルギーの増加とともに密度効果の影響（式 (1.22) の δ の項）が徐々に効いてきて，阻止能が抑制されてくるため，最小電離点を超えると電子線のエネルギーにほとんど依存しなくなる．

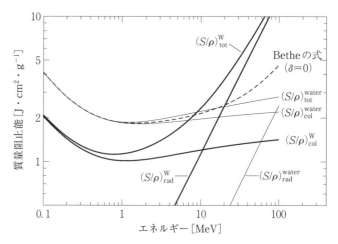

図 1.12 電子線の水とタングステンに対する質量阻止能 (S/ρ) のグラフ
（文献 23））

細実線は水，太実線はタングステンを表す．(S/ρ) の添字 col は衝突阻止能，rad は放射阻止能，tot は全阻止能，water は水，W はタングステンを表す．密度効果の補正がない場合の Bethe の式の計算結果を破線で表す．

b 電子線の放射損失

電子線に対する質量放射阻止能 S_{rad} は，次の Heitler の式で与えられる[21]．

$$\frac{S_{\mathrm{rad}}}{\rho} = \frac{4r_0^2 N_d Z E}{137} \left\{ \ln\frac{2(E+\mu_0)}{\mu_0} - \frac{1}{3} \right\} \quad (1.23)$$

式中の記号は，式 (1.22) と同じである．この式は，電子線の質量衝突阻止能が，媒質の電子密度 N_d と原子番号 Z の積に比例すると同時に，電子線のエネルギー E にほぼ比例することを示している．質量衝突阻止能と質量放射阻止能が等しくなる電子線のエネルギー E_{cri} を臨界エネルギー（critical energy）という．臨界エネルギーは原子番号 Z に反比例する．図から，水とタングステンの臨界エネルギーを比較すると，水の方が約 11 倍大きいことが確認できる．

c 電子線の飛程

電子線は，重荷電粒子線に比べて質量が非常に軽いため，媒質中の原子核や軌道電子との 1 回散乱で生じる運動量の変化が大きい．そのため，δ 線を発生する度に飛跡が分岐し，また，ラザフォード散乱によっても無秩序に散乱を繰り返すので，多重散乱（multiple scattering）と呼ばれる非常に複雑な飛跡を示す．さらには，高エネルギー電子線では，制動放射による大角度散乱も無視できない．

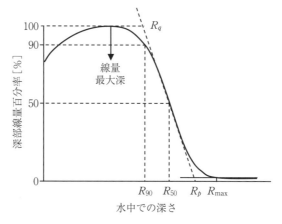

図1.13 電子線の水ファントムに対する深部線量分布曲線
R_p：実用飛程，R_{max}：最大飛程，R_{90}：90％線量深，R_q：外挿直線が最大線量の延長線と交わる深さ

電子線をファントムに入射させたとき，ファントム表面からの深さと線量の関係を示すグラフを深部線量百分率（percentage depth dose：PDD）曲線という．**図1.13**に，電子線の水ファントムに対する深部線量百分率曲線を示す．電子線の媒質への線量付与は，表面から少し深いところで最大値 D_{max} を示している．D_{max} となる深さを線量最大深（maximum dose depth）という．この原因は，入射電子の多重散乱による電子フルエンスの増加や δ 線による二次電離電子の付加などが影響して，ビルドアップ現象（build-up phenomenon）が起こるためである．

電子線の深部線量分布から定義される飛程として，実用飛程（practical range）がよく用いられる．実用飛程 R_p は，深部線量分布曲線の直線部と制動放射成分の外挿線との接線が交わる深さをいう．

(3) 中性子の相互作用

中性子は電荷を有しないので，原子や分子を直接電離することはない．中性子の相互作用の形態は原子核との散乱と核反応（核分裂含む）の2つである．散乱現象には，弾性散乱と非弾性散乱があるが，本節では弾性散乱を取り上げる．核反応は，中性子が原子核の中に取り込まれ，励起状態になった原子核から荷電粒子や γ 線が放出される反応である．エネルギーが 1 keV 以上の高速中性子に対しては，弾性散乱が主な相互作用となる．中性子が物質中で弾性散乱を繰り返して運動エネルギーを失い，1 keV 以下の低速になると原子核と衝突しても散乱せず，

そのまま原子核に捕獲吸収されやすくなる．

a 弾性散乱

粒子と粒子の散乱現象で，衝突前後で力学的エネルギー保存則が成立する散乱を弾性散乱（elastic scattering）という．中性子と原子核との弾性散乱では，衝突前後で運動エネルギーの和は保存される．したがって，衝突前の中性子の運動エネルギーを E_0，衝突（散乱）後の中性子の運動エネルギーを E_S，原子核（反跳核）の反跳エネルギー（recoil energy）を E_R とすると，$E_S = E_0 - E_R$ が成り立つ．ただし，衝突前の原子核は静止していると考えている．中性子から媒質へのエネルギー付与は，この電荷を有する反跳核の運動エネルギー E_R の衝突損失による．

中性子の弾性散乱による反跳核の運動エネルギー E_R は

$$E_R = \frac{4A}{(1+A)^2} E_0 \cos^2 \theta \tag{1.24}$$

で表される（実験室系）．ただし，A は反跳核の質量数，θ は反跳角を表す．式より，反跳される原子核の運動エネルギーは $\theta = 0$（正面衝突）のとき最大値をとり，また，質量数の小さい原子核ほど，散乱中性子の失う運動エネルギーが大きいことがわかる．この理由から，原子炉の減速材には水や重水素などの低原子番号物質が用いられている．

b 熱中性子

高速中性子が弾性散乱を繰り返して運動エネルギーをほとんど失うと，熱中性子と呼ばれる状態になる．熱中性子（thermal neutron）とは，中性子の速度分布が気体分子運動論に従い，周囲の温度だけで運動エネルギーが決まる状態の中性子をいう．気体分子の速度の統計分布をマクスウェル‐ボルツマン分布（Maxwell-Boltzmann distribution）という．通常は，熱中性子の運動エネルギーは，統計分布の最も確からしい値（最確値：most probable value）を代表値として用いる．たとえば，常温（20℃）における，熱中性子の運動エネルギーの最確値は 0.025 eV である．

熱中性子による $^{10}B(n, \alpha)^7Li$ 反応の捕獲断面積は約 3,800 b と非常に大きく，^{10}B は中性子用測定器の検出部に用いられている．また，中性子捕捉療法（BNCT：boron neutron capture therapy）では，この核反応で放出される短飛程の ^7Li 原子核と α 線を利用して脳腫瘍などの放射線治療を行っている．

〔参考文献〕

1) 大西洋他編:がん・放射線療法 改訂第 8 版, 秀潤社, 2023
2) 高橋和久編:講義録 腫瘍学, メディカルビュー社, 2009
3) 松本光弘他編:放射線腫瘍学, 医歯薬出版, 2020
4) TNM 悪性腫瘍の分類 第 8 版
5) がん情報サービス HP (https://ganjoho.jp/public/index.html):がん取扱い規約
6) National Comprehensive Cancer Network (NCCN) Clinical Practice Guidelines in Oncology version 4.2019, Prostate cancer
7) がん情報サービス HP (https://ganjoho.jp/public/index.html):がん医療における遺伝子検査
8) 厚生労働省:令和 2 年 (2020) 人口動態統計月報年計 (概数) の概況
9) 厚生労働省 HP, 第 3 回がん対策推進協議会資料東大病院, 中川恵一 資料
10) がん情報サービス HP (https://ganjoho.jp/public/index.html), 診断と治療・集学的治療
11) がん情報サービス HP (https://ganjoho.jp/public/index.html), 胃がん・治療
12) NCCN ガイドライン 第 3 版, 2018
13) 日本臨床腫瘍研修グループ (JCOG), http://www.jcog.jp/doctor/tool/ps.html
14) 日本語訳 JCOG 版 第 2 班 (https://jcog.jp/doctor/tool/nci/National Cancer Institute-Common Toxicity Criteria (NCI-CTC Version2.0))
15) (公社) 日本放射線腫瘍学会 監修:やさしくわかる放射線治療学, 秀潤社, 2018
16) 放射線治療計画ガイドライン 2020 年版, JARTRO, 金原出版
17) 森田明典他著:診療放射線基礎テキストシリーズ 放射線生物学, 共立出版, 2020
18) Chadwick, M. B., et al.:Handbook on photonuclear data for applications, cross sections and spectra, IAEA TECH-DOC 1178, 2000
19) ICRU Report of the International Commission on Radiological Units and Measurements (ICRU), 1959, Vol. 78
20) Khan, Faiz M., ed.:The physics of radiation therapy, Lippincott Williams & Wilkins, 2020
21) Evans et al.:The atomic nucleus, Capter. 25, Fig.1.1, New York, McGraw-Hill, 1955
22) Bezak, Eva, et al.:Johns and Cunningham's the Physics of Radiology, Charles C Thomas Publisher, 2021

23) Berger et al.：Stopping-Power & Range Tables for Electrons, Protons, and Helium Ions Share, NIST Standard Reference Database 124, Last Update to Data Content, July 2017
（https://www.nist.gov/pml/）
24) 鬼塚昌彦 他著：診療放射線基礎テキストシリーズ 放射線物理学，p. 111-125，共立出版，2019
25) （公社）日本アイソトープ協会編：アイソトープ手帳12版，丸善出版，2020

2 放射線治療機器

　放射線治療には，放射線を照射する装置や線源だけでなく，治療を実施するためには照射部位の情報を得るためのX線CT装置，患者を固定するための器具，照射を正確に行うための画像取得装置などさまざまな機器・器具が必要である．またこれらの機器の品質保証・品質管理や安全対策，放射線管理も必要である．本章ではこれらの解説を行う．

2.1 外部放射線治療装置

　光子線を使用する外部放射線治療装置には，^{60}Co遠隔治療装置，ベータトロン，マイクロトンなどもあったが，現在では^{60}Co線源が特殊な用途の装置で使用されている以外ほとんど使用されておらず，電子直線加速器が外部放射線治療装置の主力となっている．

2.1.1 電子直線加速器（リニアック）

　電子直線加速器（リニアック，もしくはライナック）は，一般にマイクロ波と呼ばれる高周波電磁波を利用し，電子を直線状の加速管中で高エネルギーまで急加速できる装置である．電子ビームを連続的に加速する方法は，1930年代から欧米で実験的に試行され，1934年には電子ビームを1.3 MeVまで，1935年には2.5 MeVまで加速した[1,2]．その後，1940年代後半にはスタンフォード大学にて4.5 MeVまで加速させるのに成功している．

　加速した高エネルギーの電子ビームは，通常，金，白金，銅，タングステンなどから成る金属ターゲットに衝突させて制動X線を発生させて，深部の治療として使用されるが，しばしば，直接，電子ビームを取

通常，医療用の場合，医用（電子）直線加速器，あるいは医用（電子）直線加速装置ともいわれる．工学分野では電子線形加速器ともいわれる．

表2.1 代表的なマイクロ波の周波数による分類

名称	帯域（MHz）	用途
L バンド	500-2,000	テレビ放送，携帯電話，インマルサット衛星電話，アマチュア無線
S バンド	2,000-4,000	固定無線，移動体向けデジタル衛星放送，ISM バンド（電子レンジ，無線 LAN，アマチュア無線など），衛星電話
C バンド	4,000-8,000	通信衛星，固定無線，無線アクセス，気象用レーダー
X バンド	8,000-12,000	軍事通信，気象衛星，地球観測衛星，捜索用レーダー，気象用レーダー
Ku バンド	12,000-18,000	衛星テレビ放送，通信衛星

り出し，皮膚癌などの表面的な腫瘍の治療に使用される場合がある．標準的な医用電子直線加速器では，X線モードと電子線モードを選択でき，X線は2～3種類，電子線は5～7種類程度の最大ビームエネルギー（公称加速エネルギーともいわれる）を選択的に切り替えられる．

リニアックには，さまざまな設計スタイルがあるが，放射線治療で使用されるタイプは，マイクロ波領域（3～6ギガヘルツ［GHz］）程度の高い周波数の進行波または静止波の高出力電磁波によって電子を加速する（**表2.1**）．主な加速原理として，進行波型の加速管と定常波型の加速管がよく知られており，現在，商用の医用電子直線加速器ではどちらも選択的に利用できる．

マイクロ波領域の高周波は，無線電波の一種であり，一般に電子レンジ（2.4GHz帯）や携帯電話（700MHz帯～3.5GHz帯），無線 LAN（2.4GHz帯～5GHz帯）などで広く使用されている．

図2.1と**図2.2**に，通常のリニアックの外観および主要構造と補助システムを示したブロック図を示す．電源は，パルス形成回路とサイラトロンして知られるスイッチ管を含む変調器に直流（DC）電力を供給す

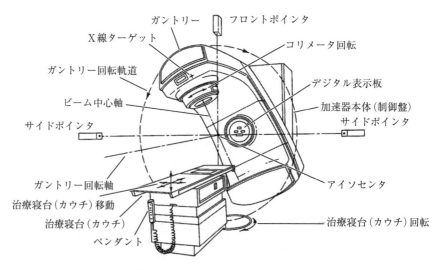

図2.1　リニアックの模式図（文献35））

2.1 外部放射線治療装置

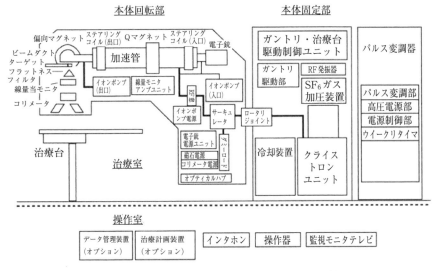

図 2.2　リニアックの主要構成ブロック図（文献 36)）

サイラトロンは，電子ビームの加速に必要なマイクロ波を生成する際に必要な重要部品である．ガス封入型（水素が多用される）の熱陰極管であり，大電力（大電流）を短時間で切り替え可能なスイッチング素子である．パルス形成回路の電荷から充放電により高周波パルス波形を生成する．比較的高額な消耗部品であり，リニアックでは，数万時間程度の運転時間で交換することが多い．また，呼吸同期照射等で外部グリッド制御を多用する場合，寿命が短くなる傾向にある．

医用電子直線加速器では，通常 100～300 pps（1 秒当たりのパルス数）で照射されているが，出力パルスは僅か数 μs であり，短い時間スケールの中では，かなり間欠的な照射となっている．

る．変調器からの高電圧パルスは，数マイクロ秒のフラットトップ DC パルスである．このパルスはマグネトロンまたはクライストロンに送られ，同時に電子銃にも送られる．マグネトロンまたはクライストロンで生成されたパルス状のマイクロ波は，導波管を介して加速管に入射される．電子銃で生成された電子は，適切なタイミングで加速管にパルス状に入射される．

図 2.3 にクライストロン（またはマグネトロン）の入力電圧パルス，パルス状のマイクロ波，電子銃の入力パルス，出力パルスの持続時間を示す．いずれの場合もパルスの持続時間は同じ（～5 μs）であるが，パルス間の持続時間の方がはるかに長く（～5 ms），間欠的な照射を繰り返しており，加速効率を上げる工夫が必要である．

加速管構造部は銅管で構成され，その内部は開口部と間隔の異なる銅の円板またはダイヤフラムで仕切られている．この部分は常に真空ポンプにより，超高真空（～10^{-8} torr）に保たれている．電子銃により，熱電子が 50 keV 程度のエネルギーで加速器構造部に入射されると，まもなく電子はマイクロ波の電磁場と相互作用する．電子は正弦波の電場から，サーフライダーの波乗り過程に似た状態で，加速管内では加速エネルギーを連続的に獲得し続けることが可能となる．

加速された高エネルギー電子は，通常，加速管の射出口から出てくる際，直径約 3 mm のペンシルビーム状となる．近年，6 MV 程度の X 線エネルギーのみが使用される小型医用電子直線加速器では，加速管の長

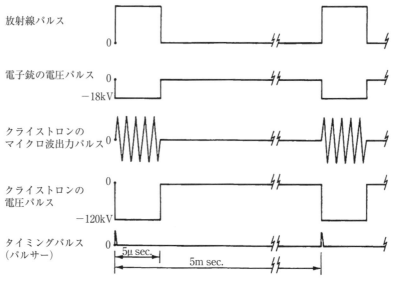

図2.3 タイミングパルス（パルサー）とマイクロ波出力パルス，発生放射線パルスの関係（文献37））

さが比較的短く，電子はそのまま進行し，金属ターゲットに衝突させる．一方，国内における標準的な医用電子直線加速器は，X線モードでは10 MV 程度まで，電子線モードでは18 MeV 程度まで使用するため，加速管が長くなり，水平または水平に対して斜めに設置された状態で，加速電子ビームは，加速管の射出口から金属ターゲットに衝突するまでの間に，適切な角度（通常は約90度または270度）で曲げられる．電子ビームの精密な偏向は，偏向マグネット（電磁石），集束コイル，エネルギースリット，その他の部品から成る．以下に，電子直線加速器の部品構成について述べていく．

(1) 電子銃

電子直線加速器の電子銃は，任意のパルス幅のビームを発生させるために，グリッド付熱陰極（3極管）の仕様が一般的である．陰極と陽極に負荷する電圧は数10 V～数百 kV で，高圧電源として直流電源やマイクロ波（パルス）電源が用いられる．グリッドには数10 V～数100 Vの直流バイアス電圧が負荷され，必要なパルス幅の電圧（数100 V～数 kV）をグリッドに供給することで，陰極から発生する熱電子を陽極に向かって加速し，入射電子ビームとして取り出す．電子銃から取り出せるビーム電流はグリッド電圧とバイアス電圧で制御できるが，数 ns 以下のパルス幅では，パルス形成回路の立ち上がり特性の影響を受け，

2.1 外部放射線治療装置

ピーク電流が減少する傾向がある．しかし，近年，半導体を利用した回路基板の普及により，立ち上がり特性は改善されている．

(2) バンチャー系

電子銃から取り出された入射電子ビームは，まず加速管入口部のプリバンチャーに入射される．プリバンチャーには加速管と同一基本周波数のリエントラント型低 Q 値の短ギャップ空洞や進行波型がよく用いられ，これらに必要とされる高周波出力は数 kW～数 10 kW である．プリバンチャー内で電子ビームは，10～50 kV のギャップ電圧で速度変調される．プリバンチャーでバンチングされた電子ビームを，バンチャーで更に速度変調と追加速を行い，バンチングする．

バンチャーには数セル～10 数セルの $2\pi/3$ モードの進行波型加速管が使用され，必要な高周波出力は 2～5 MW である．バンチャー内での電子ビームは，一般に 300 keV～2 MeV 程度まで加速される．この間，電子ビームの速度はプリバンチャーでの速度（光速の 50% 以下）から，光速の 75～99% まで増加し，ディスク間隔を入口から出口にかけて増加させて電子ビームの速度と高周波の位相を一致させている．

(3) 加速管

加速管では，プリバンチャーおよびバンチャーで光速に近い速度に達した電子ビームをさらに必要な高エネルギーまで加速させる．加速管の種類は定在波型と進行波型の 2 種類があり，両者の違いは，加速管構造の設計にある．図 2.4 に定在波型と進行波型の代表的な加速管の断面図を示す．

> Q 値は，加速空洞の利益係数と呼ばれ，加速空洞の性能を表す指標とされる．これは，加速空洞内に蓄えられるマイクロ波のエネルギーと，1 サイクル（マイクロ波の周期）当たりに失われるエネルギーとの比率で表される．Q 値が高いほど，少ないエネルギー損失で多くのエネルギーを蓄えられ，その加速空洞が非常に効率的であることを示す．

> $2\pi/3$ モードは主に進行波型加速管で用いられ，隣接する空洞間のマイクロ波の位相差が約 120 度（$2\pi/3$ ラジアン）に設定される．位相差が $2\pi/3$ であることにより，電子ビームは加速空洞を通過する際に最適なタイミングで電場の最大値にさらされ，効率的にエネルギーを受け取ることができる．

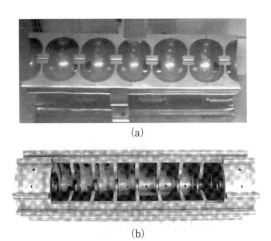

(a)

(b)

図 2.4 定在波型（a）と進行波型（b）の代表的な加速管の断面図（文献 38)）

進行波型では終端に「ダミー」負荷が必要であり，加速管終端で残留電力を吸収し，後方反射波を防ぐ機構となっている．一方，定在波型では，加速管の両端で波の反射が最大となるため，順方向の進行波と逆方向の進行波を組み合わせることで定在波（節がある波）が発生する．定在波型では，マイクロ波の電力はビーム開口部を通してではなく，サイドカップリング空洞を通して加速管に入力される．このような設計は，加速管の軸方向，ビーム輸送空洞，側面空洞を独立に最適化できるため，進行波型よりも効率的である．しかし，価格が高くなりやすく，反射が電源に到達するのを防ぐために，電源と加速管構造の間にサーキュレーター（またはアイソレーター）を設置する必要がある．

> 定在波型は進行波型に比べて，同じ加速エネルギーを得るために必要な加速管の長さを短く（小型化）することができる．これはCyberknife, Tomotheapy, Halcyonなどの放射線治療装置に応用されている．

(4) マグネトロン

マグネトロンはマイクロ波を発生させる装置である．高出力発振器として機能し，1秒間に数百パルスの繰り返しで数マイクロ秒のマイクロ波パルスを発生する．各パルス内のマイクロ波の周波数は約3 GHzである．図2.5にマグネトロンの外観と断面図を示す．

通常，円筒形をしており，中央のカソードと外側のアノードに，銅を削った共振空洞がある．カソードとアノードの間は排気され，カソードは内部のフィラメントによって加熱されて熱電子が放出生成される．静磁場が空洞断面の平面に垂直に印加され，パルス直流電場がカソードとアノードの間に印加される．その後，カソードから放出された熱電子は，パルス直流電界の作用によりアノードに向かって加速される．同時に，磁場の影響を受け，熱電子は共振空洞に向かって複雑な螺旋を描きながら移動し，マイクロ波としてエネルギー放射する．発生したマイク

> 加速管の周波数には定格があり，Sバンドでは2865 MHz（加速管の長さは約2 m），Cバンドでは5712 MHz（加速管の長さは約1 m）がよく採用されている．特に，Sバンド周波数帯は，第2次世界大戦時にマグネトロンが開発されたことを契機に，その技術が加速器に応用された．その後，電子レンジなど家電への応用が拡がり，マイクロ波工学の豊富な技術蓄積が多いことから，現在もさまざまな用途で広く用いられている．

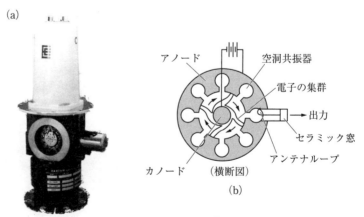

図2.5 マグネトロンの外観 (a) と断面図 (b)（文献39, 40))

ロ波パルスは，導波管を経由して加速器構造に導かれる．通常，マグネトロンは 2〜5 MW のピーク出力で運転され，リニアック（6 MV 程度まで）に電力を供給する．より高エネルギー（10 MV 以上）のリニアックでは，クライストロンが使われることが多い．

(5) クライストロン

クライストロンはマイクロ波の発生器ではなく，むしろマイクロ波増幅器である．低出力のマイクロ波発振器で駆動する必要がある．図 2.6 に，クライストロンの外観と断面図を示す．カソードで生成された電子は，負パルスの電圧で加速され，バンチャー空洞と呼ばれる最初の空洞に入射する．マイクロ波は空洞全体に交番電界を形成する．電子の速度は，この電界の作用によって，速度変調として知られるプロセスによって変化する．ある電子は速くなり，ある電子は遅くなり，ある電子は影

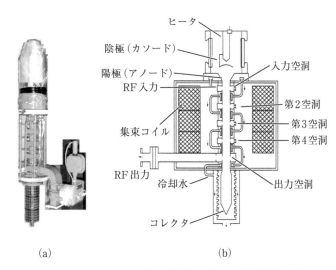

図 2.6 クライストロンの外観 (a) と断面図 (b)（文献 41)）

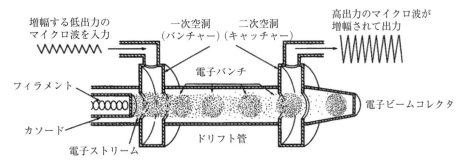

図 2.7 ドリフト管内の電子束の様子（文献 42)）

響を受けない．この結果，速度変調されたビームがドリフトチューブ内の無電界空間を通過する際に，電子が束になる．電子の束がキャッチャー・キャビティ（**図 2.7**）に到達すると，電子の束はキャビティの両端に電荷を誘起し，それによって遅延電界を発生させる．電子は減速を受け，エネルギー保存の原理により，電子の運動エネルギーは高出力のマイクロ波に変換される．

(6) 導波管

導波管は特殊な導体（金属空洞）で設計され，マグネトロンあるいはクライストロンから供給される高出力のマイクロ波が加速管内部まで効率良く伝送される．導波管内の高周波は導体の境界面で一定の条件（境界条件）を満たしながら，反射・回折され，これらが干渉しながら波面を形成する．導波管の入口部（マグネトロンもしくはクライストロン側）から出口部（加速管側）に向かって伝播する高周波を入射波（進行波），導体で反射される高周波を反射波と呼ばれる．導波管は，通常，銅製の矩形断面（もしくは円筒形）を有するものが用いられ，放電を防ぐために導波管内に SF_6（六フッ化硫黄）ガスが充填される．導波管内で形成される波面は導波管の形状により決定され，その様子によって伝播モード（伝播条件）が定義される．

> 導波管の伝播モードは，通常，複数存在する．それぞれの伝播モードにおける波面は導波管内の境界面（矩形の場合は，4面に境界が存在する）からの反射波の干渉の結果により複雑に形成され，基本モードである TE10 モードで伝播される．導波管は配管と同じようにフランジ（襟状のボルト接続）で連結させる必要があり，取り回しに一定の制限がある．

(7) パルス形成回路・モジュレータ

パルス形成回路（Pulse Forming Network：PFN）は，マグネトロンあるいはクライストロンに代表される高周波源に対し，パルス状の高電圧を供給するために利用される．モジュレータは，このパルス形成回路と組み合わせて使用され，高周波源に対し，適切な電圧形状とタイミングの電力パルスを供給する．モジュレータ内の重要な機器の一つとしてサイラトロンがよく知られ，加速管内の加速ビーム精度や安定性を確保する上で重要な役割を担っている．

> サイラトロンは比較的寿命が短い消耗品であり，リニアックの使用頻度によって数年～10年以内ごとに交換することが多い．

(8) イオンポンプ（真空ポンプ）

高出力のマイクロ波を加速管に通し，加速電子ビームが加速管内の空気分子と衝突，散乱を防ぎ，精度の高い加速と安定性を保ためには，イオンポンプによって加速管内を超高真空（～10^{-8} torr）にすることが必要である．

(9) 冷却系

冷却系は，一般に 2～3 系統で分けられる．1 つは加速管本体における高周波電力伝送損失の発熱を冷却する系統で，しばしば導波管もこの系統から冷却され，熱負荷によるひずみを抑え，加速電子ビームの安定

> 臨床的には，加速管の経年劣化や接続部のシール不良等により，真空破壊（破れ）といわれる現象がしばしば起こることが知られ，加速電子ビームのエネルギーや出力が不安定となるため，加速管の修理交換が必要となる．加速管交換直後は，すぐに高真空状態とならないため，復旧までに一週間程度を要するため，患者治療の中断に留意が必要である．

を図っている．臨床現場では，冷却水を循環させるポンプの故障，ガントリヘッド内の配管，接続部周辺などは放射線損傷による被覆チューブの劣化による漏水がしばしば生じる．

2つ目に，ターゲットの冷却系があり，リニアックのX線モードでは通常，加速電子ビームを金属ターゲットに衝突させてX線を発生させているが，大量の熱が発生するため冷却水を循環させている．

最後に，マグネトロンあるいはクライストロンなどモジュレータの冷却系があり，これらも高周波電力伝送損失の発熱が大きく，二次冷却系に付随していることが多い．加速管本体およびターゲットは，一次冷却系として閉回路による冷却水（冷媒）が循環している．二次冷却系は，一次冷却系と熱交換器を介し，イオン交換樹脂を通して市水（水道水や地下水）を利用するか，チラー（冷却水循環装置）やクーリングタワー（冷却塔）を組み合わせて利用される．

> 通常，リニアックでは水温が監視されており，40℃を基準として一定のしきい値を超えるとインターロックが働く．夏の気温が高い時期は，二次冷却水の水温が上昇しやすく，しばしば支障を来すことがある．

> 市水は水道水あるいは井戸水が利用されている．直接利用するとカルキ（次亜塩素酸カルシウム）が配管内に沈着して目詰まりを起こすため，いずれもイオン交換樹脂によって不純物を取り除いた精製水として利用されている．また流水圧に季節変動があり，しばしばインターロックが作動するため，定期的に流量計の確認調整が必要とされる．

(10) 電子線ビーム

加速管の窓（出口部）から出る加速電子は，はじめ，直径3mm程度の細いペンシルビームとなっている．リニアックの電子線モードでは，加速電子がターゲットに衝突する代わりに，電子散乱箔（スキャッタリングフォイル）に衝突させ，ビームを散乱させて広げると同時に，照射野全体に対して均一な電子フルエンスを生じさせている．電子散乱箔は，一般に薄い金属（鉛，タンタル，アルミニウムなど）で構成され，加速電子の大半が制動放射（X線）を引き起こさない程度の厚さである．しかし，加速電子エネルギーのごく一部が制動放射を引き起こし，これは混入X線（コンタミ）と呼ばれる．リニアックでは，一般に低原子番号の電子散乱箔が用いられ，混入X線の影響は照射野に限定されることが多いが，広い照射野で電子線を照射する場合は留意が必要である[3,4]．一部のリニアックでは，ペンシルビーム状の加速電子を電磁的に走査（スキャニング）することによって，照射野を形成でき，混入X線は最小限に抑えられる．

> 電子線の混入X線（コンタミ）は，古くから全身電子線照射で問題とされることがあり，アクリル板を用いることで軽減できるとされる報告もあるが，未だに議論が多い．

> 国内のリニアックでは，電子線のスキャニング照射が可能な装置はないが，マイクロトロンでは，照射できる装置が存在している（かつて，放射線治療でも利用されていたが，現在は主に滅菌処理として医療用や工業用として小型装置が利用されている）．

(11) X線ビーム

タングステンや白金に代表される高融点，高原子番号の金属ターゲットに加速電子が入射すると，制動放射（X線）が発生する（**図2.8**）．ターゲット下部は冷却系と直結されており，入射電子を吸収するのに十分な厚さがある．制動放射が生じると，加速電子のエネルギーはX線のエネルギースペクトルに変換され，その最大エネルギーは入射電子エネルギーに等しくなる．制動放射で発生するX線の平均エネルギーは

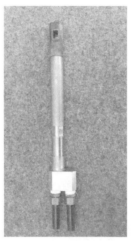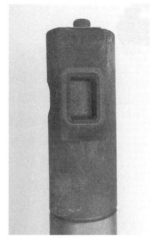

図2.8 X線ターゲットの外観

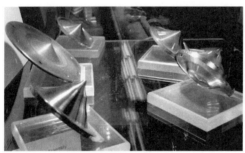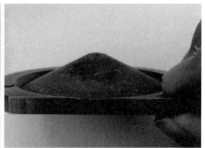

図2.9 平坦化フィルタの外観

最大加速電子エネルギーの約3分の1である．リニアックはMV級の高エネルギー加速電子をターゲットに衝突させるため，X線の強度分布は前方に大きなピークをもつ．照射野全体にX線ビームの強度を均一にするには，ターゲットの直下に金属製の平坦化フィルタ（**図2.9**）が挿入されている．

この金属フィルタは，通常，鉛，タングステン，鉄などで構成されている．近年のリニアックでは，FFF（フラットニングフィルタフリー）モードが利用可能となり，あえて平坦化フィルタを外した状態でX線ビームを取り出せるようになった．FFFモードの利点は，平坦化フィルタによるX線の減弱がなくなり，通常の照射に比べて高い線量率で照射が可能となる（通常の約2～4倍）．一方で，FFFモードのX線強度分布は前方に尖った形状となり，広い照射野では均一に照射しにくくなるため単純な照射では用いることはあまりなく，強度変調を含む定位

> 平坦化（フラットニング）フィルタは，X線エネルギー選択ごとに用意され，リニアックのモード切替によってカルーセルと呼ばれる機構で制御されている．

照射などの小照射野（~5×5 cm² 以下）を用いる際によく利用されている．

(12) 回転ガントリ

回転ガントリのヘッド部は，鉛，タングステンなどの高密度遮蔽材で覆われ，その重み（自重）で前方にダレが生じやすいため，通常，ガントリ下部にカウンターブロックと呼ばれる重りを装着している．ガントリの内部は，ターゲット，電子散乱箔，平坦化フィルタ，モニタチェンバ，プライマリ，セカンダリコリメータ，光照射野システムが含まれる．ヘッド部からの放射線漏れは，法令（JIS）の基準に従い，十分な遮蔽が施され，最少化されている．また，回転軸はモーター駆動となっており，通常のリニアックは−180度から+180度まで回転し，遠隔操作が可能である．

> 回転方向は時計回り（Clockwise：CW），反時計回り（Counter Clockwise：CCW）といわれ，治療座標系は IEC 規格で定められている．

通常のリニアックのほとんどは，放射線源（ターゲット）が水平軸を中心にして回転できるように作られている（**図 2.10**）．ガントリが回転すると，コリメータの軸（ビームの中心軸と一致する）は垂直面内を移動する．コリメータ軸とガントリの回転軸が交わる点をアイソセンタと呼ぶ．また治療寝台（カウチ）もアイソセンタを軸として回転可能である．**図 2.11** に示すような最新の加速器には，画像誘導放射線治療（IGRT）のためにガントリの両サイドにマウントされた X 線画像シス

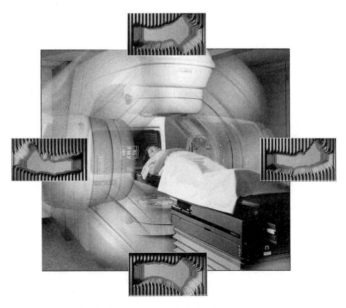

図 2.10 回転ガントリのイメージ図（文献 43)）

第2章 放射線治療機器

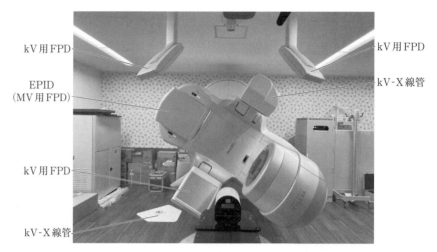

図 2.11 IGRT 機器を搭載したリニアックの一例

テムが標準で装備されており，オプションにてガントリ外の X 線画像システムも装備可能である．

(13) 回転コリメータ

回転コリメータは，回転ガントリ内の矩形照射野およびマルチリーフコリメータ（MLC）による不整形照射野を含むコリメータ機器全体が回転する機構である（図 2.12）．通常のリニアックは－180 度から＋180 度まで回転し，遠隔操作が可能である．

(14) ビームコリメーションとモニタリング

治療ビームは，まず X 線ターゲットのすぐ先にある固定式プライマリーコリメータでコリメートされる．X 線モードの場合，コリメートされたビームは平坦化フィルタを通過する．電子線モードでは，平坦化フィルタは使用せず，代わりに電子散乱箔が利用される．平坦化された X 線ビームもしくは電子散乱箔で拡大された電子線ビームは，線量モニタリングシステムに入射する．線量モニタリングシステムは，複数の線量モニタチェンバ（イオンチェンバ），または複数のプレートを備えたシングルチェンバで構成される．チェンバは通常透過型で治療ビーム全体をカバーする平行平板型の特殊な気体電離箱線量計である（図 2.13）．

モニタチェンバの役割は，線量制御（規定値でのビームオン/オフ）のほか，線量率，積算線量，軸外線量の対称性を監視することである．また，モニタチェンバは高強度の放射線場に晒され，出力ビームはパルス状であるため，線量率の変化に対して内部のイオン収集効率が変化し

線量モニタチェンバは，誤動作すると大事故の原因となるため，通常，バックアップ方式（プライマリとセカンダリのモニタリング）で，一方のモニタリングが故障しても停止されるようになっている．しかし，劣化によりビーム時間とともに感度低下が一定の割合で起こるため，モニタ線量測定による定期的な確認が必要である．

2.1 外部放射線治療装置

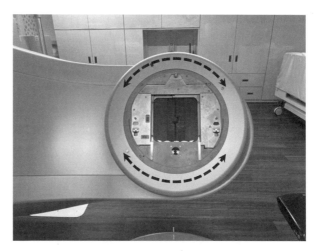

図 2.12 コリメータ回転

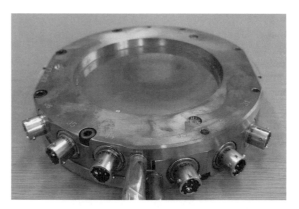

図 2.13 線量モニタチェンバの外観

一部のリニアックでは，モニタチェンバは密閉されておらず（開放型）となっており，大気圧と温度の自動補正システムを備えている．いずれの場合も，これらのチェンバは，その応答が環境温度や気圧に依存しないことを確認するために，定期的にチェックする必要がある．

ないことを確認することが重要である．リニアックでは機種やベンダーにもよるが，チェンバ設計は，その応答が外気の温度や圧力の影響を受けないように，通常，密封型が採用されており，300 V～1,000 V のバイアス電圧が電極間に印加され，内部に窒素ガスが充満されている．

通常のリニアックではモニタチェンバを通過した後，出力ビームは，さらに連続可動式（X軸方向，Y軸方向）の X 線コリメータによって矩形照射野が規定される．このコリメータは，2 対の鉛またはタングステン製の可動式ジョー（Jaw）で構成され，X 線源（ターゲット）からアイソセンタまでの規定距離は一般に，可動式ジョーは，ダブルフォーカスシステムと呼ばれる機構により，照射野の大きさによらず，可動式ジョー側面での半影形成は常に最小化されている．

2対の可動式ジョーだけでは矩形照射野しか形成することができないため，腫瘍の形状に合わせた不整形照射野（原体照射）や強度変調放射線治療（IMRT）における不規則な形状の照射野を形成するためマルチリーフコリメータ（MLC：multi leaf collimator）が用いられる．2対の可動式ジョーの下段に第三段（Tertiary）コリメータとしてMLCを配置するリニアックや最上段の可動式ジョーがMLCになっているリニアックがある．

光照射野は，ガントリヘッド内の光学システムによって形成される．モニタチェンバと可動式ジョーの間のスペースに反射ミラーとランプ光源があり，あたかもX線ターゲットから光が発しているかのように投光される．通常，光照射野は放射線照射野と一致するように管理されている．臨床において放射線治療を行う際，光照射野と放射線照射野のアライメントは常に一致すべきとされており，頻繁なチェックが必要である[5]．

通常のリニアックの電子線モードにおけるコリメーションシステムは，X線モードのそれと類似して可動式ジョーで制御されるものの，電子線のエネルギー選択によって照射野の大きさは変化する．電子線ビームは空気中で散乱しやすいため，ビームの成形およびコリメーションは，できる限り患者の皮膚表面近傍で達成されるべきとされている．可動式ジョーを含むコリメータ機構からの電子の散乱はかなりあることが知られる．可動式ジョーを最大まで開くと，エネルギー選択によって線量率は何倍も変化することがある．

つまり，X線と同様に可動式ジョーで電子線の照射野を成形し，ビームを出力した場合，その線量は照射野の面積に強く依存するため，可動式ジョーの精度が厳しく要求されるとともに，可動式ジョーから患者の皮膚表面に達するまでの空気と散乱することで半影が非常に大きくなり，照射野端が不鮮明に（半影が大きく）なってしまう．そのため，それらの影響を最小にするため，可動式ジョーを一定程度大きく開いたまま，皮膚表面近傍まで電子線アプリケータ（ツーブス）を近接させることで，空中での散乱電子を収束させている．

さらに，補助的な電子線用のコリメータとして，低融点鉛もしくは鉛板で照射野の形状を自作加工した専用アクセサリを取り付けて電子線の照射を行っている．この対応は陽子線ビームでも類似した問題があり，照射ノズルを可能な限り患者の皮膚表面近傍まで近づけ，さらにMLCでトリミングすることで半影を最小化できることが知られる[6]．

可動式ジョーで形成される照射野は実際に形成される電子線アプリケータ（ツーブス）で規定される実際の照射野とは異なることに留意が必要である．

2.2 高精度放射線治療装置

正常組織の重篤な障害を避けつつ病巣に対して十分な線量を投与するためには，病巣に対して正確に放射線を照射し，周辺の正常組織への線量を最小限に抑えるような照射方法が有用である．これらは定位放射線照射（STI：stereotactic irradiation）や強度変調放射線治療（IMRT：intensity modulated radiation therapy）など，高精度放射線治療と呼ばれる照射方法であり，本節ではこれらの使用機器について解説する．

2.2.1 定位放射線治療装置

(1) ガンマナイフ

ガンマナイフは，1960年代に開発され，多数の ^{60}Co 線源を用いてコリメートされたγ線ビームを同時に照射することにより，主に脳腫瘍をターゲットとして集中照射できる放射線治療装置である．図2.14にガンマナイフの外観を示す．線源は半球（ヘルメット）状に配置され，γ線ビームはアイソセンタ（治療中心）を中心に一点に集束するように設計されている．線源からの放射線漏れによる被ばくを最小限にするため，線源は厳重に遮蔽された中央本体（20トン以上）に収納されている．

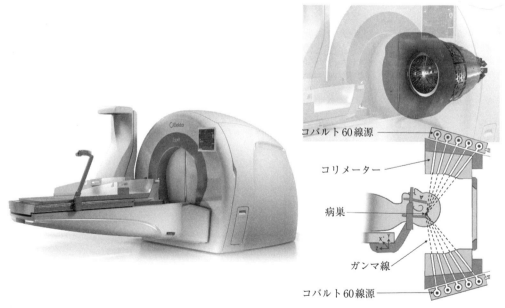

図2.14　ガンマナイフの外観（画像提供：エレクタ株式会社）

ガンマナイフの主な特徴を以下に概説する．γ線ビームは約200個の^{60}Co線源から任意の数だけ照射でき，円筒形の5つのリングに収納されている．γ線ビームは，厚さ12cmのタングステンコリメータでコリメートされ，8つの可動セクタに分割され，各セクタに24個の線源を収納する．コリメータのサイズは3種類ある：直径4mm，8mm，16mmである．24個の線源を含むセクタは，上記のいずれかのコリメータセット，またはすべての線源が遮断されるオフポジションに自動的に移動できる．患者は，あらかじめ選択された定位座標に移動させる患者位置決めシステム（PPS）によって治療位置にセットアップされる．

PPSは，患者が装着する標準定位 Leksell G フレームに取り付ける患者フレームアダプターを必要とする．フレームアダプターは PPS に直接ドッキングする．患者の頭部は，ガンマ角と呼ばれる，70度（あご上），90度（水平），110度（あご下）の3つの可能な方向のいずれかに固定できる．脳内のターゲットは，患者の頭蓋骨に取り付けられた Leksell 定位フレームと，CT，MRI，血管造影などの画像検査によって特定される．

最新機種である Icon は，1回のセッションで脳内の複数の腫瘍を効率的に（同時に）照射できる．また，脳内だけでなく眼窩，副鼻腔，頸椎の病変範囲まで照射可能である．更に，Icon には分割 SRT の治療を向上させる機能がある．その機能の一つとして，治療前の画像誘導のための CBCT（コーンビーム CT）の撮影機能がある．さらに，リアルタイムで患者の動きをモニタし，患者が動いた場合には自動的にビーム照射をオフにすることが可能である．

一般的に，ガンマナイフによる治療と一般的な医療用リニアックを用いた X Knife（X ナイフ）に臨床的な有意差はないとされているが，ガンマナイフは照射野サイズに制限があるため，比較的小さな腫瘍病変を対象とする場合が多い．ただし，同じターゲット内に複数のアイソセンタを配置することで（マルチアイソセンタ），線量分布を拡大形成することが可能である．複数のアイソセンタを使う場合や複数のターゲットを同時に治療する場合，セットアップが容易なガンマナイフの方が，X Knife よりも実用的である．また，マイクロ MLC のような特殊なコリメータを装備していない限り，X Knife よりもガンマナイフの方がより均一な線量分布を得られる．一方，X Knife では，^{60}Co 線源の定期交換は必要なく経済的であり，一般的な医療用リニアックであるため，SRS（stereotactic radiosurgery），SRT（stereotactic radiotherapy），IMRT

2.2 高精度放射線治療装置

など，全身のあらゆる放射線治療に対応でき，近年は複数のターゲットを効率的に照射できるアプローチが提唱され，臨床応用されている[6]．

(2) X Knife

1990年代にX Knife（または，脳定位照射システム）として，さまざまなリニアック機種に対応するオプション（後付システム）として導入され，リニアックベースの定位照射の臨床応用が本格化した．2000年代以降，Novaris（Brainlab社）に代表される定位照射専用装置が開発され，国内外で多くの放射線治療施設に導入され，体幹部定位照射への応用まで確立されてきた経緯がある（図2.15）．その後，現在までにさまざまなタイプの定位照射専用装置や定位照射（位置決め）システムが普及している（後述）．リニアックベースのSRS/SRT技術は，複数のノンコプラナ（非同一平面上の）円形照射（または原体照射）ビームを使用し，アイソセンタに線量を集中させるピンポイント照射である．アイソセンタ近傍の線量分布は，円形照射の一部を選択的に遮蔽，MLCにより腫瘍形状にトリミングを合わせる，アーク照射の角度と重みを変化，複数アイソセンタを使用，固定多門照射とアーク照射を組合わせるなどパラメータを調整することで，病変形状に会わせた理想的な線量分布を得られる．これらのパラメータ最適化は，通常，治療計画ソフトウェアによって自動的に行われている．

(3) ロボット積載型直線加速器（サイバーナイフ）

サイバーナイフは，1994年にスタンフォード大学で開発された装置で，工業用ロボットマニピュレータに小型リニアックを搭載しており，

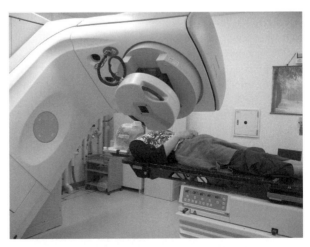

図2.15 定位照射専用（Micro-MLC搭載）装置の一例

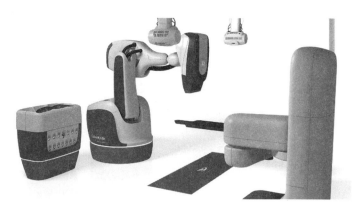

図 2.16　サイバーナイフの外観（画像提供：アキュレイ株式会社）

従来のリニアックに比べて照射の自由度を拡大しつつ，位置決めシステムとして治療中の動きを捉えるための X 線画像誘導および体表の生理運動を捉えるための赤外線カメラが用いられる．また 5 軸補正が可能な標準治療ベッドもしくは 6 軸補正が可能なロボットカウチを組み合わせることにより，フレームレス照射を可能とした装置である（図 2.16）．

従来の脳定位放射線治療（ガンマナイフ，X Knife など）では，専用フレームで頭部を固定し，治療範囲を頭頸部に限定する概念があったが，フレームレスでの応用として体幹部定位放射線治療への臨床拡大の契機となった．照射の特徴として，同一平面以外のノンコプラナ照射や複数アイソセンタを使用したノンアイソセントリック照射が可能であり，複雑な形状を伴う腫瘍病巣に対して，線量集中性の高い照射を可能にしつつ，周囲の正常組織への線量を低減できる．

これは通常の治療装置ではアイソセンタが照射の中心であるという概念とは大きく異なるが，照射中心の精度はサブミリメートルである．また，治療中の画像照合を用いて追尾することにより，呼吸同期システムや息止め法を利用せずに生理運動を伴う腫瘍への照射が可能である．使用 X 線のエネルギーは 6 MV で，固定コリメータは 5〜60 mm の 12 種類，6 角形のコリメータが 2 重構造となっている 12 角形の照射野で固定コリメータと同じ 12 種類の照射野が形成可能な Iris 可変コリメータ[7]，アイソセンタ位置での MLC 幅が 3.85 mm，最小 7.6 mm×7.7 mm〜最大 115 mm×100 mm 照射野が設定可能な InCise MLC の 3 パターンの照射野の利用法が用意されている．

一般的に，放射線治療装置の照射中心は，アイソセンタと呼ばれ，装置回転軸の中心（ガントリ，コリメータ，カウチの回転軸中心）と一致する．サイバーナイフにおけるノンアイソセントリック照射は，6 軸の自由度を有する小型リニアックからさまざまな方向に照射が可能であることから，従来の治療装置の回転軸中心の概念はなく，腫瘍に対して照射できる方向は 1200 程度あるとされる（実際には 50〜200 程度が使用される）．

2.2.2 定位放射線照射器具

(1) 定位フレーム

前述の定位放射線照射が開始された頃のリニアックベースの SRS システムには，カウチマウントフレームとペデスタルマウントフレームの2つがある．これは，それ以前から脳外科手術に用いられていた定位フレームと呼ばれる器具で，日本ではカウチマウントフレームの駒井式が良く知られている．定位フレームは，患者の頭蓋骨に直接スクリューピンで埋込装着され，その定位フレームを治療計画 CT 天板およびリニアックの治療寝台（カウチ）に取り付けるものである．これにより，撮像対象の中心と治療のアイソセンタを関連付けるための座標フレームが厳密に固定される．一般的な定位応用のために数多くのフレームが開発され，そのうちのいくつかが SRS に採用されている（図 2.17）．

駒井式（図 2.18）では定位フレームを患者の頭蓋骨に直接スクリューピンで固定し，フレーム中心を原点として，血管撮影および治療計画 CT を撮影し，治療計画を作成する．その後，リニアックにて左右と上下に鉛マーカーが付いた座標板を取り付け，レーザーポインタでアイソセンタ（腫瘍中心）の位置決めを行った後，正面，側面の X 線写真（リニアックグラフィ）を撮影し，その画像をもとに各マーカー位置からアイソセンタ座標の位置照合を行い，照射する手法である．

> カウチマウント：リニアックの寝台（カウチ）に直接固定するフレーム，ペデスタルマウント：リアニアック装置とは別の台があり，その台に固定するフレーム．
>
> 駒井式 CT/MRI 定位脳手術システム™ は，現在も商用利用されているが，2000 年代頃まで，カウチマウントとともにこのシステムが放射線治療向けに販売されていた時期がある．

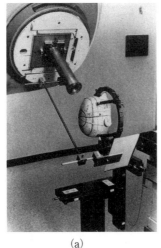
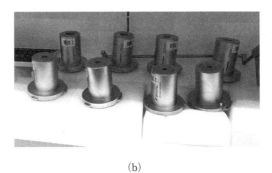

図 2.17 X Knife の外観 (a)，コリメータセット (b)（文献 45））

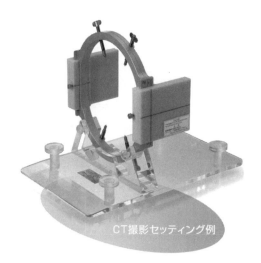
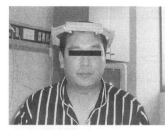
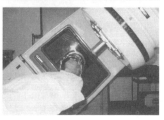

図 2.18　駒井式脳定位システムの外観（文献 46, 47））

近年は，より侵襲性の低いマスクシェルを採用した定位固定具が広く用いられ，ガントリマウント型あるいは室内設置型の外部 X 線装置による kV-X 線画像，CBCT，体表面のトラッキングシステム等を用いた位置照合技術の実践が急速に進んでいる．

また脳定位放射線照射では，しばしば磁気共鳴画像（MRI）が併用され，治療計画 CT との Fusion 画像を用いた計画作業が行われる．MRI ローカライザは，CT ローカライザを改良したものでフレームに対して正確に位置が把握されているため，MRI 内のどの位置でも腫瘍の座標位置設定が可能である．

2.2.3　強度変調放射線治療装置

(1)　ヘリカル照射型直線加速器（TomoTherapy（Radixact））

Mackie らは，1990 年代にヘリカル CT スキャナーに類似した方法で，患者が移動しながら回転ヘリカル照射を行う照射法を提案した．原型は MIMiC（NOMOS Inc.）といわれるリニアックのガントリヘッドにマウントできるシステムであったが，その後，専用装置が開発され，ドーナツ型の開口部を通って治療寝台が移動する間に，小型リニアックと MLC が搭載された回転ガントリを用いて診断用 X 線 CT 装置のようにヘリカル照射が可能となった．

図 2.19 に TomoTherapy の構造を示す．小型リニアックは回転ガントリ内に取り付けられ，360 度回転するが，速度は比較的遅く，1 回転

2.2 高精度放射線治療装置

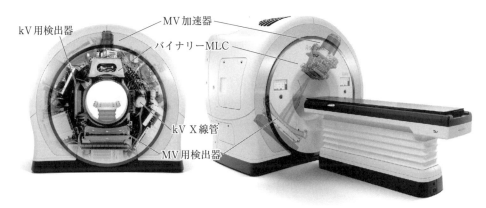

図 2.19 TomoTherapy（Radixact）の構造（画像提供：アキュレイ株式会社）

当たり 15～60 秒である．患者はカウチが開口部を通ってゆっくり移動し，患者に対してビームがヘリカル運動する．またリニアックに対向して検出器が設置されており，通常は 3.5 MV X 線を用いた MVCT が撮影できる．診断用 X 線を搭載し kV-CT が撮影可能な仕様の装置もあり，ターゲットの位置確認や治療計画の作成が可能である．

MVCT の利点は，通常の治療計画 CT に比べて X 線エネルギーが高いため，金属アーチファクトの影響が少ないことであるが，患者被ばく線量は撮影モードおよび撮影部位によっては単純 EPID 撮影（リニアックグラフィ）や kV-CBCT と同程度以上となるため，臨床の状況に応じて適切な留意が必要である[8,9]．また，動体追尾照射を組み合わせた呼吸同期照射もオプション仕様で利用可能であり，治療選択の幅が急速に広がっている．治療ビームは 6 MV X 線が用いられ，ファンビームの強度変調は特別設計されバイナリーマルチリーフコリメータ（MLC）によって行われる．この MLC は，圧縮空気により非常に高速（約 0.02 秒）で開閉可能である．

TomoTherapy は，固定多門照射による IMRT，回転照射による VMAT，呼吸同期照射などの照射技術が利用可能であるが，平坦化フィルタを搭載していないため，常に FFF（flattening filter free）ビームによって照射される．また，体軸（頭尾）方向の治療範囲は最大 135 cm であり，全脳全脊髄照射や全身照射など広い範囲の照射にも応用可能である[10,11]．さらに，最新機種の Radixact では，追尾照射により治療中の腫瘍の動きを kV ポータル画像でモニタリングし，呼吸による腫瘍位置の変化を予測しながら正確な照射が可能となっている．

> 患者の体軸と同じ方向に櫛状に MLC が並んでおり，ファンビームのどの部分を使用するかは MLC の開閉で制御される．

(2) ガントリ型直線加速器（Halcyon（ETHOS））

2017年に開発された高精度治療装置で，CT装置に似た円形の開口部と五角形の外観が特徴的である[12]．強度変調放射線治療（VMAT/IMRT）に加えて，定位放射線照射，Irregular Surface Compensator（ISC），FFFビームによる照射が可能である．位置決めシステムとして，MV-CBCT，kV-X線画像やkV-CBCT撮影ができるほか，光学式高解像度カメラを利用した患者皮膚表面で三次元的に位置合わせ可能な装置が搭載されている．

近年，注目されている深吸気息止め（DIBH）治療や呼吸同期照射による四次元放射線治療への対応が容易に可能である．CBCT撮影は，画像取得が最短6秒で可能となり，6 MV FFFモードより最大800 MU/minの高線量率照射が可能である．最大照射野は28×28 cm²（Dual Isocenter機能により28×36 cm²へ拡大可能），MLCは従来の2倍の速度で動作する二層構造の「Dual-Layer MLC」が搭載され，それぞれ1 cm幅の上段（proximal）MLCと，下段（distal）MLCが頭尾方向に5 mmずれる形で設置されており，実質的に5 mm幅のMLCを実現し，少ない漏れ線量の構造となっている．寝台の最低高が62.5 cmであり，通常のリニアックと比較して非常に低い構造で，患者負担の軽減が図られている．また最新の機種ではAI技術を利用した即時適応放射線治療（ART：adaptive radiotherapy）の実践が可能となっている（図2.20）．

> **ISC**
> MLCを連続的に移動させることにより表面が平坦でない臓器全体に均一に照射する方法．

> **ART**
> 従来法は事前に準備された計画に基づき照射が行われるのに対し，ARTは，治療期間中の病巣の変化や臓器の位置移動や変形に合わせて最適化し，再計画を行いながら照射を行う手法である．

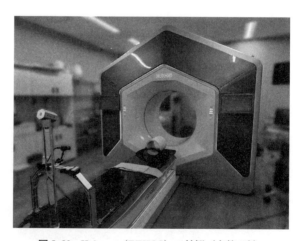

図2.20 Halcyon（ETHOS）の外観（文献49））

2.2 高精度放射線治療装置

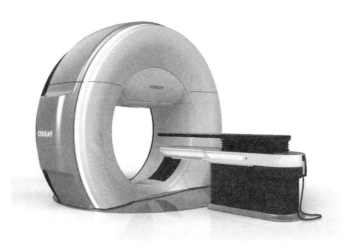

図 2.21 OXRAY の外観（文献 50））

(3) O リング型直線加速器（OXRAY）

2008 年に京都大学と三菱重工によりプロトタイプが開発され，2009 年から Vero 4DRT（MHI-TM2000）として商用化され，臨床での使用が始まった．その後，2016 年に三菱重工の事業撤退に伴い，日立製作所へ技術移転され，再び京都大学との協力により，2023 年より OXRAY として次世代国産 O リング型 IGRT システムとしてリリースされた数少ない国産放射線治療装置である．OXRAY は，ジンバル回転機構を搭載しており，動体追尾照射を行う際に腫瘍の動きを直接追随しながら照射可能である．

また，通常モード（600 MU/min）に加え，FFF モードによる高線量率照射（1200 MU/min），線量率可変による回転型強度変調放射線治療（VMAT），O リングの回転によるノンコプラナ照射の実施，最大照射野（ジンバル回転あり）は 30×30 cm²，赤外線カメラ，2 方向の kV-X 線画像システム（CBCT 含む）による位置決めシステム，高速 MLC 動作（65 mm/sec），動態追尾による呼吸同期システムなど高精度放射線治療に必要な機能が多数搭載されている（**図 2.21**）．

2.2.4 画像誘導放射線治療装置

画像誘導放射線治療（IGRT：image-guided radiotherapy）は，患者データ収集，治療計画，治療シミュレーション，患者セットアップ，治療前および治療中の標的定位など，さまざまな段階で画像誘導を使用する放射線治療法と定義される．これらの手技は，標的（ターゲット），

ジンバルは1つの軸を中心に回る回転台であるが，この装置では加速器の軸を腫瘍の動きに合わせて首振りのように軸移動できる機構がある．

ここでは，IGRT という用語を，治療前および治療中の標的を定位に画像ガイダンスする放射線治療を意味するものとして使用する．

リスク臓器（OAR：organ at risk），正常組織の形状や体積を含む，患者のセットアップや解剖学的構造の形状および歪みから生じる問題を特定し，修正するために画像技術を使用する．

近年の強度変調放射線治療（IMRT/VMAT）の急速な普及に伴い，各治療セッションにおける正確な位置決めとその線量カバー率に対する高い精度への要求は非常に高まっている．こうした課題への解決として，ターゲットや周辺の動的評価と最適な位置決め技術，治療前および治療中の周辺解剖学的構造の可視化技術が急速に進歩している．結果として，これまでに多数の治療室内あるいはリニアックに設置可能な画像取得システムが開発されてきた．

(1) kV-X 線画像と MV-X 線画像

kV-X 線画像装置は，X 線管が，加速器ビームの軸に対して 90 度の角度でガントリ側方に格納式支持アームに取り付けられている．それに対向して専用の FPD（flat panel detector）を備え，kV-X 線による静止画像および透視画像を取得できる．一方，MV-X 線画像装置（EPID：electronic portal imaging device）は，古くは CCD カメラによる検出器に始まり，現在は FPD を備えており，リニアックで発生する X 線ビームを利用した静止画像および連続（シネ）画像の取得が可能である．

> portal は門などの意味がある．放射線治療で取得される位置照合用画像を一般的にポータル画像と呼ぶ．

いずれの場合も FPD は，アモルファスシリコン（a-Si）フォトダイオードからなる固体検出器群であり，MV-X 線の照射ビーム中心と kV-X 線の撮影中心をアイソセンタに一致させることで，オンライン位置照合を可能としている．したがって，これらの装置は IGRT の実践に必要不可欠であり，近年のリニアックシステムでは必須とされている．

kV-X 線画像は，MV-X 線画像よりもコントラストが良いが，どちらも二次元 X 線画像であるため軟部組織の標的を全体的に可視化するには十分な画質ではない（**図 2.22**）．しかし，kV-X 線画像は，骨の解剖学的構造および標的周辺に埋め込まれた金属マーカーとの関係において，計画された標的位置を決定するのに非常に有用である．さらに kV-X 線画像システムは，各治療セッションの開始前の患者セットアップ位置の照合，呼吸運動による標的あるいは金属マーカーの動きを確認，追跡できる．一方，MV-X 線画像は，各治療セッションの開始前の照射野の照合，ビーム照射中の標的位置の連続モニタリングが可能である．

IGRT 実践の始まりとして，1990 年代から毎日リニアックグラフィ（MV-X 線による写真）の撮影による日々のオフライン位置照合の臨床

2.2 高精度放射線治療装置

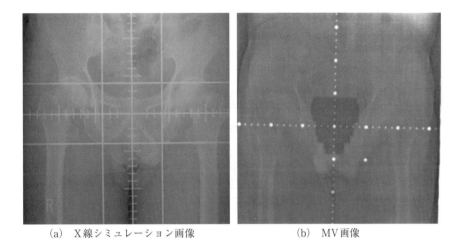

(a) X線シミュレーション画像　　(b) MV画像

図2.22　MV画像による位置照合の一例

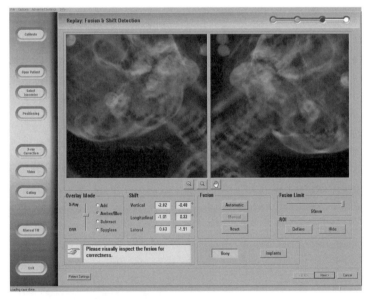

図2.23　ExacTrackシステムによる位置照合の一例

研究が徐々に始まり，治療計画における最適照射マージンとセットアップエラーの概念が提唱された[14〜16]．その後，kV-X線を中心とした専用のオンライン位置照合システムが開発応用され，2000年以降，急速にIGRTの実践が始まっている．代表的なシステムとして，赤外線カメラによるナビゲーションシステムと天井と床に据え付けられるkV-X線画像システムにより，病変部周辺を二方向からX線撮影し，解剖学

的構造を基準にした位置照合を可能としているシステム（ExacTrac）がある[17]．このシステムは汎用リニアックにもオプションで追加導入可能となり，多くの放射線治療施設で併用されている（図 2.23）．

このシステムに類似した装置として，動体追跡システム（SyncTraX）が知られている[18]．SyncTraX は，天井と床に据え付けられる kV-X 線画像システムを 2 式または 4 式有しており，病変部周辺を二方向から X 線撮影し，解剖学的構造を基準にした位置照合もしくは，腫瘍近傍に金属マーカーを挿入し，マーカーを認識することで，腫瘍座標を基準にした位置照合を行うことができる．また，X 線透視モードにより連続的にマーカーを自動認識させて追跡することで，所定の位置に到達した場合のみ同期をかけて照射（動体追跡照射）をすることができる．

(2) リニアック同室 CT

リニアック同室 CT は治療室内に設置され，リニアックと治療寝台を共有してオンレール CT（CT 装置自体がレール上を移動しスキャンする）により撮影される（図 2.24）．

同室 CT は，各治療セッションの開始前に診断用 CT と同等の CT 画像が取得可能であり，治療座標における患者の解剖学的構造に関する情報が高解像度で得られることが利点である．しかし，治療セッションの開始前に CT を撮影するため，治療寝台は一度，CT 装置側に回転する必要がある．その後，オンレール CT を患者に対して体軸方向に移動させて撮影を行う．CT スキャン後，操作コンソール上で位置決めを行

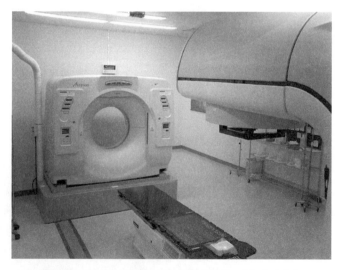

図 2.24　リニアック同室 CT（CT リニアック）システム

い，治療寝台は照射のためにリニアック側に再び回転して戻す必要があるため，面倒な作業となることが最大の欠点である．

このプロセスは治療寝台も患者もアイソセンタに対して相対的に移動することは基本的にないものの，位置照合で必要な移動量が決定された場合，マニュアルでの修正が必要である．しかし，同室 CT 設置によるコストアップや通常のリニアックに装備する kV-X 線画像装置による CBCT の高画質化などの理由により，同室 CT を設置する治療室は減少している．

(3) kV-CBCT

通常のリニアックの MV-X 線軸に直交する側面に X 線管および FPD がマウントされた kV-X 線画像装置は，X 線撮影，X 線透視，CBCT（コーンビーム CT）撮影が可能である．CBCT 画像は，X 線管の対側に取り付けられた FPD によって取得できる．kV-CBCT では，ガントリを 180 度以上回転させながら，複数の方向から平面の X 線画像を取得する．これらの複数画像から FDK 法[19]，あるいは逐次近似法[20]を用いて，CBCT 画像が再構成される．

通常，X 線管と FPD の格納式支持アームの重力によるたわみ，回転中の加速器ガントリの動きや軸のブレ，撮影 X 線のビームハードニング，固定具や治療寝台からの散乱などの複合的な影響などにより，補正無しの再構成画像の品質は悪く，コントラスト不良やアーチファクトが多い．格納式支持アームとガントリの重力によるたわみを補正するためには，数 mm オーダーの補正が必要である．散乱による影響は，散乱線防止グリッドを使用することで最小限に抑えられるが，撮影に伴う患者の被ばく量は増加する．臨床において，さまざまな補正手法を用いることで，良好なコントラストと高い空間分解能をもつ CBCT 画像の取得が可能である．臨床で採用されている kV-CBCT の解像度は，アイソセンタ面で約 1 mm のボクセルサイズである．また，kV-CBCT は診断用（低エネルギー）X 線が使用されるため，画像は適度に良好な軟部組織コントラストを示し，これは肉眼的腫瘍体積（GTV）の確認や描出に有用である．現在，kV-CBCT 技術はさまざまなメーカーから提供されている．図 2.25 に kV-CBCT による位置照合の一例を示す．

(4) MV-CBCT

MV-CBCT は，電子ポータル画像装置（EPID）として広く利用されている FPD が用いられる．X 線源は，撮影モードとして出力が制限された加速器の高エネルギー X 線である．平面投影画像は，X 線源と検

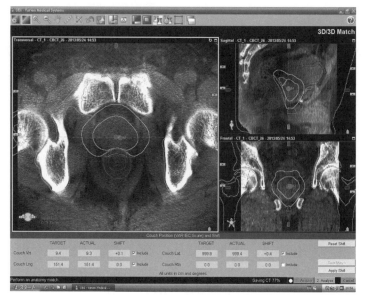

図 2.25　kV-CBCT による位置照合の一例

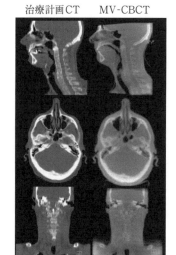
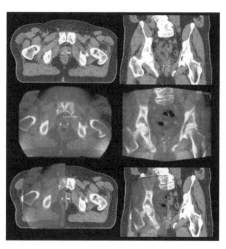

図 2.26　MV-CBCT による位置照合の一例（文献 51)）

出器が患者に対して回転することにより，多方向から取得される．kV-CBCT と同様に，FDK 法や逐次近似法を用いて再構成される．

MV-CBCT では，骨の解剖学的構造および金属マーカー（標的周辺に埋め込まれている場合）との関連において，空間的な位置を特定するのに十分な画質が得られる．MV-CBCT と kV-CBCT を比較した場合の利点は，人工関節，歯科の詰め物やインプラント材，手術用クリップなど体内金属からのアーチファクトの影響を受けにくいこと，MV-CBCT の CT 値が電子密度と直接相関していること，治療ビームの線量特性が既知であるため，治療計画装置によりあらかじめ MV-CBCT 撮影時の線量を容易に評価でき，処方線量に含めて評価することができることなどがあげられる．一方で kV-CBCT に比べて，コントラストと空間分解能が悪く，軟部組織の視認性が悪いため，患者位置照合の際に，参照用の治療計画画像と比較しにくいこと，患者の被ばく線量が多いことなどがあげられる（図 2.26）．

(5) 超音波画像

放射線治療における超音波画像は，主に腹部，骨盤，乳房の軟部組織構造や腫瘍の局在を確認するために使用される．IGRT では，2000 年代に腹部超音波システムが前立腺の位置決めに広く使用された B-mode Acquisition and Targeting（BAT）システムがよく知られるが，日本ではそれほど普及していない[21]．BAT システムは，毎回の治療前に前立腺の位置を迅速に特定し，毎回の前立腺の位置誤差（inter-fractional setup error）に対する補正を行う手段を提供する（図 2.27）．超音波ガイド下での前立腺位置決め法の基本的な問題点は，画質が悪いことであ

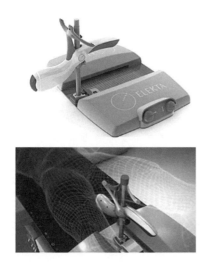
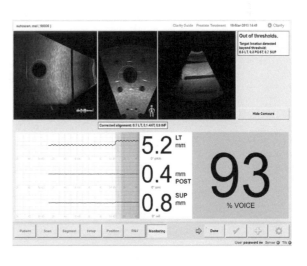

図 2.27 BAT システムによる位置照合の一例（文献 52,53)）

る．また，多くの術者にとって，超音波画像は見慣れないため，しばしば解剖学的構造の解釈が困難であり，術者間のばらつきが大きいため，適切なマージン設定が必要である．

前立腺に対する超音波画像取得のもう一つの問題点は，腹部への撮像プローブ圧迫による解剖学的歪みが生じることである．この圧力が高すぎると，前立腺に5～10 mm程度のずれが生じる恐れがある．通常の超音波画像は二次元画像であり，三次元的に解剖学的構造を可視化する方法は困難であり，結果として，術者の技量と専門知識に大きく依存する．そのため，海外では光学ガイド下三次元超音波位置決めシステムが開発され，商用化されていたが，このシステムも国内ではほとんど普及せず，kV-X線画像やkV-CBCTをはじめとする他のIGRT画像誘導技術に置き換わっている．

位置決めを目的として使わないものの，近年，骨盤や前立腺領域において蓄尿後に照射を行う機会が増えており，しばしば蓄尿量を推定，確認するために簡易的な専用の超音波装置が用いられている．

(6) 磁気共鳴画像（MRI）

MRIは，放射線被ばくを伴わず，軟部組織に対して高コントラストであること，さまざまな画像シーケンスによる画像再構成ができることなど，いくつかの利点がある．特に，軟部組織の高コントラストは，治療計画や画像誘導で使用する場合に有利である．また，連続撮影により治療中にほぼリアルタイムのVolume画像が得られ，治療中の動き（Intra-fractional setup error）を補正することが可能である．しかし，MRIと放射線治療の併用にはいくつかの技術的課題がある．まず，MRI装置の磁石から発生する高磁場は，荷電粒子の軌道に大きな影響を与えることが知られる．リニアックとMRIが一体化したハイブリッド装置では，電子銃と加速器の構造を磁場から遮蔽する必要があり，MRIの傾斜磁場コイルには，治療装置から発生するノイズを除去する（考慮する）ことも必要である．これらの問題解決策として，放射性同位元素（RI）線源を使用する方法があり，2014年に低磁場MRI装置（0.35 T）と，放射線治療用リングガントリ上に120度間隔で取り付けられた3つの^{60}Co線源を組み合わせたものが臨床導入（MRIdian：ViewRay社）された．^{60}Co線源はダブルフォーカスMLCを備え，IMRTを行うためにコンピュータ制御され[22,23]，3つの^{60}Co線源を使用することにより，従来のリニアックに匹敵する線量率を得られるが，線源の大きさに伴う半影が大きくなるため，線量分布は従来のリニアックに劣っていた．その後，このシステムは2017年に3つの^{60}Co線源から単一の6 MVリニアックに置き換えられた[24]．

2.2 高精度放射線治療装置

また、7 MV の定在波リニアックと原子核 (1.5 T) MRI を組み合わせた MR リニアックシステムも商用化されている (Unity：Elekta 社製) (図 2.28)[25]。Elekta 社 ViewRay 社の装置では、MRI 磁石は患者の体軸に沿って、治療ビームの方向に対して垂直に配置される。リングに沿って加速された電子はベンディングマグネットで進行方向に偏向され、最終的に標的から放射線のローレンツ力を受ける。

たとえば、光子の力方向に沿って移動する二次電子は、下流に移動し、磁場の中を螺旋状に移動し、エネルギーを消費しこれらから一連のドロップ領域と未照射領域の変化が生じて、これらの効果は、電子の飛程がより短い低密度の組織で劇的である。電子の飛程が大きい低密度の組織と周囲の高密度組織の境界面での変化が生じ得る。たとえば肺野癌の治療では、扁桃形の電子線経路が腫瘍と組織の境界に沿って発生し、そこに沈着するエネルギーを増加させる。電子リターン効果 (ERE) として知られるこの効果は、肺領域での線量を 30 % も増加させる可能性がある。対向一門照射を用いると、この効果は減少するが、治療計画システムは、これらの影響の正確な線量計算に対応できなければならない[26,27]。

(7) 楽用イメージング装置

近年、通常の鑑視メーターとは独立に、治療寝台および治療床中の患者を測定し、モニタリングするための特殊な光学カメラを使用するトップ位置装置を発売。光学カメラから得られた光を三次元測定か、するシステムが商用化している。このプロセスでは、複数のシステムカメラ、プロジェクタおよびコンピュータが専用測定装置の分離で活用されている。このプロセスは、光学カメラの反射光に応じて患者の表面形状を測定して、表面の三次元マトリックスを読み取り、光が身から高精度の放射線治療において、生体測定装置は、古くから応用数を収得する。

3 次元可視可能な表面イメージング装置 (3D サーフェイスイメージング) を利用した体表面像誘導放射線治療のことを近年では SGRT (体表面像誘導放射線治療：Surface Guided Radiation Therapy) と定義している。

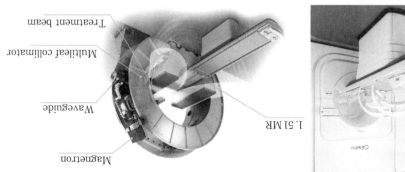

図 2.28 MR リニアックシステムの一例 (画像提供：エレクタ株式会社)

従来に使用されてきた手法であるが、最近では患者位置決めに用いられているリング²⁸⁻³⁰⁾。画像位置決めシステムにおいて、画像強度から、患者の寝台モデルをテンプレート画像に基づくマッチングで位置決めされ、予測される寝台は、以前の寝台画像から得られた経験である。治療計画CTから計算される。光学カメラは、室内の寝台の位置に配置された基準マーカーまたは貼付されたプレートを撮像することにより較正する。

写真測量は、2台以上のカメラ（ステレオ写真測量）または1台以上のカメラ（モノ写真測量）を用いて行うが、被写体に関する少なくとも1つの異なる視点を与えることも要件とする。とくに、放射線治療における寝台イメージングに利用されている。ステレオ写真測量は、対象物の三次元の座標を確認するために、2つ以上の画像上の画像を結論できる位置置きでカメラにより異なる画像が得られれば、各カメラから共通点への直接を計算する。2つの視点と3点の座標を三角測する。共通点は実際の標準点ではなく、Fiducialマーカーまたは検出される手法から得られる。照射は通常、多くの患者に対しては三角で発散点を識別できるようにして投影される。

ステレオ写真測量は、2つまたは3つの撮像カメラが、リニアックの回転軌跡面を天井に取り付けられたシステム（AlignRTシステム：VisionRT社）で使用されている^{31,32)}。各カメラには、CCDカメラ、投光光源器、いくつかの付属機器が含まれている。撮影位置の初期に初期にドラッピングされた後、近赤外線の構造化された光のパターンが患者表面に投影され、それらをステレオカメラが画像化することで、撮像部の3Dマップが作られる。同様に使用のトレーニング撮像を用いて、ベースラインの寝体の3Dマップが作られる。このシステムのフレーム・タイムは、通常モデルのため、その位置精度の測定方向において、1mm程度の精度が達成されている³³⁾。

一方、モノ写真測量は、未確体カメラと構造化されたレーザーポールロジェクターを搭載し、天井に取り付けられたカメラ・システム（Catalystシステム：C-RAD社）がある（図2.29）。このシステムでは、一連のストライプパターン（稲模様）が患者の皮膚表面に投影される。カメラにより可視化されている。リアルタイムでの撮影画像は、あらかじめ３種類の三次元の画像が得られるが、あらかじめ３種類のカメラを較正して得動量を求める際に、画像の基準点が（たとえばアイソ）

2.2 画像誘導放射線治療装置

り）に対して、非剛体レジストレーション技術が用いられ、0.5 mm 以下の位置精度が実証されている[34]。AlignRT と Catalyst のいずれのシステムも、治療中の患者皮膚表面をリアルタイムモニタでき、リニアックと連動して同期照射を行うことが可能である。

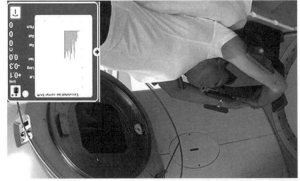

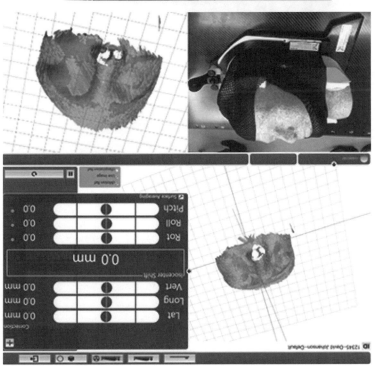

図 2.29 SGRT による位置照合の一例（文献 54）

2.3 粒子線治療装置

2.3.1 サイクロトロン

サイクロトロン (cyclotron) の歴史は比較的古く, 1930年にローレンスによって発案され, 1936年と1939年にそれぞれ37インチと60インチのサイクロトロンが開発された. 医薬用として用いられるサイクロトロンは ^{11}C, ^{13}N, ^{15}O, ^{18}FなどのPETの放射性薬剤放射性核種の製造用として小型サイクロトロンが用いられるほか, 陽子線治療や中性子捕捉療法に用いるビームの加速のために用いられている. 図2.30に陽子線治療に用いられている医薬用サイクロトロンの外観を示す.

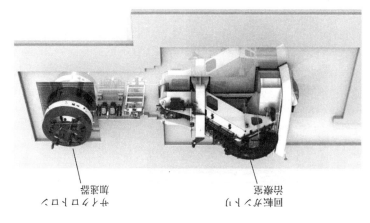

図2.30 Varian社製のサイクロトロンの外観 (文献55))

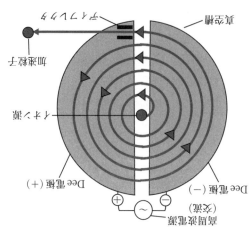

図2.31 サイクロトロンの加速原理

2.3 粒子線治療装置

(1) サイクロトロンの加速原理

サイクロトロンは，直流磁場の中で荷電粒子を円運動させながら，一方の周回期間をもつ周回波電場によって多重加速される装置である。図2.3にサイクロトロンの加速原理を示す。磁器の構造は主にイオン源，電流の周回波電源，真空槽，アノード（偏向電極）なかが，電磁石の間に一対の Dee（ディー）電極と呼ばれる偏極を加速器をある。これらに周回波電圧をかけて使用する。加速の中心に配置されたイオン源から加速器内に飛び込まされた荷電粒子はつ2つの加速器の間で Dee 電極内では磁場により円運動が起こり，加速器の間で Dee 電極間で加速される。加速器のそれぞれ両側の種性が変わるように周回波電圧の周波数を決め，それに加速させて順次速度（エネルギー）を与えといく。使用する磁束に加速される続け磁極にチャンネルを用いてビームを加速器の外に取り出すことでビームが出射される。

荷電粒子は磁場中を円運動すると，その回転半径 r は以下のように求まる。

$$r = \frac{mv}{qB} \quad (2.1)$$

ここで，m は粒子の質量，v は粒子の速度，q は粒子の電荷，B は磁束密度である。また，回転周期 T は

$$T = \frac{2\pi r}{v} = \frac{2\pi m}{qB} \quad (2.2)$$

であり，回転運動の角速度 ω は

$$\omega = \frac{qB}{r} = \frac{v}{m} \quad (2.3)$$

で表される。非相対論的には2よって粒子の質量は静止質量と見なされるので，周期 T は円運動の半径あるいは速度によらず一定となる。この周期の逆数をサイクロトロン周波数と呼ぶ。Dee 電極に間に周期 T の交流電圧をかけ続けると，荷電粒子は電場間で繰り返し加速され，加速状態の加速粒子の軌道は一番外側の軌道に達し，ある エネルギーを持つアトライバーにより磁極機端外に取り出されることでビームが出射される。

しかし，陽子を加速する際には，約20 MeV 程度までしか加速できない。それ以上のエネルギーは相対論的効果が大きくなるため，周期が合わなくなることで Dee 電極の周回波電圧と周期波が同期が取れなくなり，これ以上の高エネルギーの陽子を加速する装置として，シンクロ

サイクロトロン，AVF (azimuthally varying field) サイクロトロンが開発された。

シンクロトロンは，原子エネルギーに加速された粒子が軌道が長くなるのような電磁石に対して，円軌道を回転する粒子を加速化してしまうサイクロトロンの課題を克服させるものである。シンクロトロンのサイクロトロンは，変化する電磁同期子のように電場をかけることによって，それにより約 250 MeV まで陽子を加速することができるように陽子線治療を行うのに十分な性能をもつ陽子の制御なり，これに対して陽子線治療を行うのに十分な性能をもつ陽子の制御を実現した。

AVF サイクロトロンは，ドーマスにより開発された。内部の磁極を領域周辺運し，磁場状に分割して燃焼の山と谷が交互に出るようにシーム強度を調整して高速化する加速行う。この工夫は荷重性種の加速ビームが確いのが，加速周波数を調整する必要がなかった。AVF サイクロトロンは PET の指圧薬剤放射性核種の実用化を可能にした。AVF サイクロトロンは，より高いエネルギーまで加速可能になっただけでなく，装置の小型化も種類が実現的に実施されている[56]。最近に加速器を用いた治療装置の装置や陽子線治療へのビームの供給源として用いられている。

近年，陽子線治療においては AVF を用いた磁気型サイクロトロンの普及が高まり，変種装置比用，ビーム強度の向上，線量率の改善もたらす。従来接続型だけでなく，鉛原子線療法の PBS を用いた陽子線治療の向上，がんがんの拡散への治療など，膜透周辺でより，止めの治療が，膜光密度で多くのメリットが期待されている。

(2) サイクロトロンの特徴

サイクロトロンをがん治療装置の特徴として，従来のシンクロトロン加速器より小型化が可能である。陽子線治療における装置の小型化は治療装置の設置面積が少なく，遮蔽するための鉄量やコンクリート量の縮小化を行うことで，海コストの削減を実現でき，装置の書用もが回転ことが期待されている。しかし，依然として最大ガントリを備えた陽子線治療装置とミニコンピュートの構造の大きさがビームを崩壊させることで，国内外で暴落している X 線を用いたリニアック装置に比べてまだまだ小型化が進んでいない状況である。また，サイクロトロンは，従来のシンクロトロンと異なり，加速中に電磁的にエネルギーを切り替えることができないという特徴がある。

陽子線治療のペンシルビームスキャニング法 (PBS 法) においての

2.3 核子線治療装置

種々な重粒子ビームを照射するためには、標的をシールドするアレーガ
と呼ばれる吸収体を標的に挿入することで段階的に推移を落としてい
く。エネルギーを落とされたブラッグピークの幅の狭い陽
子線による照射は水平方向と深さ方向において薄い層
さの線量分布の形成に困難が伴なする。しかし、推移のシフトによる
きめ線量を落とすようにして、シンクロトロンよりも
照射の高速化が可能になり、線量率の高い陽子線治療を提供できる。最
終的には超伝導サイクロトロンを用いた超高線量率によるフラッシュ
(FLASH)照射が精極的に研究開発されている（図2.32）。一般
的に40 Gy/sを超える線量率をもつ放射線のことをFLASHと呼ばれてい
る。従来の放射線の線量率は0.03 Gy/s程度であるから、非常に高
い線量率であることがわかる。線量率を極限まで高めるためには、高い
ビーム強度と短時間ネクシャを必要とする。FLASHの研究により多くの
はサイクロトロンをもつ陽子線治療装置が適していることから、今後
はサイクロトロンがFLASH照射の加速器として標準的になるか、今後
の帰趨が注目されるところである。今後の開発の動向によっては、既存機の
残置する核子線治療装置が放射線治療業界の発展に寄与するとなるだろ
う。

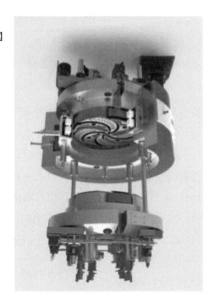

図 2.32 Varian 社製の陽伝導サイクロトロン（文献 57)）

2.3.2 シンクロトロン

シンクロトロン (synchrotron) は、サイクロトロンよりもさらに高エネルギーの粒子線を得るために開発されたシステムである。図2.33に陽子線治療に用いているシンクロトロンの外観を示す。

シンクロトロンは入射器などの直線加速器とそれらを繋ぐ環状加速器である（図2.34）。直線加速器にはイオン源、ライナック等の入射器である。シンクロトロンは円形加速器で構成される。円形加速器は加速電子を円軌道に乗せるために偏向電磁石と収束電磁石、高周波加速器から

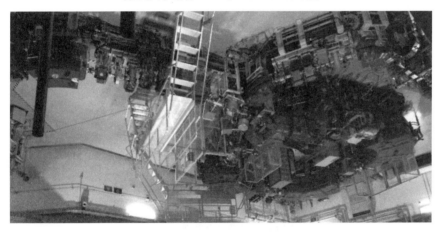

図2.33 シンクロトロンの外観（文献58））

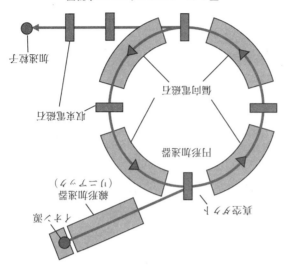

図2.34 シンクロトロンの概略図

2.3 粒子線治療装置

構成されている。サイクロトロンは磁場強度を利用しているのに対し、シンクロトロンは加速する粒子のエネルギーに応じて変化する磁場を採用している。

(1) シンクロトロンの加速原理

まず、加速粒子はイオン源から陽子線を発生する。陽子線はガスが多数作り出し、それぞれ陽子と電子を発生する。取り出された陽子を線形加速器（リニアック）を使って、約 5～7 MeV まで加速した後、円形加速器へ輸送する。粒子は円形軌道内に磁場をかけて、軌道に沿って加速し、周回ごとにエネルギーが高くなるように調整を一定に保ちつつ、周回ごとに加速し、必要なエネルギーに調整される。そして、電磁エネルギーに達したら、円形軌道から離脱させ、高速ダクトを通って治療室へと輸送される。粒子線のビームは非常に細いエネルギーをもち、深い位置に存在する腫瘍にビームを直接ターゲットにあてられるようになる。シンクロトロンはサイクロトロンよりも、円形電磁石内でエネルギーが高くまで非常に放射束を高めるために、粒子線治療装置において、粒子線を数 100 MeV まで加速する必要のある装置に適する。

炭素イオン線の場合は、シンクロトロン加速器が必要である。陽子線では直径が約 6 m、1 周で約 18 m（図）、炭素線は直径が約 17 m、1 周で約 57 m（大阪重粒子線センター）、炭素では直径が約 17 m、1 周で約 57 m（大阪重粒子線センター）となり、小型化されたものでも大きな装置となっている。サイクロトロンに比べて装置の小型化が難しいため、敷地面積の小さな病院への導入よりも、小型化できる陽子線の方が普及している。シンクロトロンを用いた粒子線治療では、運動量を変更する種類が増加するほか、複数の部屋をもつなる複数がある。シンクロトロンが普及しているが、海外とは違く使用されている。2024年現在のところ、国内の多くは、陽子線はサイクロトロンの両方がイオンとなる。陽子線装置はイオンとシンクロトロンの両方がタイプが存在するが、炭素イオン線の場合はシンクロトロンを用いた治療装置しかなかない。

(2) シンクロトロンの特徴

シンクロトロンは他の加速器やサイクロトロンに比べて高いエネルギーの粒子ビームを実現できることから、兼粒子実験、一方では医療用の使用（シンクロトロン放射線）、および医療用の粒子線治療（陽子線および重粒子線）などに用いられてきた。

医療用のシンクロトロンにおいて、ビームエミッタンスが狭く、精密な粒子線治療を行うには、粒子をスキャニング（PBS法）を用いた粒子線治療を行う際には、粒子をエネルギー（陽子で約 250 MeV、炭素で約 450 MeV）まで加速される。加速

させた粒子から加速器の間口ごとに速度（エネルギー）を上げていき，それぞれのエネルギーごとに照射することで，低エネルギーを遮蔽体のエネルギーのみ加速器は加速器のアイソセンターを作成することができる．シンクロトロンは加速器のアイソセンターを遮蔽することができる．そのエネルギーごとにそれぞれ形状の異なるビームを照射することが可能だが，飛程間隔の小さなビームを作成できる利点がある．一方で，エネルギーの切り替えにくらべるとビームを1回ずつ閉ざさなければならず，サイクロトロンの切り替え時間よりも長くなることで，全体的治療時間の延長が懸念される．

2.4 密封小線源治療装置

線源をRIなどチタン等で密封した状態で使用する密封小線源治療は Brachytherapy と呼ばれる．"Brachy" は "短い" を意味し，病巣近くに線源を配置し放射線を照射することで周辺組織への線量を抑え，病巣に高線量を照射できる空間的線量分布の偏りの強い治療方式である．線量率によって以下のように分けられる[59]．

- 低線量率 (LDR: low-dose-rate)：0.4 Gy/h から 2 Gy/h
- 中線量率 (MDR: medium-dose-rate)：2 Gy/h から 12 Gy/h
- 高線量率 (HDR: high-dose-rate)：12 Gy/h より高い

1 Gy/h 未満 と以上では治療効果が著しく異なることから 0.4 Gy/h から 1 Gy/h を LDR，1 Gy/h から 12 Gy/h を MDR に分類されることもある[60]．

密封小線源治療には，体内から照射を行う内部照射と体外から照射する組織内照射がある．内部照射は，管腔臓器から腔内から照射を行う腔内照射と，組織内に挿入し照射を行う組織内照射，腫瘍を取り囲むように組織内に挿入する表面照射ではで体表面近い部位に対して線源を装着することでモールド照射がある．LDR 線源による組織内照射では，線源を直接体内に挿入することもあるが，LDR 線源による密封小線源が担体内に HDR 線源による照射では常用されるアプリケータを挿入した器具を直接体内に挿入し，アプリケータに線源を挿入する．

2.4.1 遠隔操作式後装填システム (RALS)

RALS (remote after loading system) は以下により構成される．
- 放射線治療装置内に遮蔽され，体内に挿入・固定してアプリケーターに線源送り移送装置内にある密封小線源の送り出し，引き戻しを行う本体装置

2.4 遠隔小線源治療装置

・操作者内に設置された水体薬器への持分を行う制御装置および線源の停止装置、時間を計測する放射線計測装置

線源を挿入口に挿し、アプリケータ内に位置確認用のワイヤを配置し、2方向以上のX線画像、CT像、MRI像等で十分な位置確認を行ったのちに、線源を挿入する後装荷装置と呼ばれる。

HDRのRALSでは、^{137}Csを使用したRALSもあったが現在では使用されていない。^{60}Coもしくは370GBqの^{192}Irが使用された。^{192}Irはγ線エネルギーが^{60}Coに比べて低いがドットであり、広がりの小さい空間的線量分布に優れた線量分布を得ため、^{192}Irを使用している施設が多い。^{60}Co、^{192}Irによる線源は様々1mmφ程度で7イヤの先端に溶接されている(図2.35)。密封放射性同位元素の下限数量に1000を乗じて得た総量を越える密封された放射性同位元素を装備している装置を透過的放射線治療装置といい、保有数量回にも表示される。防護装置着衣者の避災等の際し、保安規制が求められる。37 GBqの^{192}Irを使用し、1時間ごとに10~30分程度の短い照射を連続して行うことで1Gy/hから3Gy/hの線量率の高い線源を行うPDR(pulse dose rate)のシステムもある。代表的な治療装置でもある子宮頸癌の膜内治療は、アプリケータをタンデム子宮内に挿入し子宮外子宮口の左右に設置し、計3個のアプリケータ2本の接続チューブを用いて、遠隔装置の3本の原の接続チャンネルに接続する装置本体には照射の放射線の線源が1個搭載されており、チャンネル(図2.36)。

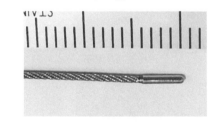

図2.35 RALS ^{192}Ir線源の一例

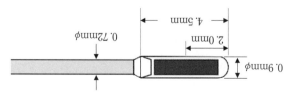

線源ペレット形状:0.6mmφ×3.5mm

79

初期機構により目的のチャンネルにワイヤー先端の線源が接続チューブを介し、アプリケータ内に線源が送り出され、計画された位置・時間に停止し、線源停止後に引き戻しがアプリケーター内を数分毎繰り返す。線源容器には格納容器からアプリケーターへの経路に閉じ間のシャッターがあり、緊急時には線源を手動で巻き戻した位置で停止した構造位置で重大な掛かり、また万が一等で線源が予期しない位置で停止した場合は重大な事故となる。このため線源と同一形状の構造線源をワイヤー先端に接続しダミーチェックを行うが、本線源の格納位置に線源と同じで接続経路と線源の経路に支障がないことを確認した後に、本線源を格納する安全システム構造になっている。

RALS装置を使用した治療では、放射線治療計画装置により線源の停止位置・時間を調節することが可能であるため、線量分布の最適化の自由度が高い。また線源照射器は使用する線源に対してスライドへの連接をもち、線源の格納は放射線管理区分から遠隔操作で行うため、線源による従事者の被ばくはほぼない。また移送するIGBTではCT、MRI等の画像からが標的領域と同様にPTVやOARを設定し、治療計画を行うこと、2方向以上のX線撮像の二次元画像を用いた治療より線量分布を得ることが可能である。

2.4.2 一時挿入器具・一時挿入用密封線源

一時挿入とは、線源をアプリケータ内に挿入し一定時間経路密閉におき出す方法であり、線源の挿入は手動と遠隔操作方式で実施される。RALSは線源の放射能が大きいため、一時挿入の遠隔操作方式のみに使用される。

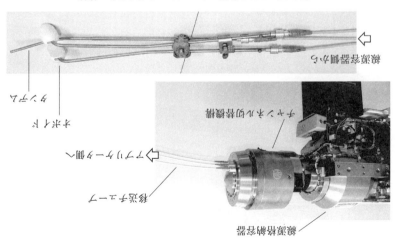

図 2.36　RALS装置：ラジウム・オキサイドRの接続

2.5 治療計画装置

RALS用線源以外に、γ線源として遠隔用放射線照射器および低線量率用の^{192}Irシンブル線源(370 MBq)、ペレット(740 MBq)、シード線源(37 MBq)、シード線源を並べたリボン等がある。^{137}Csの線源も あったが使用禁止になっており新規購入はできない。

腔内照射では子宮内腔や食道等の管腔内にアプリケータを挿入し、アプリケータに線源を挿入する。組織内照射ではガイド用の針を組織内に挿入し、線源を挿入したガイド針を抜く中に線源を挿入するかガイド針を抜き、その隙間に一定時間経過後に線源は取り出す方法である。いずれの照射も一定時間経過後に線源は取り出す方法である。
β線源として網膜芽細胞腫や翼状片眼瞼腫瘍の眼瞼腫瘍照射を目的として使用される。^{106}Ruは眼球の大きさや部位の形状・位置等に応じて異なる5種類のアプリケータ(10.0〜31.5 MBq)を使用する。球状・形状が選択される。眼球等の強膜等放射線源位に一時的に固定し装置する機器の一部に来を準備状のものに目じがついている。また瞳状片の治療に使用された^{90}Srもあったが現在使用中止になっている。

2.4.3 永久挿入器具・永久挿入用密封線源

永久挿入とは線源を直接体内に挿入し取り出さない方法である。^{198}Au (185 MBq)を使用した後、^{125}I (11.0, 13.1, 15.3 MBq)を使用している。前立腺癌への永久挿入がある。いずれも組織内に挿入したガイド針を通して目的の場所に線源を挿入し、線源は取り出さず体内に留置したままにする治療方法である。

2.5 治療計画装置

画像診断等により放射線治療の適応があると決定された後は、患者の放射線治療計画が実施される。図書等を作成され、位置決めの用意等が行われ、その測定により、放射線治療計画システムで線量分布計算が行われ、検証が行われ、放射線治療が実施される。本頁では、治療計画に使用する装置について解説する[61, 62]。

2.5.1 X線シミュレータ

X線透視・撮影によりX線放射治療の照射計画を設定するシステムである。画像透視断で使用されるようなX線撮影機、断層撮影と寝台を装備している。画像表示形式が透視用の回転重荷加速装置(リニアック)に類似の寸法等が再現可能で、アイソセンタを中心にガントリーなっていることであり、

回転軸周りより、リニアックの照射方向をすべて透過可能であり、X線透過その射出側にも伝搬撮像器などを用いることも検討できる。

サチャが回転軌道軌を構造となっている（図2.37）。FPDを装備した装置ではCBCTが撮影可能な装置もある。また照射時腫瘍にストールX線装置と同じようにX線撮影もでき系あるが、加えて治療時の照射X線装置を回とした照射系の撮影を構築した治療光系であり、アイソセンタ上でのサイズ系光示されるようになっており、運搬を構築してアイディアり、治療時のCTシミュレータのみを使用する検討を行う（図2.38）。近年では、搬送するCTシミュレータのみを使用する施設が多いため、X線シミュレータを保有していない施設も多く、絶動連動等の機能運転には有用である。性能接触、纜動運動等の機能運転には有用である。

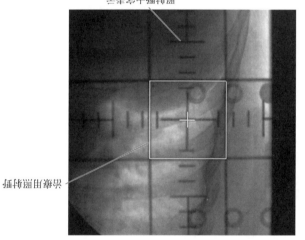

図2.38 X線シミュレータ撮像の一例

治療用照射腫瘍

照射野十字系光およびスケール

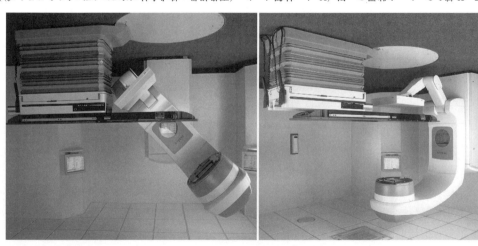

図2.37 X線シミュレータ装置の一例（Varian社製 Acuity（画像提供：株式会社バリアンメディカルシステムズ））

第2章 放射線治療機器

82

2.5.2 CTシミュレータ

放射線治療計画装置での放射線の体内での線量計算にはCT値から得られた水を基準とした相対電子濃度変換テーブル（図2.39）を使用する．CT画像が必須である．CT値-相対電子濃度変換テーブルは相対電子濃度が既知のファントム（図2.40）を撮影し，放射線治療計画装置に変換テーブルを登録することで使用できる．その際，CT値は空気（-1000 HU）と水（0 HU）を基準にCT装置毎に校正されるが，CT装置が違えば変換テーブルは異なったものとなる．CT装置の管電圧やスライス厚，再構成関数によってもCT値は変化するため，変換テーブルの取扱いには注意を要する．

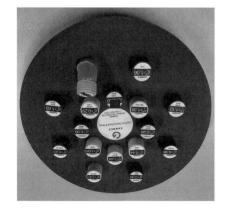

図2.39　CT値-相対電子濃度変換テーブル

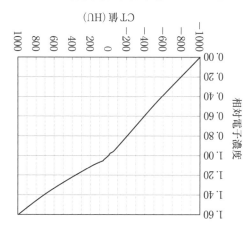

図2.40　CT値-相対電子濃度変換テーブル作成用ファントムの一例（文献64）

2.5 治療計画装置　　83

2.5.3 放射線治療計画システム

放射線治療計画システム（RTPS or RTPs：Radiation Treatment Planning System）は，放射線治療をシミュレーションするコンピュータであり，現在の放射線治療には必須のシステムである。実測データを計算モデル等に適用し，計算方式での線量計算アルゴリズム（詳細は3.3節を参照）を使用し，放射線が「人体の中では主にどうなっていくか」ということをシミュレートできる。RTPSには主な放射線治療に使用する装置のSADやジャントリ回転方向，MLC形状などの機械的な情報，PDDやOCR，OCDなどのビームデータのような基礎的なビームデータが登録されており，出力係数やエッジなどの特殊なビームデータも登録されており，得られる経路とCT画像データを元に，体の形状および相対電子密度（物理密度）から体内でのX線治療の線量計算を行う。また，登録されるミックスには医療事故も発生しており，納入時の念入りなコミッショニング，日々のMU検証が必要である。体内でのX線の放射線の挙動計算はCT画像情報を用いて行うが，CT画像だけでは最終線量を正確に算出できない。

治療用CT装置には，開口径：700～780 mmφ, 画像再構成視野：400～500 mmφ 程度であるが，開口径：850～900 mmφ, 画像再構成視野：850 mmφ 程度ものCT装置が販売されており，また以放射線治療計画用に使用されるCT装置は開口径：画像再構成視野，この大きな開口径が腫瘍者の周辺装置とCT寝台や腫瘍者などの照射装置との緩衝を防ぐメリットにも有用である。

2.5.3 放射線治療計画システム

画像診断用X線CT装置を放射線治療計画用CT画像の撮影用として使用することは可能であるが，CT画像撮像時には放射線治療時と同様にフラットな天板を使用する際には，腫瘍者が装着する固定具を一緒に使用するため，また固定器具等を回避するため用CT装置より広い開口径，腫瘍用寝台が大きなCT装置が出現に放射線治療時と同一に使用して撮影することが必要がある。このため撮像用CT装置よりも開口径，腫瘍用寝台が大きなCT装置が出現しており（図2.4)，また呼吸同期照射などの対応ができるように連続撮影データを4回回収する4D-CT機能が可能な装置もある。

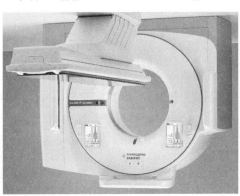 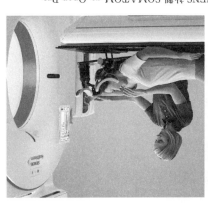

図2.4 CTシミュレータ装置の一例（SIEMENS社製 SOMATOM go, Open Pro）
（画像提供：シーメンスヘルスケア株式会社）

2.6 各種補助器具

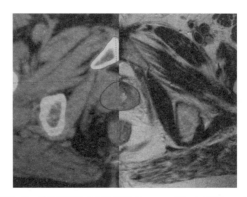

図 2.42 CT画像とMRI画像のフュージョン画像の一例

確に判断しにくい場合も多い．このような場合には MRI 画像や PET 画像などを RTPS に取り込み CT 画像に合せるように多少変形させて重ね合わせ表示（フュージョン）させてることも可能である（図 2.42）．標的体積を設定後（詳細は 5.4 節を参照），投与線量，照射門の設定等を行い，線量分布計算の結果から線量体積ヒストグラム（DVH：dose volume histogram）の評価を行う．複数名の放射線治療スタッフでの評価後，ガントリ角度や MU，MLC 等の照射情報を放射線治療装置側にネットワークにて送信し，スケジュール管理等が行われ，日々の放射線治療が実施される．

2.6 各種補助器具

2.6.1 照射野整形用器具

患者へ照射するときに，治療する病巣の形状，周囲の正常組織を考慮してさまざまな形状の照射野となる．複雑な形状の照射野整形にはマルチリーフコリメータ（MLC：multileaf collimator）が利用される（図 2.43）．現在の一般的なリニアック装置には MLC が搭載されている．MLC は薄い板状のコリメータを多数並べたもので，左右それぞれ 40〜60 枚配置されている．MLC の形状はリニアック装置メーカーによって異なる．1 枚のリーフはアイソセンタ面で 2.5 mm，5 mm，10 mm 厚のものが採用されている．より薄いリーフ厚の方がより細かく整形することができる（図 2.44）．リーフ間の隙間を透過する線量を低減するために入れ子構造となっている（図 2.45）．入れ子構造でなければ，リーフ間の隙間を透過する線量は 100% となるが，リーフに凹凸があるこ

第 2 章　放射線治療機器

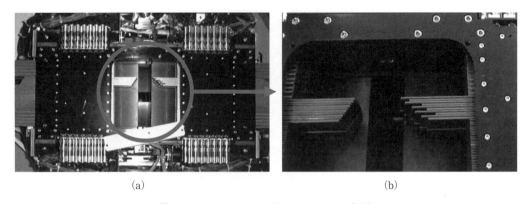

(a) （b）

図 2.43　マルチリーフコリメータ MLC の概要

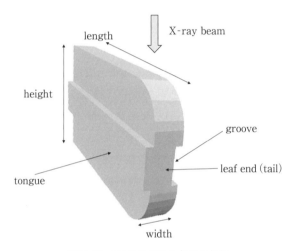

図 2.44　MLC の構造と各部の名称

とがリーフ間の隙間を透過する線量を低減することができる．このような構造を Tongue-and-Groove 構造という（**図 2.46**）．

　MLC からの透過線量は MLC のどこを透過してくるかによって分類，評価することができる．リーフ間から漏洩する透過線量 Inter-leaf transmission，リーフを透過してくる Intra-leaf transmission，左右のリーフが完全に閉じた状態で Leaf end（リーフ先端）から漏洩する透過線量 Leaf end transmission がある．リーフ側面 Tongue の部分（凸部分）で遮蔽される線量を Tongue-and-Groove effect として評価することができる（図 2.46）．

　MLC と MLC 制御システムの進歩により原体照射，強度変調放射線治療 IMRT（intensity modulated radiation therapy）などが行えるよう

原体照射
標的の形状に合わせて回転または多門照射にて立体的に放射線を当てる照射方法．

2.6 各種補助器具

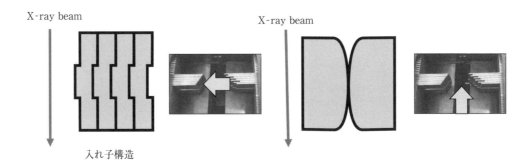

図 2.45　MLC の並び　前面・側面

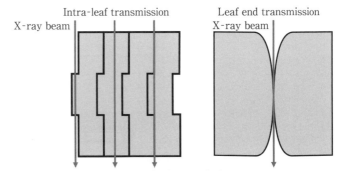

図 2.46　MLC transmission と Tongue-and-Groove effect

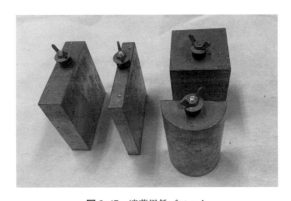

図 2.47　遮蔽用鉛ブロック

低融点鉛
比較的低い温度（約 95℃）で溶解する合金．主成分はビスマス，鉛，スズ．

になった．MLC が開発，搭載される前は，遮蔽用鉛ブロックを用いて照射野の整形を行っていた（**図 2.47**）．患者毎に低融点鉛で作成したのもある（**図 2.48**）．遮蔽用鉛ブロックはリニアック装置ガントリヘッドに取り付けられたシャドウトレイの上に設置される（**図 2.49**）．鉛ブロ

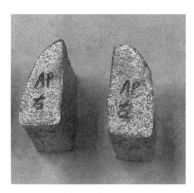

図 2.48　患者個別に低融点鉛を用いて作成した肺野遮蔽用鉛ブロック

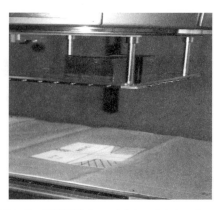

図 2.49　遮蔽用鉛ブロックとシャドウトレイ

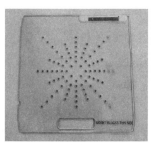

(a)

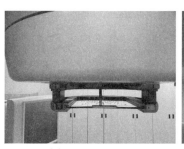

(b)　ガントリヘッドへのシャドウトレイ装着例

図 2.50　シャドウトレイ

ックは 1 個 2〜3kg になる．そのためシャドウトレイは 1 cm 程度のアクリル板でできており，X 線の吸収があるため，遮蔽用鉛ブロック使用時は吸収補正の必要がある（図 2.50）．また，遮蔽用鉛ブロックの使用は十分な注意が必要であり，患者，担当者ともに危険性が高い．現在は全身照射時の肺野の遮蔽で使用されることがあるが，使用頻度は大幅に減った．

　電子線の場合は，電子線が空気中でも強く散乱を受けながら広がるため，電子線照射の照射野整形には照射筒（ツーブス，アプリケータ，コーン）が使用される（図 2.51）．照射筒は照射野外への漏洩を防ぐ目的で，患者の皮膚表面に可能な限り近づくよう筒状の形となっており，矩形のものが多い．実際の臨床では照射したい形やサイズが付属の照射筒と異なる場合が多く，低融点鉛などで任意の形状やサイズの照射野整形を行い，照射筒内部に取り付け，照射を行う（図 2.52，図 2.53，図 2.54）．近年は，低融点鉛より加工が容易に行える遮蔽シートを用いる

2.6 各種補助器具

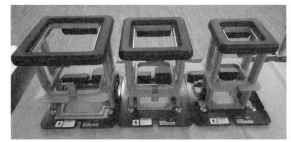
(a) 電子線照射用照射筒（正方形）

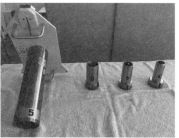
(b) 電子線照射用照射筒（円形）

図 2.51 電子線照射用照射筒

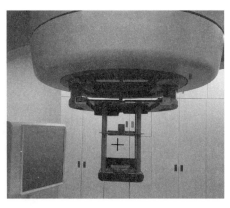

図 2.52 電子線照射用照射筒のガントリヘッドへの装着例

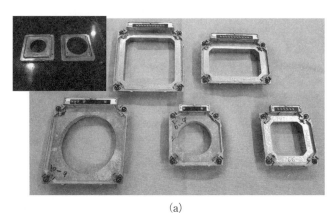
(a)

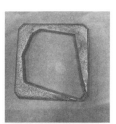
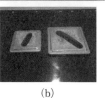
(b)

図 2.53 低融点鉛による電子線照射用照射野

ことが多くなっている．電子線による術中照射，口腔内照射を行う場合には特別な照射筒を用いる．照射筒内の観察，確認するために反射鏡を照射筒に組み込んだ構造で，側視鏡という（**図 2.55**）．

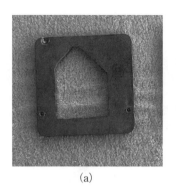 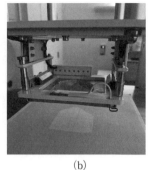

(a) (b)

図2.54 低融点鉛による電子線照射用照射野

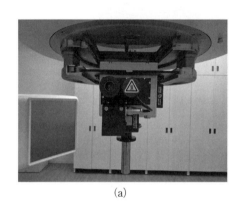 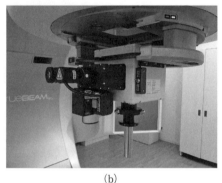

(a) (b)

図2.55 側視鏡

2.6.2 線量分布改善用器具

(1) ボーラス

X線や電子線は体内に入射した後，徐々に線量が増加しある深さで最大となり，その後減衰していく．このことをビルドアップと呼び，皮膚線量を低減できる利点をもつ．しかし，皮膚表面や皮膚近傍に病巣が存在した場合には，病巣が目的の線量まで増加せず，逆に病巣以外の病巣より深い部位に最大線量が照射されてしまう．そこで，病巣と線量が最大となる深さを一致させるために，体表面上に放射線の吸収と散乱の相互作用が人体組織と同様な物質（人体組織等価物質）であるボーラスを皮膚表面に密着させ，照射を行う（図2.56）．ボーラスは，柔軟な素材で均一に作られており，皮膚表面に密着しやすい構造となっている．繰り返し使用することができ，必要に応じてボーラスの厚さを変えて使用する．

2.6 各種補助器具

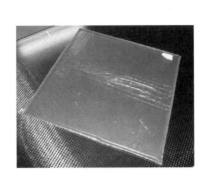
(a)

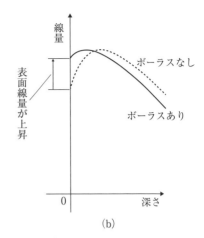
(b)

図 2.56 ボーラスとボーラス効果

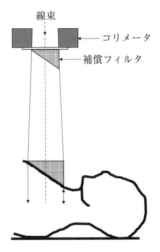

図 2.57 補償フィルタ

ボーラスは，頭部，顔面，頸部，乳房などの曲面部位や凹凸のある部位に放射線を照射する場合，皮膚との間に隙間が生じてしまい，十分に皮膚表面に線量を投与できないこともあり，使用時には隙間が生じないように注意する必要である．

(2) 補償フィルタ

照射部位の体輪郭が一様でなく，病巣と皮膚面との距離に差が大きい場合には，均一な線量分布を得ることが困難である．このような場合に病巣と皮膚間の距離を補正するような組織等価物質，あるいは高密度物質で作られるフィルタを補償フィルタという．補償フィルタは照射ヘッドに装備される（**図 2.57**）．

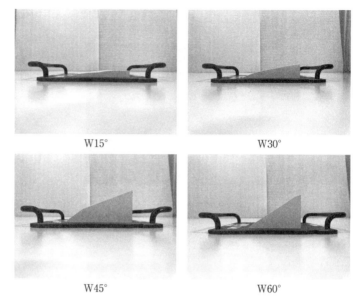

図 2.58 ウェッジフィルタ

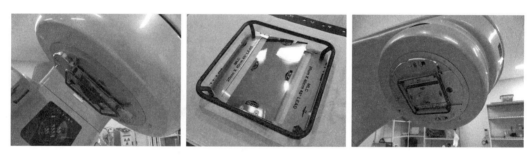

図 2.59 ウェッジフィルタとウェッジフィルタ装着例

(3) ウェッジフィルタ

通常照射では，できる限り線量分布を均一にするのが理想的である．しかし，照射部位の体輪郭形状や照射方向の関係から，体内での線量分布に，高い線量領域と低い線量領域が傾斜状に発生する場合がある．このように傾斜のついた線量分布を均一（平坦）にするための線量分布改善用器具としてウェッジフィルタがある（図 2.58）．主に頭頸部などの偏在性の腫瘍，乳房，胸壁，肋骨などに用いられる．

ウェッジフィルタは物理ウェッジと非物理ウェッジがある．物理ウェッジは楔状をした高原子番号物質（鉛や鋼，鋼鉄等）などでできており，ガントリヘッドに取り付けて使用する（図 2.59）．通常，平坦化フィルタにより照射されるX線は平坦な分布をしているが，物理ウェッ

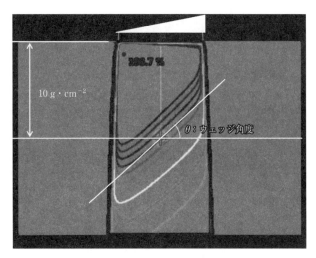

図 2.60　ウェッジフィルタと線量分布例

ジを通過することで物理ウェッジが線量を吸収することにより，体内での線量分布に傾斜ができることになる．ウェッジ角度の定義は水中 10 cm 深における等線量曲線が線束中心軸の垂線と交差する角度と定義され，実際の物理ウェッジの角度とは異なる（図 2.60）．

非物理ウェッジは二次コリメータまたは MLC の挿入の程度を照射中に制御することにより照射野内に照射される線量に差をつけることにより，物理ウェッジと同様に体内での線量分布に傾斜ができる．非物理ウェッジはダイナミックウェッジやバーチャルウェッジと呼ばれている．非物理ウェッジの特徴として物理ウェッジのようなビームハードニングによる線質の変化が少なく，X 線の吸収がないため MU 値を抑えることができる．照射野内に散乱体（ウェッジ）がないため，散乱線が減少し，照射野外も含めて皮膚線量が下がるなどがある．また，非物理ウェッジは物理ウェッジのようにガントリヘッドに取り付ける必要がないため，挿入方向に間違いや落下の危険性がなく，安全に使用できるため，最近は非物理ウェッジが多く利用される．

2.6.3　再現性保証用器具

放射線治療において，精度良く照射する要因の一つとして，患者の治療体位の再現性と安定性があげられるため，患者を治療寝台で固定するさまざまな固定具が存在する．固定具を用いて，治療計画 CT 撮影時の体位を再現し，治療計画時の位置に対する毎回の治療位置合わせ時の位

ビームハードニング
連続したエネルギー，スペクトルをもつ X 線が物質を透過したときに，低エネルギーの X 線がより多く吸収され，高エネルギーの X 線の比率が増える現象．

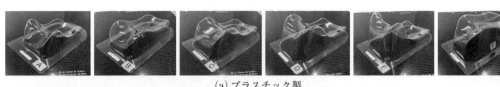

(a) プラスチック製

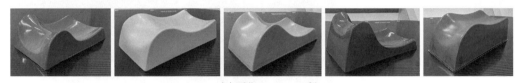

(b) 硬化クッション製

図 2.61 枕

置誤差を小さくし，照射中における位置誤差も小さくする必要がある．また，固定具を照射ビームが通過する場合は線量吸収の少ない材質がよい．以下に示す再現性保証用器具をそれぞれ単体で使用することもあるが，複合的に使用することで，患者体位の維持が容易になり，再現性を高める効果が向上する．最適な組み合わせを治療計画 CT 撮影時に検討しなければならない．

(1) 枕

頭頸部を安定させ，体位を維持するため，さまざまな種類があり，後頭部や首のラインに形状が一致する枕を選択する（**図 2.61**）．頭部照射用，頸部照射用などある．治療の体位により顎を上げた状態での治療が必要な場合は，患者に対する体位保持の負荷を減らすことが可能な枕を選択することができる．材質も発泡ポリエチレン，硬化クッション，プラスチック製もあり，照射野を考慮して選択する．

(2) 上肢挙上用固定具

胸腹部領域に対する斜入方向からの照射の場合，腕が照射野内に入ることがある．これらを防ぐためには，上肢を挙上することで回避することができる．上肢を挙上して維持することは非常に困難であるため上肢挙上を再現よく，安定して保持するために上肢挙上用固定具が使用される（**図 2.62**）．乳房接線照射専用の上肢挙上用固定具もあり（**図 2.63**），アームホルダーとリストホルダーで上肢を任意の位置で安定して固定できる．

(3) 下肢固定具

骨盤領域に対する照射を行う場合，骨盤の位置合わせに加え下肢の位置合わせも重要である．下肢の内転，外転を防ぐことにより体位の保持

2.6 各種補助器具

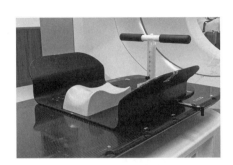
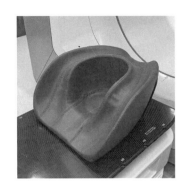

図 2.62 上肢挙上用固定具

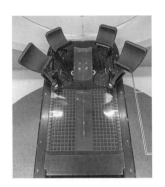
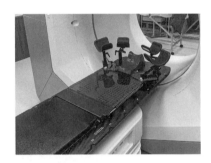

図 2.63 乳房接線照射専用上肢挙上用固定具

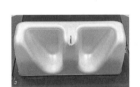
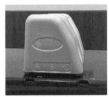
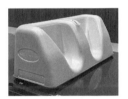

図 2.64 下肢固定具

を容易にする．また，骨盤の遠位部まで照射範囲に含まれる場合には，股の部分の線量が高くなることを防ぐために，足を開く必要がある．そこで足の開度を再現性よく，また安定させるためにも下肢固定具を使用する（図 2.64）．膝乗せクッションは膝を伸展することにより疼痛が生じ，仰臥位の姿勢を維持できない場合に膝屈曲位で安定させるために用いる（図 2.65）．腰椎の前弯を軽減し，筋肉の緊張が緩和されるために，照射時間が長くかかる場合でも比較的容易に体位を維持することができる．

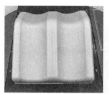
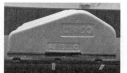
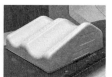

図 2.65　膝乗せクッション

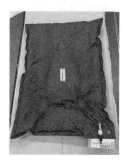
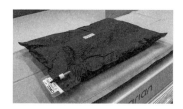

図 2.66　吸引式固定バック

(4) 吸引式固定バック

バック内にスチロールビーズが封入されており，バック内の空気を吸引することで，患者をかたどった固定具になる（**図 2.66**）．型崩れしにくく，X 線吸収も非常に低く，繰り返し使用が可能である．バックの大きさもさまざまあり，さまざまな部位に用いることができる．

(5) 腹臥位用固定具

病巣が背部にあり，仰臥位に慣れない場合や電子線による照射を行う場合は腹臥位にて行う必要がある．その際，腹臥位の体位が再現よく安定させるために腹臥位用固定具を使用する．腹臥位用固定具は，腹臥位時，顔の向きに，胸部が圧迫されることにより体位が不安定になることを防ぐように作られている（**図 2.67**）．また，腹部に当たる部分がくりぬかれ，小腸などを背部の病巣より遠ざける工夫がされたものもある．

(6) バイトブロック（スペーサー）

頭頸部領域，口腔領域の照射を行う場合，バイトブロックを利用することがある（**図 2.68**）．バイトブロックを利用すると口腔内に空間（スペース）を作ることができることからスペーサーとも呼ばれる．上顎から頭側への照射の場合には，舌や下顎を照射野から外すことができる．この場合は，舌を放射線から保護することになる．舌や下顎を照射する場合は上顎を照射野外に外し，舌を固定することができる．この場合

2.6 各種補助器具

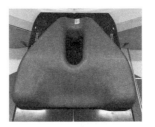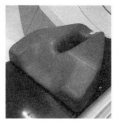

図 2.67 腹臥位用固定具

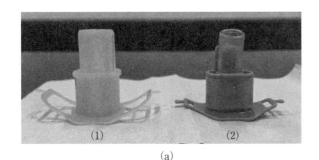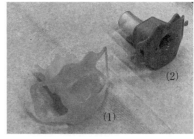

(a) (b)

図 2.68 バイトブロック ((1)：大，(2)：小)

は，舌の位置の安定性を維持することになる．また，バイトブロックをしっかり噛み合わせすることで固定精度の向上に寄与するため，頭頸部の高精度照射においては有効である．

(7) シェル

頭部，頭頸部領域への照射時には固定用枕の使用に加え，シェルによる固定を行う（**図 2.69**）．シェルは熱可塑性であり，70℃程度で柔らかくなり，その後冷えると固まる特徴がある．患者個々に作成し毎回の治療時に患者に被せることで再現性と安定性を確保できる．シェルのサイズもさまざまあり，治療部位と固定精度の程度により選択する．患者セットアップにおいてアイソセンタや照射野などのマーキングが必要となるが，頭部においては頭髪がある場所にはマーキングができないことや顔や頸部にマーキングすることは患者の外見上の問題があり，シェルを用いることでシェル上にマーキングを行い，これらの問題にも対応することができる．体幹部用のシェルもあり，吸引式バックと合わせて使用することで体動抑制に加え，呼吸抑制にも効果がある．

治療中に照射部位の体輪郭が変化（浮腫，体重減少など）すると，シェルによる固定精度が悪くなる場合がある．このような場合は，合わない個所を温め直して再形成を行うことや不要な部分を切り取ることで対

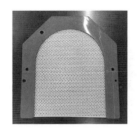
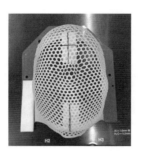
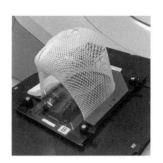

(a) 頭部用

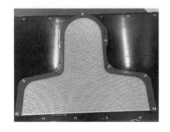
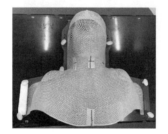
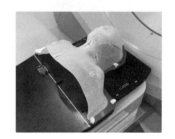

(b) 頭頸部用

図 2.69 シェル

応する．シェルは皮膚に密着するため，ボーラスと同じ作用をもたらし，皮膚表面線量が増加する点には注意すべきである．

2.6.4 小線源治療用器具

小線源治療では密封された放射性同位元素を病巣表面，内部などの病巣近傍に配置し照射を行う治療法である．病巣の最適な位置へ放射性同位元素を直接刺入して配置する方法のほかにアプリケータやテンプレートを用いて留置する方法がある．病巣への照射方法により腔内照射，組織内照射，モールド照射に分類される．

(1) アプリケータ

遠隔操作式後装填法（RALS：remote after loading system）は，術者が直接線源を病巣に配置せず，アプリケータを病巣に配置した後，操作室より操作することにより線源を送り出すため，線源による照射中の術者の被ばくはない．アプリケータ内で線源を任意の位置・時間で正確に停留させることができる．アプリケータはさまざまな形，種類があり，用途に応じて使い分けられる．アプリケータの素材は，画像誘導小線源治療（IGBT：image guided brachytherapy）に対応する非磁性体

腔内照射
密封した RI を体内の空洞に入れ，照射する方法．

組織内照射
腫瘍内に刺入して照射する方法．

モールド照射
モールドを作成して照射する方法．

2.6 各種補助器具

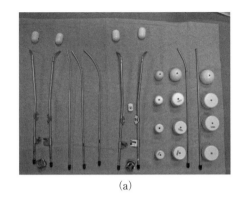
(a)

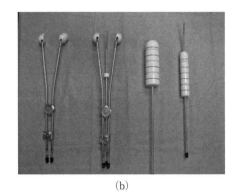
(b)

図 2.70 タンデムとオボイドの組合せ

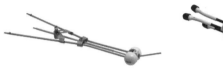
(a) 金属製アプリケータ

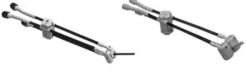
(a) MRI対応アプリケータ

図 2.71 タンデムとオボイド

である非金属製が一般的である．IGBT とは CT・MRI などの 3 次元画像を用いて治療計画を行う方法で，3 次元画像上に標的とリスク臓器の体積を定義し，それぞれの線量体積ヒストグラムをもとに線量処方・評価が行われる．従来の 2 次元計画と比較して，局所制御が向上し，晩期有害事象が低減されることが国内外より報告されてきている[66,67]．

アプリケータの最も代表的なものに婦人科用として，タンデム，オボイドがあり，子宮頸癌の腔内照射に使用される．タンデムは外子宮口より子宮底まで挿入し，子宮内に線源を配置，オボイドは膣円蓋にて左右，なるべくお互いに間隔をとって配置し，子宮頸部と子宮全体を均一に照射するような線量分布を作成できるようにタンデム，オボイドを組み合わせ使用する．膣浸潤がある病巣に対してはタンデムにシリンジを組み合わせて使用する．また，病巣が膣に限局している場合にはシリンダのみを使用する（図 2.70，図 2.71）．

最近は，腔内照射と組織内照射のそれぞれの利点と欠点を補い合う発想で，通常の腔内照射に組織内照射針を組み合わせる，組織内照射併用腔内照射（intracavitary and interstitial brachytherapy, IC/IS BT）が開発された（図 2.72）．標準的な腔内照射に補助的に組織内照射を追加

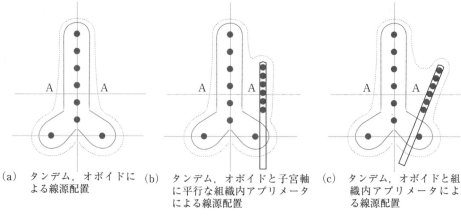

(a) タンデム，オボイドによる線源配置
(b) タンデム，オボイドと子宮軸に平行な組織内アプリメータによる線源配置
(c) タンデム，オボイドと組織内アプリメータによる線源配置

図 2.72　腔内照射線量分布図例

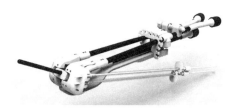

図 2.73　MRI 対応ハイブリッドアプリケータ

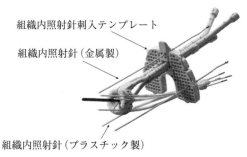

図 2.74　組織内照射併用腔内照射用アプリケータ

する方法である．定型的な腔内照射ではカバーできない標的部分に組織内照射を追加することで，リスク臓器の線量増加を回避しつつ標的目標線量の達成を可能とする．子宮頸癌のみならず，子宮体癌や腟癌など腔内照射の適応となる他の婦人科癌にも適用が可能で，海外のガイドラインでも推奨されている[68]．

組織内照射には病巣に直接刺入するニードルタイプのアプリケータを使用する．ニードルタイプは先端が尖った形状をしている．金属製と非

2.6 各種補助器具

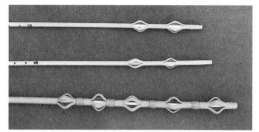

気管支内でウィングを開くことでアプリケータを固定する

図 2.75 気管支用アプリケータ

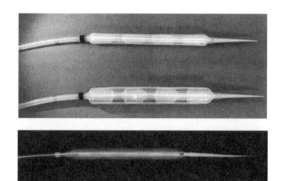

食道内でバルーンを膨らませてアプリケータを固定する

図 2.76 食道用アプリケータ

金属があるが，金属製は刺入することが容易であるが，IGBT には適さない．非金属性は刺入に対して抵抗のある部位があるが，IGBT に適している．婦人科領域ではこれまでのタンデム，オボイドのアプリケータにニードルタイプを組み合わせ使用できるアプリケータもある（図2.73, 図2.74）．

アプリケータは，婦人科領域以外にも，気管支用（図2.75），食道用（図2.76）などもある．

(2) テンプレート

テンプレートは，線源配列，照射などの精度を向上させるために用い，アプリケータを最適な位置，最適な空間的線源分布が得られるように保持，固定する．たとえば婦人科領域では組織内照射針の保持，固定に用いる（図2.76）．前立腺癌では，密封線源の永久刺入においては，前立腺内に適切な線源配列になるよう，線源が充填されているカートリッジを保持するために，また，前立腺癌一時刺入においては，組織内照

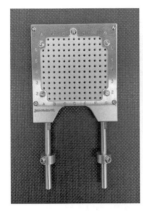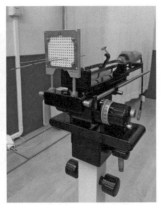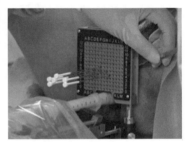

図 2.77　前立腺でのテンプレートと使用例

射用アプリケータがずれないよう保持するために会陰部に密着させて用いる（図 2.77）．

2.6.5　臓器移動対策用器具

照射位置のずれは，患者のセットアップに起因するものだけではなく，呼吸性移動に伴う病巣の動きも要因となる．呼吸性移動に伴う病巣の動きを正確に把握することは，適切な照射野サイズの設定につながり，照射位置ずれや正常組織へ照射される線量を少なくできる．その結果，副作用の発生が下がり，症状も軽くなる．適切な照射野サイズの設定は非常に重要である．適切な照射野サイズを設定するために，病巣の動きを把握したり，患者の呼吸自体を制御したり，呼吸を止めたりするなどして呼吸性移動を抑制する対策が行われる．

呼吸性移動対策の具体例として以下の 6 つがあげられている．
1) 酸素吸入
2) 腹部圧迫：バンドやシェルで固定する方法
3) 規則性呼吸学習（メトロノーム法）
4) 呼吸停止法：深吸気時自己呼吸停止法
5) 呼吸同期法
6) 動体追跡照射法：追尾法と迎撃法

腹部圧迫では，バンドやシェルを用いて腹部を圧迫して呼吸性移動を抑制する．また，患者腹部と固定シェルの間にエアバックを設置し，エアバックの空気量で胸腹部の呼吸性移動を抑制する（図 2.78）．呼吸停止法においては，同じ呼吸状態で停止する必要があるため，呼吸状態が

2.6 各種補助器具

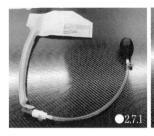 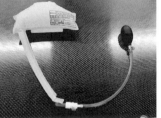 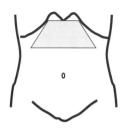

　　　　　　　　　　エアバックの膨張　　　　　エアバックの配置

図 2.78　エアバックによる腹部圧迫

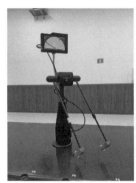 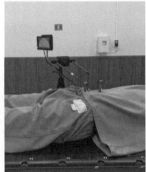 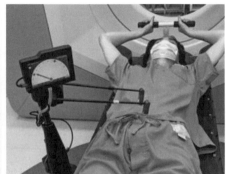

図 2.79　呼吸監視器具

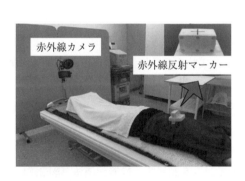 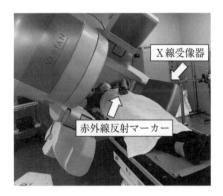

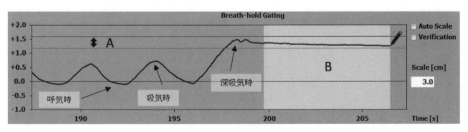

図 2.80　呼吸監視装置

患者から確認できる呼吸監視器具を装着して行う.

呼吸監視器具：

呼吸監視器具は呼吸による胸腹部の体動を検出し，視覚的に確認できる．胸部・腹部に接触させた接触子が呼吸に合わせて動き，体表面上下移動量がメータに表示される．患者はメータのレベルを見ながら，呼気吸気をメータの位置で確認し，コントロールできる．患者自身によるセルフコントロールモニタリング器具である（図2.79）．

呼吸監視装置：

呼吸監視装置は，一般的には患者の胸部や上腹部に配置したマーカーを監視カメラでモニタリングし，呼吸状態を監視する．装置によっては，位置決めCT装置と連動して4D-CTを撮像することができるものもある．呼吸を抑制して病巣の動きを制御するものとして，腹部を圧迫するバンドやシェルによる固定などがある（図2.80）．

2.7 品質保証，品質管理

2.7.1 性能評価法

放射線治療装置の性能を評価することが必要である．放射線治療装置はガントリ，コリメータ，寝台，MLCと可動するいくつかのパーツが組み合わさって構成されている．それぞれの性能評価する方法と複合的に評価する方法があり，正しい方法を定期的に行うことで重要である．性能評価を行う際は，実施する評価法が次の評価結果に影響することがあるので確認の手順，評価は重要である．性能評価法を正しく実施することにより，導入時における放射線治療装置の性能の維持を図り，照射精度の維持と安全を確保することにつながる．放射線治療装置の性能を評価する方法は多数あるので代表的な性能評価する方法をあげる．

(1) フロントポインタを利用する性能評価法（図2.81）

a　アイソセンタでの光学距離計評価法

フロントポインタを設置して壁面レーザーと光学距離がアイソセンタで一致していることを確認する（図2.82）．受入れ試験と許容範囲は同じにする必要はなく，施設でより厳しい妥当な範囲を決定して評価する．受入れ試験でフロントポインタ先端はアイソセンタに一致するように調整している．ガントリ角度0°において寝台を上昇させ，フロントポインタ先端を寝台表面に最も近づける．フロントポインタ先端と寝台

2.7 品質保証，品質管理

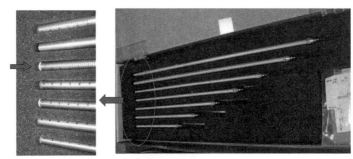

端の色分けで長さが規定
（白色で距離精度校正が行われている）

図2.81 フロントポインタ

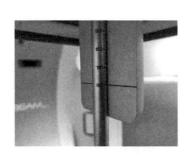
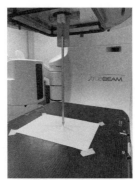
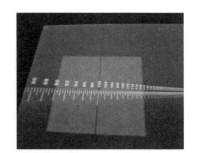
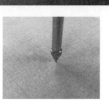

図2.82 フロントポインタでの光学距離評価

表面を接触させないように十分に注意する．このときの光学距離計，レーザー，表示値（装置にあるデジタル表示すべて）がSSD 100 cmであることを評価する．

b　コリメータ回転中心評価法

アイソセンタでの光学距離計評価法を実施後，そのままコリメータをCW，CCW方向に回転させて，コリメータの回転精度を評価する．フロントポインタ先端の回転のずれが±1 mm以内であることを確認する．方眼紙を利用するとフロントポインタ先端の挙動がわかりやすくなる（図2.83）．

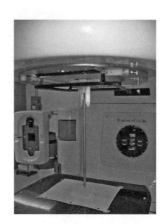
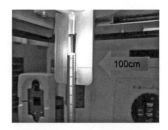
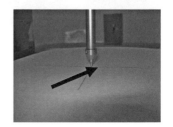

図 2.83 フロントポインタによるコリメータ回転中心評価法

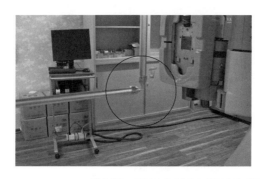
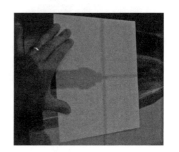

図 2.84 フロントポインタによるガントリ回転中心評価法

c 寝台回転中心評価法

コリメータ回転中心評価法を実施後，コリメータを 0° に戻し，寝台を回転させる．寝台の回転精度を評価する．フロントポインタ先端の回転のずれが ±1 mm 以内であることを確認する．方眼紙を利用するとフロントポインタ先端の挙動がわかりやすくなる．

d ガントリの回転中心評価法

ガントリにフロントポインタを設置し，寝台に別のフロントポインタを先端がアイソセンタになるよう設置する．ガントリ回転時に，フロントポインタ同士が接することなく，等間隔で回転することを確認する．回転中，フロントポインタ同士が接触しないよう十分に注意しながら行う（図 2.84）．

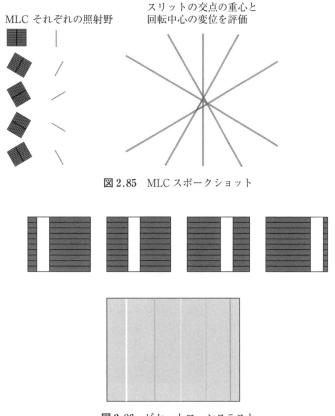

図 2.85　MLC スポークショット

図 2.86　ピケットフェンステスト

(2) MLC の性能評価法

a　スポークショット（アイソセンタ確認試験）

スリット状の照射野（短冊形）を複数のコリメータ角度に設定し，1枚のフィルム（CR，EPID でも可）に対して照射する．スリットの交点の重心と回転中心の変位を評価する（図 2.85）．

b　ピケットフェンステスト（定性的試験）

MLC によりスリット状の照射野（短冊形）を作成して，順番にMLC を移動させて 1 枚のフィルム（CR，EPID でも可）に対して照射する．スリット照射野のつなぎ目の位置や線量を評価する．つなぎ目の線量を評価することで MLC の Leaf end transmission の影響を評価することができる．また，MLC の dosimetric leaf gap, off-set 値を決定するための評価試験でもある（図 2.86）．

c　スリットフェンステスト（定性的試験）

ピケットフェンステストで作成したスリット照射野よりも細い照射野

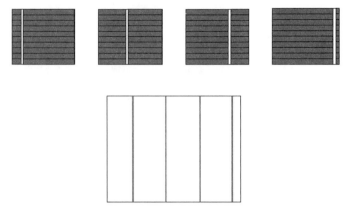

図 2.87 スリットフェンステスト

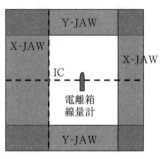
(a) 開放照射野

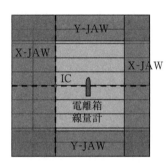
(b) MLC 遮蔽下の照射野

図 2.88 (1) MLC 透過線量評価

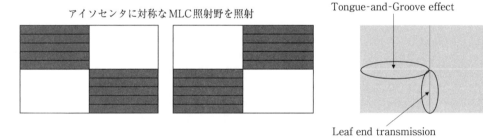

図 2.88 (2) MLC アライメント評価

で等間隔に 1 枚のフィルム (CR, EPID でも可) に対して照射する．スリット幅の変化を評価する (**図 2.87**).

d MLC 透過線量評価

線量計に対して開放照射野と MLC 遮蔽下の照射野での線量により MLC 透過線量を評価する (**図 2.88**). MLC 透過線量は以下のようなも

のがある．

　Inter-leaf transmission　リーフ間から漏洩する透過線量
　Intra-leaf transmission　MLC直下の透過線量
　Leaf end transmission　リーフ先端部からの漏洩線量
　Tongue-and-Groove effect　リーフ側面の凸部分で遮蔽される線量
これらのMLC透過線量を評価することが患者への投与線量計算に重要となる．IMRTにおいては特に重要である．

e　MLCアライメント評価

アイソセンタに対して対象なMLCで照射野を2つ作成して1枚のフィルム（CR，EPIDでも可）に対して照射する．Tongue-and-Groove effectとLeaf end transmissionが確認できる．隣接するリーフの隙間から放射線が漏えいすることを避けるため，リーフ側面が入れ子構造となっていることをTongue-and-Grooveと呼び，凸型形状のリーフ側面を放射線束が通過する際に線束の一部がリーフの凸部分で遮蔽されるため線量が低下することをTongue-and-Groove effectという（図2.88(2)）．

(3)　Winston-Lutzテスト

ガントリや寝台の回転精度を評価する方法として1988年にLutzらによって提案された評価方法である[69]．アイソセンタに極小球を設置して，ガントリ回転を評価するときは，ガントリ角度を変えてEDID等で撮影し，取得した画像で極小球中心の評価をする．同様にコリメータ回転を評価するときはコリメータを回転，寝台回転を評価するときは寝台を回転すればそれぞれの精度を評価することができる．また，それぞれを組み合わせて実施でき，複合した回転精度の評価が可能であり，定位放射線治療SRS（stereotactic radiosurgery），体幹部定位放射線治

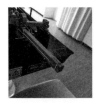
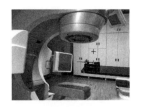
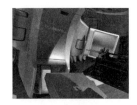
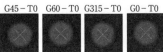
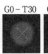
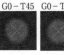

テスト結果例

図2.89　Winston-Lutzテスト

療 SBRT (stereotactic body radiation therapy) を実施する施設では必須の評価方法である (**図 2.89**).

2.7.2 精度管理

定期的 QA/QC の指針については,現在の治療内容別に線量的管理,幾何学的管理,動的非物理ウェッジ,MLC,照合装置,呼吸同期,安全管理の各項目における許容値 (基準値に対する不変性) を記しており,それぞれの実施項目の頻度は,毎日,毎月,毎年に分類されている.受入れ試験やコミッショニング時に測定された値を測定値の基準値として採用することは一般的である.放射線治療装置の精度管理項目とその許容値の一例を示す (**表 2.2〜表 2.6**).

表 2.2 毎日の精度管理項目

項目		許容値
X 線出力不変性		3.0%
電子線出力不変性		3.0%
レーザー位置精度	通常治療	2 mm
	IMRT	1.5 mm
	SRS.SRBT	1 mm
アイソセンタでの距離計表示		2mm
コリメータサイズ表示	通常治療	2 mm
	IMRT	2 mm
	SRS.SRBT	1 mm
付属器具のロック		動作する
ドアインターロック		動作する
監視モニタ		動作する

2.7 品質保証，品質管理

表 2.3 毎月の精度管理項目

項目	許容値	
X線出力不変性	2.0%	
X線プロファイル不変性	1.0%	
電子線出力不変性	2.0%	
電子線プロファイル不変性	1.0%	
線量率不変性	2.0%	
バックアップモニタ不変性	2.0%	
光・放射線照射野の一致	1辺につき2mm または 1.0%	
ガントリ・コリメータ角度の表示値と実位置の相違	1.0度	
治療寝台位置の指示値と実位置の相違	通常治療	2 mm/1.0度
	IMRT	2 mm/1.0度
	SRS.SRBT	2 mm/0.5度

表 2.4 毎年の精度管理項目

項目	許容値	
X線平坦度の基準値からの変化	1.0%	
X線対称度の基準値からの変化	1.0%	
電子線平坦度の基準値からの変化	1.0%	
電子線対称度の基準値からの変化	1.0%	
X線出力係数の不変性	照射野サイズ <4×4 cm²	2.0%
	照射野サイズ ≧4×4 cm²	1.0%
X線線質 PDD_{10} または $TMR_{20,10}$	基準値からの変化1.0%	
電子線線質 R_{50}	1 mm	
X線 MU 直線性	通常治療 ≧5 MU	2.0%
	IMRT 2〜4 MU	5.0%
	≧5 MU	2.0%
	SRS.SRBT 2〜4 MU	5.0%
	≧5 MU	2.0%
電子線 MU 直線性	≧5 MU	2.0%
X線出力のガントリ角依存性	基準値からの変化1.0%	
電子線出力のガントリ角依存性	基準値からの変化1.0%	
コリメータ回転中心	基準値からの変化1.0%	
ガントリ回転中心	基準値からの変化1.0%	
寝台回転中心	基準値からの変化1.0%	

表 2.5 MLC の精度管理項目

毎週	項目	許容値
	定性的試験	透過線量の増加を視覚的評価
	ピットフェンスなど	

毎月	項目	許容値
	設定照射野と放射線照射野の一致（2つの照射野）	2 mm
	leaf 駆動速度	leaf 速度損失＜0.5 cm/s
	leaf 位置精度	4つのガントリ角度のIMRT照射野で1mmのleaf位置精度

毎月	項目	許容値
	MLC 透過線量（全エネルギー） Inter-leaf transmission Intra-leaf transmission	±0.5%　Baseline からの変化
	leaf 位置再現性	±1 mm
	MLC スポークショット	≦ 半径1 mm
	光照射野と放射線照射野の一致（全エネルギー）	±2 mm

2.7 品質保証,品質管理

表 2.6 EPID の精度管理項目

毎日

	項目	許容値	
kV, MV EPID 画像	衝突インターロック	動作する	
	照合画像による位置決め精度	SRS.SRBT 以外	≦2 mm
		SRS.SRBT	≦1 mm
	照合系・照射系座標の一致	SRS.SRBT 以外	≦2 mm
		SRS.SRBT	≦1 mm
CBCT (kV, MV)	衝突インターロック	動作する	
	照合画像による位置決め精度	SRS.SRBT 以外	≦2 mm
		SRS.SRBT	≦1 mm
	照合系・照射系座標の一致	SRS.SRBT 以外	≦2 mm
		SRS.SRBT	≦1 mm

毎月

	項目	許容値	
kV, MV EPID 画像	照合系・照射系座標の一致	SRS.SRBT 以外	≦2 mm
		SRS.SRBT	≦1 mm
	距離計測	SRS.SRBT 以外	≦2 mm
		SRS.SRBT	≦2 mm
	空間分解能	Baseline	
	コントラスト	Baseline	
	均一性とノイズ	Baseline	
CBCT (kV, MV)	幾何学的歪み	SRS.SRBT 以外	≦2 mm
		SRS.SRBT	≦1 mm
	空間分解能	Baseline	
	コントラスト	Baseline	
	均一性とノイズ	Baseline	
	HU 不変性	Baseline	

毎年

	項目	許容値	
MV EPID 画像	SSD 設定値と実際の位置	SRS.SRBT 以外	5 mm
		SRS.SRBT	5 mm
	画像取得時の被ばく線量	Baseline	
kV EPID 画像	線質,エネルギー	Baseline	
	画像取得時の被ばく線量	Baseline	
CBCT (kV, MV)	画像取得時の被ばく線量	Baseline	

(1) 線量管理項目

　線量に関する精度管理項目として，X線および電子線の絶対線量の出力不変性，線量率依存性，プロファイル不変性，線質評価，バックアップモニタ線量計の出力不変性，MU直線性および再現性，X線出力係数，電子線アプリケータの出力係数，物理ウェッジ係数があげられる．また，各ガントリ角度におけるこれらの依存性や，回転照射時における出力不変性なども確認するべきである．仮想ウェッジについては，そのウェッジ係数を確認し，プロファイルの不変性評価によりコリメータの動作制御精度等を確認する．

　MLCについては，MLCによる設定照射野と放射線照射野および光照射野の一致を確認し，MLC本体と先端部およびMLC間の透過線量を定量的に評価することが推奨される．さらにIMRTやVMAT等を実施する場合，動作時のリーフ位置速度，位置精度の確認も必要である．呼吸性移動を伴う標的に対する追跡照射技術における精度管理項目において，一般的に呼吸監視システムの動作，照射機構制御精度，ビーム出力不変性，ビームエネルギー不変性，インターロック動作等があげられる．

(2) 幾何学的管理項目

　幾何学的な精度管理項目において，治療装置本体に関するものでは，レーザー指示点とフロントポインタ指示点およびクロスヘア中心位置の一致，放射線アイソセンタと幾何学的アイソセンタの一致，光照射野と放射線照射野および表示値の一致，ガントリおよびコリメータ角度の表示値と実際の角度の一致，ガントリやコリメータの回転中心の位置精度，距離計の表示値の確認等があげられる．

　治療寝台については，治療寝台位置の表示値と実際の位置の一致，回転中心の位置精度，治療天板の歪みとその角度，治療寝台の可動域の確認が必要である．また，付属器具である画像照合用十字スケーラ，物理ウェッジ，ブロックトレイ等については，その認識とロック機構の正常動作，および設置位置精度の確認が必要である．

(3) 安全管理項目

　その他，放射線治療室には遮蔽扉の開閉インターロック，観察モニタ，エリアモニタ，照射表示灯等の安全を保障するための機構が備わっており，これらが正常に動作していることを定期的に必ず確認しなければならない．付属器具（画像照合用十字スケーラ，物理ウェッジ，ブロックトレイ等）については，装着時のロック機構の正常動作の確認が必

2.7.3 受渡し・受入れ試験

放射線治療装置は設置後すぐに使用できることはない．装置の調整，性能評価を行い，自施設の診療に見合うことを確認しなければ，放射線治療を開始することはできない．放射線治療装置は設置後メーカーにより異なるが概ね1ヶ月程度の調整が必要である．その後，受渡し試験，受入れ試験，コミッショニングを経て使用となる．

(1) 受渡し試験

受渡し試験は，装置メーカーが装置受渡しのときに，装置性能が設計基準や IEC（International Electrotechnical Commission），日本産業規格（JIS）などの標準規格に準拠し，装置性能と安全性が確保されているかを確認する試験である．原子力規制庁への申請時の許可条件の確認も行わなければならない．受渡し試験の主体は装置メーカーにある．メーカーは引渡し試験の各工程において問題がある場合は，再調整，再試験を行わなければ次のステップに進むことはできない．ユーザーとメーカーは受渡し試験の記録は，装置メーカーとユーザーの双方で確認し，相互の署名が必要である．受渡し試験終了後，ユーザーは使用開始に当たり装置の取り扱い説明を受け，その実施記録を保管しておかなければならない．近年は放射線治療装置のみの導入ではなく，放射線治療計画装置，放射線治療計画用 X 線 CT 装置などと組み合わせて，放射線治療システムとして導入する場合もあり，その際は相互間の設定を厳重に確認し，受渡し試験を行う．

(2) 受入れ試験

受入れ試験（acceptance test）は装置設置直後に行う試験であり，装置の性能，精度，仕様が契約時の仕様に合致していることと，初期不良を早期に発見することが目的である．

受入れ試験には十分な時間をかけて検証する必要があり，受入れ試験の項目は使用装置の特殊性に基づく項目や，装置メーカーが指定する項目を追加する必要性もある．

受入れ試験の結果は今後の装置の品質管理を行う上での基準値（ベースライン）となる．受渡し試験で実施済みの項目もあるが，受入れ試験では装置メーカーが所有する測定機等による試験結果であり，ユーザーが所有する測定器等による試験結果と同じになるとは限らない．そのため，受入れ試験では，ユーザーが所有する測定器等にてベースラインを

IEC
国際電気標準会議．電気工学，電子工学，および関連した技術を扱う国際的な標準化団体．

確立する必要がある.

2.7.4 コミッショニング

各施設が新規または更新された装置で放射線治療を開始するには,受入れ試験終了後,装置の特徴・傾向性を認識し,それぞれの治療方法に応じたレベルが担保できるものにするために種々の測定（以下,コミッショニング）を行う.治療装置のコミッショニングは受入れ試験項目と一部重複する項目があるが,実際の放射線治療を想定した検証項目を立案し,実施する.特殊な治療を実施する施設においては,その目的に応じた測定項目を設定し実施することとなる.コミッショニングには,臨床使用前の試運転的な要素を含むこともある.コミッショニングは,複数人で実施しなければならない.コミッショニングの準備において詳細な実施手順書を作成し,実施後は結果報告書の文書化を行うべきである.コミッショニングが不十分のまま放射線治療を開始すると医療事故の恐れもある.

2.7.5 精度管理用器具

精度管理用機器は多くの種類があり,同じ管理項目を実施できる機器であっても特徴や取り扱いの異なるものもある.自施設で行う品質管理項目とその実施方法に合わせて精度管理用機器を準備する必要がある.

(1) 線量管理に関するもの

a ファーマ形電離箱線量計（図2.90）

絶対線量,相対線量測定に使用される.標準的な電離箱線量計であり,施設におけるリファレンス線量計とされることが多い.医用原子力技術研究振興財団などのJCSS登録事業者による定期的な校正が必要である.

b マイクロ形電離箱線量計（図2.91）

有感体積は0.06 cc程度となる.有感体積が小さいため空間分解能が高く,小照射野の測定に利用することが多い.

c 平行平板形電離箱線量計（図2.92）

電子線の線量測定に用いる.JCSS登録事業者による定期的な校正または校正済みのリファレンス線量計と相互校正により水吸収線量校正定数を求め,水吸収線量測定にも使用される.

d 電位計（図2.93）

線量計で得られた電荷を計測する.使用の際は印加電圧や収集電荷の

2.7 品質保証，品質管理

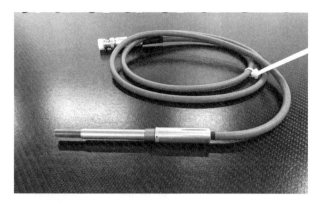

図 2.90　ファーマ型電離箱線量計

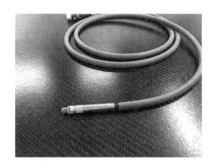

図 2.91　マイクロ型電離箱線量計

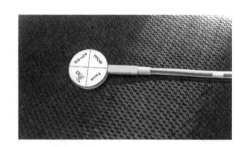

図 2.92　平行平板型電離箱線量計

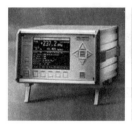 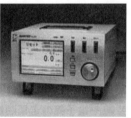 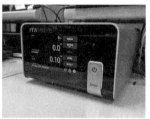

図 2.93　電位計

単位に注意する．医用原子力技術研究振興財団などの JCSS 登録事業者による定期的な校正が必要である．

e　ファントム

1) 1D 水ファントム（図 2.94）

X 線や電子線の定期的な出力測定で使用する．深部方向にのみ線量計位置を任意の位置に調整することが可能である．コンパクトであり，ファントムを水平に配置するのは容易で，取り扱いやすい．

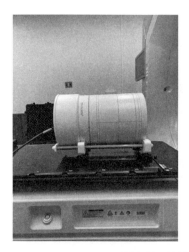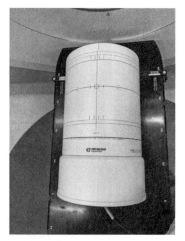

図 2.99　3 次元半導体検出器

日々の出力不変性を簡便に確認することが可能である．プロファイルに異常がみられる場合は，3D 水ファントム等による精度の高い測定方法による確認が必要である．

h　3 次元半導体検出器（図 2.99）

円筒形であることにより，どのガントリ角度でも照射ビームに対しても検出器ジオメトリが一定に保たれる．IMRT，VMAT など一貫性のある照射の評価が行える．解析ソフトと連携して線量評価を行うことができる．

(2)　幾何学的精度に関するもの

a　画像解析ソフト

Starshot テストや Winston-Lutz テストの解析など幾何学的精度評価が可能である．線量分布評価も可能なものもある．

b　ラジオクロミックフィルム

光照射野，放射線照射野の確認，IMRT の線量分布検証などに使用する．照射された範囲が黒化し，線量評価にはフィルムの黒化度と放射線量の関係を示すテーブル（特性曲線）の作成が必要である．加工，取り扱いが容易であり，平面的な線量分布の評価に利用する．

c　フロントポインタ（図 2.39）

放射線治療装置のメカニカルアイソセンタを示す重要な器具である．コリメータ回転中心，ガントリ回転中心，寝台回転中心の確認に使用される．光学距離計の指示値確認にも使用される．

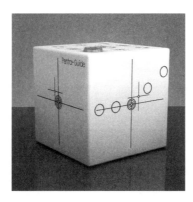

図2.100　IGRT QA ファントム

　d　Winston-Lutz 用ファントム（図2.47）
コリメータ回転中心，ガントリ回転中心，寝台回転中心，レーザー位置の幾何学的精度を評価する際に使用される．

　e　IGRT QA ファントム（図2.100）
ファントム内中心に微小金属球が埋め込まれているファントムである．ファントム表面に記載されているマークを利用することで，日常的にIGRTに関する治療室内レーザー精度や座標位置の確認を行うことができる．IGRTのend to testに簡易的に用いることができ，精度評価が可能である．

(3) 画質評価，呼吸同期に関するもの

　a　呼吸同期ファントム
実際の患者の呼吸パターンを用いたシミュレーションが可能である．

　b　画質評価ファントム
kV-imager, EPIDの画質評価に使用される（図2.101）．
ラスベガスファントム．EPIDの画質評価に使用される（図2.102）．

　c　CT画像評価用ファントム（図2.103）
内部に高・低コントラスト分解能やスライス厚，均一性などを評価するモジュールがある．1回のスキャンですべてのモジュールの撮影ができ，専用の解析ソフトを用いると評価も簡潔にできる．日常的な品質管理にも利用することができる．

(4) その他

　a　気泡式水準器（図2.104）
ガントリ角度や寝台角度の計測に使用する．水準器の向きを変えても気泡の位置が変わらないことを確認して使用する．数値表示はないが，水平からの傾きに関してはデジタル角度計よりも感度が良い．

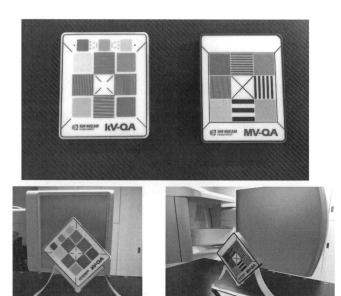

図 2.101 画質評価ファントム

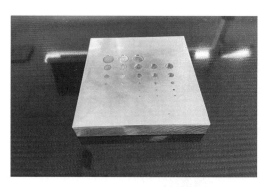
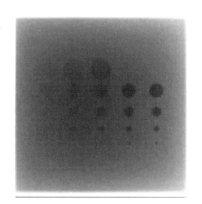

図 2.102 画質評価ファントム（ラスベガスファントム）

b デジタル角度計（図 2.105）

ガントリ角度や寝台角度の計測に使用する．角度計の向きを変えても表示角度に相違がないことを確認して使用する．

c デジタル気圧計（図 2.106）

水吸収線量を求める際の温度気圧補正係数算出のために必要である．半導体を用いて圧力を検知して計測する，最も普及しており，利便性が高い．以前はフォルタン式水銀気圧計，アネロイド型気圧計が使用されていた．フォルタン式水銀気圧計は水銀柱を利用して計測する最も精度

2.7 品質保証，品質管理

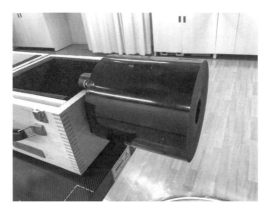

図 2.103　画質評価ファントム

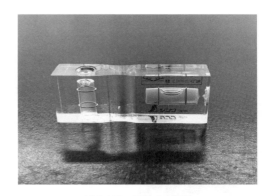

図 2.104　気泡式水準器

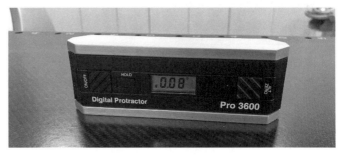

図 2.105　デジタル角度計

が高い計測法であるが，読み取りには習熟が必要であり，重力や温度による影響を補正する必要がある．アネロイド型気圧計は大気圧とばねの反発力とのつり合いを利用して計測する．計測する際は，機械的な抵抗があるため，軽い振動を与える必要がある．

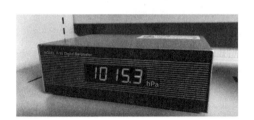 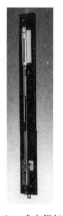 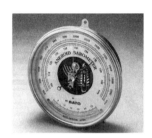

デジタル気圧計　　　　フォルタン式水銀気圧計　　　アネロイド型気圧計

図2.106　デジタル気圧計

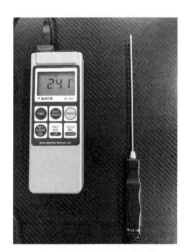

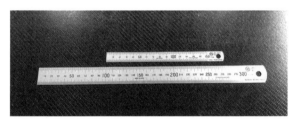

図2.108　定規

図2.107　デジタル温度計

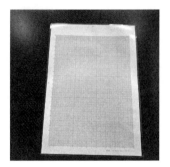

図2.109　方眼紙

 d　デジタル温度計（図2.107）

　水吸収線量を求める際の温度気圧補正係数算出のために必要である．アナログタイプの精密水銀温度計もあるが，デジタル温度計が便利である．

 e　定規（図2.108）

　光照射野サイズや寝台移動距離の確認に必要である．JIS 1級ステンレス製のものが必須である．

f 方眼紙（図 2.109）

光照射野の確認に使用される．また，コリメータ回転幅中心位置や寝台回転中心位置を確認などにも使用される

2.7.6 照射野確認・照合システム

[照射野確認]

放射線治療では，日々照射を行うに当たり，計画された照射が行われているのかが重要となる．照射野の確認は，患者に照射された実際の照射野が治療計画の照射野と一致しているか確認することである．実際の照射野と治療計画の照射野が一致していないと，計画された照射が行われていないことになり，十分な治療効果や正常組織への障害・副作用の発生に大きな影響を及ぼすことになる．そこで，実際の照射が治療計画どおり行われているか確認するためにリニアック装置を用いてX線撮影を行う．

撮影した画像はリニアックグラフィ（LG：linac graphy）またはポータルグラフィ（portal graphy）と呼ばれる．治療計画装置でDRR（digitally reconstructed radiographs）を再構成してリニアックグラフィと比較する．比べたときに画像の照射野の位置にズレがなければ，計画どおり照射が行われていることになる．

LGは①初回治療開始時，②照射範囲などの変更時，③定期的に行う．①，②は，最初に間違った照射が行われると次回に確認を行うまで間違ったままの照射が行われることになる．③は照射野の確認を定期的に行い，照射精度の確認を行う必要がある．治療の目的，照射方法により実施する周期には違いがある．また，患者状態の変化（体重の減少，病巣の変化など）により確認する必要がある．

一般的には，LGは2重曝射という方法で取得する．2重曝射とは治療照射野の照射と照射野を全開した状態での照射を行う撮影法である（図 2.110）．照射野内と照射野周辺部位に黒化度の差ができ，治療時の照射野を画像上に再現される．リニアック装置を用いた撮影ではあるが，LG撮影に使用される線量は数cGy程度であり，1回の治療に照射される線量に比べ低い数値である．LGはMV-X線を使用しているため，軟部組織と骨との濃度差は小さいが，肺などの低密度物質と軟部組織・骨とのコントラストは明瞭で，主に，それらの密度差のみが強調された画像である．通常の画像診断用kV-X線画像よりもコントラストも分解能も悪い画像である．

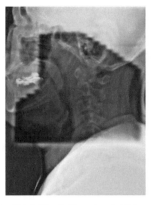 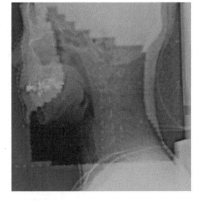

(a) CRを用いたリニアックグラフィ　　(b) EPIDを用いたリニアックグラフィ

図2.110　リニアックグラフィ（2重曝射法）

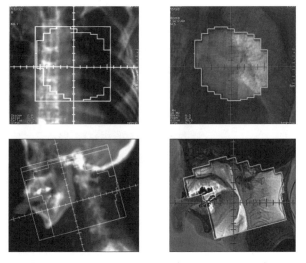

図2.111　リニアックグラフィ（DRRとフュージョン）

　LG撮影は従来，CR（computed radiography）を用いていたが，現在はEPID（electronic portal imaging device）を用いて照射野確認を行うようになった．当然，CRの利用以前は増感紙-フィルムを使用していた（図2.111）．EPIDは，患者の適切なポジショニングおよびセットアップ精度を確認するために用いられるリニアック装置の付属装置である．ガントリMV-X線射出口に対して対向するように付属しており，あらかじめ放射線の受光面に備えたことでMV-X線画像が取得できる照射位置照合装置であり，放射線治療においては重要な付属装置である．（表2.7）

2.7 品質保証，品質管理

表 2.7 リニアックグラフィの比較

撮影システム	
増感紙-フィルム法	金属蛍光増感紙（Pb：鉛＋CaWO$_4$：タングステン酸カルシウム） 被写体を透過した光子によって鉛箔で発生した飛程の短い二次電子が金属蛍光増感紙によって光に変換されフィルムを感光
CR	IP（imaging plate；輝尽蛍光体） 被写体を透過した光子によって，銅から発生した飛程の短い二次電子が直接 IP に作用し，さらに IP の後方に配置されている鉛箔からの二次電子も利用し IP に作用
EPID	FPD（フラットパネルディテクタ） 被写体を透過した光子を光に変換し，電気信号としてのデジタルに変換するセンサによりリアルタイムでの観察が可能 X 線フィルムの数十倍の感度

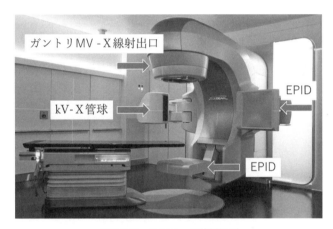

図 2.112　リニアック装置概要

このように MV-X 線を利用して照射前に照射野の確認が容易にできるが，治療と同じ MV-X 線を利用することから計画投与線量を超えることになり，重大な障害を誘引する恐れもある．また，IMRT，VMAT では照射野の確認ができない．このようなことから，ガントリに kV-X 線管球を MV-X 線射出口にたして垂直方向に付属し，kV-X 線画像による照射位置照合ができるようになった（図 2.112）．

kV-X 線画像は MV-X 線画像に比べ，コントラストのある画像が取得でき，照射位置照合の精度が上がる．ガントリを回転することにより CBCT（cone beam computed tomography）として画像を取得できることから，治療計画時の CT 画像と比較して照射位置照合を行うことができる．IMRT，VMAT においても標的の位置が同定することが容易になり治療精度が向上した．

EPIDの特長をまとめると，①2次元画像の撮影ができる，②動体画像が取得できる，③照合画質が向上（デジタル画像であるため画像処理，解析が可能）する，④患者セットアップエラーを減らすことができる，⑤シネ画像取得により照射中の臓器の動きがわかる，⑥CR，フィルムに比べて簡便である，⑦IGRT画像の照合に有用である，⑧IMRTの照射検証に利用できる，⑨リニアック装置のQAに利用できる，⑩取得画像のネットワーク利用（記録・保存・検索）が容易である，などがある．

2.7.7　EPID，側視鏡

(1)　EPID（electronic portal imaging device）

患者の適切なポジショニングおよびセットアップ精度を確認するために用いられ，実際の患者の治療位置を確認するために使用する画像取得システムである．EPIDはX線を受光するFPD（flat panel detector）と画像構成ソフトウェアより構成されている．最近の放射線治療IMRT，STIにおいては画像誘導放射線治療（image guided radio therapy：IGRT）は不可欠である．X線を受光するFPDは，X線を光に変換して電気信号にする間接変換方式のフラットパネルで構成されている．X線受光方向より，アルミニウム製保護プレート，銅製プレート，グラファイト製プレート，発光器，TFT受光器，支持プレートとなっている（**図2.113**）．IGRTではEPIDにより取得された画像は照射直前の最終確認となる．このことからEPIDの品質管理は重要である．

[EPIDの品質保証・品質管理]

EPIDの品質管理は，AAPM task group 142 report（以下TG-142）に提唱されており，品質管理に関する項目は，試験頻度毎に項目と許容について示している．試験頻度は，毎日（装置を使用する日毎），月1回，年1回に分けている．品質管理における許容は，治療方法による許容量の設定である．許容量には，baselineとういう許容量が示されている．これは，受入れ試験より良い結果もしくは受入れ試験の結果と不変であるということであり，受入れ試験を基準とする管理を推奨していると考えられる．試験項目は，毎日は安全性重視の項目になっており，機械的な可動の安全性と精度である．月1回は，質的評価重視の項目になっており，画質の分解能，コントラストなどである．年1回は，線量評価の項目になっている．

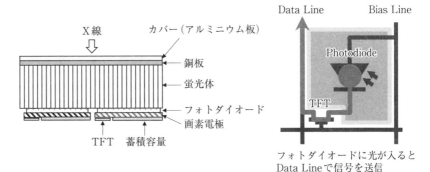

図 2.113 (a)　FPD の構造 (1)

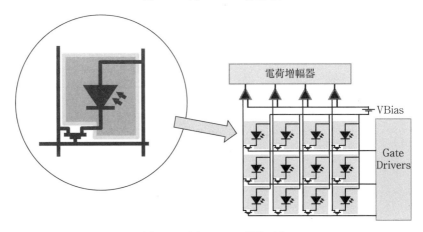

図 2.113 (b)　FPD の構造 (2)

(2) 側視鏡

電子線による術中照射,口腔内照射を行う場合には特別な照射筒を用いる口腔内照射においては外観からの照射野の確認が十分にできないため,照射筒内の観察,確認するために反射鏡を照射筒に組み込んだ構造で側視鏡という (図 2.55).

2.7.8　電位計・検出器

放射線治療用線量計は,光子線や電子線,陽子線,炭素線の空気カーマ (率) や吸収線量 (率) およびそれらの空間分布の測定などに用いられ,1 つの電位計と 1 つ以上の検出器から成る (**図 2.114**).

(1) 電位計

電位計は線量計の測定装置部分で,検出器で収集された電子または陽イオンを電荷量 [C] に置き換えて表示する計測機器であり,次の特徴

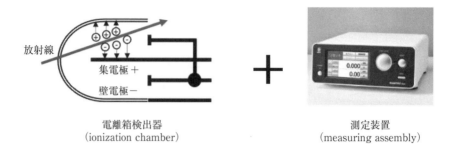

図 2.114　電離箱検出器の一例（文献 70））

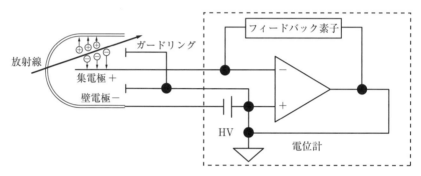

図 2.115　電位計回路の一例

をもつ.
- 電離箱検出器との接続は，高圧電圧の印加を行って測定する.
- 半導体検出器との接続は，印加電圧を 0 V にして測定する.
- 収集される電荷が微量であるため，微小電流・電荷測定に特化している.
- その他，線量単位への変換機能などが付加されている.

a. 電位計の回路

電位計はオペアンプを用いた負帰還回路により，電離箱で収集された陽イオン（正電荷）または電子（負電荷）を電圧として取り出す（図 2.115）. フィードバック素子よって，計測する単位が異なり，フィードバック素子にコンデンサを用いた場合は電荷［C］，抵抗を用いた場合は電流［A］が計測される. フィードバック素子に抵抗を用いているが電荷［C］を表示する際には，電流［A］を積算することで表示している.

電荷［C］＝A·s であるから，電流［A］が 1 秒間に流れる量から算出している.

b. 測定方式の違い

① 電荷蓄積方式

コンデンサの静電容量 C と電圧 V の関係から電荷量を測定する方式

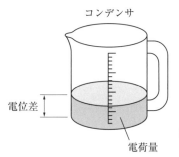

図 2.116 電荷蓄積方式電位計の
　　　　　イメージ図

である．図 2.116 に示すように，仮にビーカーをコンデンサとすると
・カップの底面積（静電容量）
・溜まった水位（電位差）
・溜まった水量（電荷量）
とすることができ，次式となり，コンデンサに蓄えられた電荷量 Q[C] を測定できる．

$$Q = C \times V \tag{2.4}$$

ここで，C：コンデンサの静電容量 [F]，V：コンデンサの両端の電位差 [V] とする．

② 電流積算方式

電流は単位時間当たりに流れる電荷の量であるため，次式となる．

$$I[A] = C/s \tag{2.5}$$

また

$$I(t) = \frac{dQ}{dt} \tag{2.6}$$

としたとき，電流値 I を積分すれば電荷量 Q が求められるため，下式により電荷量 [C] を測定できる．

$$Q = \int I(t)dt \tag{2.7}$$

また電流 I [A] は抵抗器を用いてオームの法則で算出することができ

$$I = \frac{V}{R} \tag{2.8}$$

であることから，式 (2.7) より

$$Q = \int \frac{v(t)}{R} dt \tag{2.9}$$

となり，抵抗器の両端の電圧測定からも電荷量 [C] を測定できる．ここで，I：抵抗器に流れる電流 [A]，R：抵抗器の抵抗値 [Ω]，V：抵

高圧	中心電極	収集電荷の極性	イメージ
+300 V	正	(−)	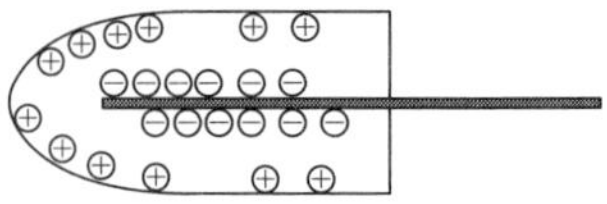
−300 V	負	(+)	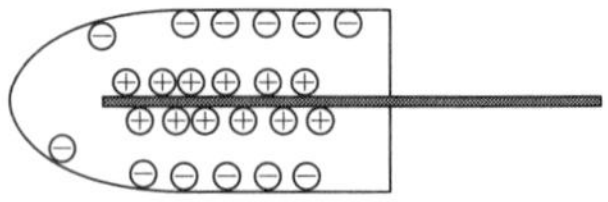

図 2.117　中心電極の極性と収集される電荷の一例

抗器の両端の電圧 [V] とする．

c. 高電圧の印加方式の違い

電位計から検出器への高電圧の印加にはグランデッド入力とフローティング入力がある．グランデッド入力は中心電極およびガード電極を 0 V とし，検出器の壁に高電圧を印加するのに対し，フローティング入力は中心電極およびガード電極に高電圧を印加する方式である．このときの高電圧は収集電荷とは反対の極性が印加される．たとえば，中心電極およびガード電極に正の極性が印加されるとき，検出器の壁には負の極性が印加される．中心電極の印加された高電圧の極性と収集される電荷の一例を図 2.117 に示す．中心電極が正のときは（−），負のときは（+）の電荷が収集される．

(2) 検出器

光子線および電子線の測定には，主に電離箱検出器，半導体検出器が用いられる．電離箱検出器は，容積とその形状により，イオン再結合および極性効果があるため，これらの補正を行わなくてはならない．補正は少ない方が望ましく，そのためには測定対象となるエネルギー，照射野サイズ，線量率等の測定条件に適した検出器を選択する必要がある．

a. 電離箱検出器の構造

電離箱は電離箱壁と電極から成り，壁内部は気体で満たされている．壁で覆われている構造のため，チェンバーと表記されている検出器は電離箱を指す（図 2.118）．

b. 温度と気圧の影響

電離箱検出器には密封形と非密封形（開放形）があり，密封形は内部

2.7 品質保証,品質管理

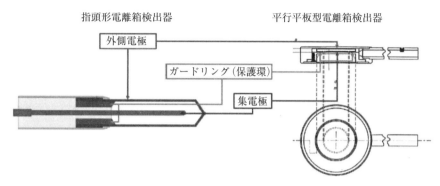

図2.118 電離箱検出器の構造の一例(文献71))

の気体密度はほぼ一定であるため温度と気圧の影響を受けにくいが,市販されている電離箱の多くは非密封形である.非密封形電離箱の内部の気体は空気であるため,基準温度より温度が高いと空気が膨張し壁内の空気分子の密度は薄くなり,基準温度のときよりも収集電荷量は低くなる.逆に基準温度より温度が低いと空気が収縮し空気分子の密度は濃くなるため,基準温度のときよりも収集電荷量は高くなる.また,基準気圧よりも気圧が高くなると空気は圧縮し空気分子の密度は濃くなり,基準気圧のときよりも収集電荷量は高くなる.逆に基準気圧よりも気圧が低くなると空気は希薄になり空気分子の密度は薄くなるため,基準気圧のときよりも収集電荷量は低くなる.このため,温度気圧補正係数により温度や気圧の補正を行わなくてはならない.

標準計測法12では,温度22.0℃,気圧101.33 kPaを基準条件としている.

c. 電離箱容積の影響

電離箱内の空気に放射線が入射し,電離作用により生じた陽イオンと電子は,検出器の壁または中心電極に高電圧を印加することによりに収集され,電流が流れる.しかし,陽イオンと電子が電極に到達する前に再結合を起こし,生じたすべてのイオン対を収集することができない.電極で収集しきれなかった欠損分をイオン再結合損失という.電離箱容積が大きいと,電極間の距離が離れるためイオン再結合損失が大きくなり,逆に電離箱容積が小さいと電極間距離が近いためイオン再結合損失は小さくなる.また電離箱容積が大きいと,入射する放射線の量も増え,生じるイオン対の量も増えるが,電離箱容積が小さいと生じるイオン対の量は少なくなる.このことから,目的とするに線量率やPPSに応じて,最適な電離箱容積を選択する必要がある.

PPS (particles per second) particle は粒子であり,単位時間当たりの粒子数を意味する.粒子線治療では線量率を5 Gy(RBE)/min(1×10^9 pps)などの表現でPPSが使用される.

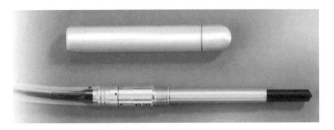

図 2.119　Farmer 型検出器（電離箱容積 0.6 cc）の一例

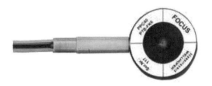

図 2.120　IBA 社製 PPC40 検出器（電離箱容積 0.4 cc）

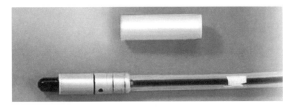

図 2.121　CC13 検出器（電離箱容積 0.13 cc）

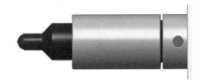

図 2.122　RAZOR Nano 検出器（電離箱容積 0.003 cc）

d. 電離箱検出器の種類

① モニターユニット（MU）の校正に適した検出器

Framer 形検出器（図 2.119）：モニターユニット（MU）の校正では，測定可能な電荷量が適度に多い電離箱が適している．Farmer 形検出器は，高エネルギー光子線のモニター線量計の校正の基準線量計として使用されており，電離箱容積は 0.6cc 前後である．検出器部分が指先に似ていることから，このような形状の検出器を指頭形とも呼ぶ．

平行平板形検出器（図 2.120）：電子線のモニター線量計の校正等で使用される．平行平板形は，電極間距離が 2 mm 以下であるため，光子線よりも水中での深さによりエネルギーが急激に減衰していく電子線の測定に適している．感度の高い 0.4 cc 前後の Roos 形検出器が使用されるが，陽子線では，より電極間距離が薄い Markus 形が使用される．

② 3 次元水ファントムの測定に適した検出器

光子線や電子線の軸外線量比等のプロファイル測定においては，電離箱の長さと幅が近似した電離箱容積が 0.1 cc 前後の指頭形電離箱検出器が，各測定軸方向に対して同程度の分解能で測定可能であるため適している．小照射野の測定では，より電離箱容積の小さい指頭型電離箱や半導体検出器が適している（図 2.121，図 2.122）．

電子線の PDI 測定では，電極間距離が近い方が，深さ方向に高い分解能で測定可能であるため電極間距離の薄い平行平板形電離箱検出器が

③ IMRT や VMAT の検証に適した検出器

ビームプロファイルの半影部は，検出器サイズの影響を受ける．また出力係数測定も検出器サイズの影響を受けるため，ビームデータ測定で使用した微小体積の指頭形電離箱検出器が，主に治療計画装置との検証に用いられる．

e. 半導体検出器の構造・用途

半導体検出器は，シリコンにわずかに不純物を混入した電子の多い n 型半導体と電子の少ない p 型半導体を接合することにより作られる．半導体の接合部は，n 型半導体の負の電荷を持った自由電子は p 型半導体へ，p 型半導体の正の電荷を持った正孔は n 型へ拡散される．自由電子と正孔が結合するため，接合部には電子の移動が少ない空乏層が形成される．

空乏層は電子の移動を妨げ，放射線が入射しない状態では，電流は流れないが，放射線が入射すると空乏層を超えて，自由電子が移動し，電流が順方向に流れる．照射を止めると，自由電子と正孔は，両側に集束し，元の状態に戻るため，電流は流れない．半導体検出器は，この電流値を放射線の測定値としている．電荷量等の線量に換算するため，この電流値をカウント数に換算し，更に電離箱との相互校正を行い表示している．

半導体検出器（**図 2.123**）は，検出器のサイズを小さく加工でき，固体であるため検出器の感度が高く，高分解能な測定が必要な極小照射野の PDD やプロファイル測定，出力測定に適している．一方，固体であるため電離箱と比較しエネルギー依存性が大きく，半導体のバンドギャップエネルギーは温度に影響を受けるため半導体検出器も温度依存性があるが，電離箱検出器のように温度気圧補正係数で補正できないなどの特徴があり，吸収線量への換算の際には注意が必要である．

また平行平板形電離箱を使用した電子線の PDD の測定では，PDI 測定後に水/空気の平均制限質量衝突阻止能比を乗じて PDD に変換する．この PDI 測定時に，平行平板形電離箱では極性効果の補正が必要であるのに対し半導体検出器では不要であり，また検出器に水に実効原子番号の近いシリコンを用いているため，直接 PDD の測定が可能である．

水とシリコンの平均制限質量衝突阻止能比は特に低エネルギーで変動が大きいため，厳密には平均制限質量衝突阻止能比の補正が必要である．

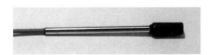

図 2.123　EFD 半導体検出器

さらに3次元水ファントムで電子線の測定する際に，電離箱検出器ではPDD測定は平行平板形電離箱で測定し，プロファイル測定にはビームデータ測定に適した指頭形電離箱に交換して測定しなくてはならないが，半導体は検出器を交換することなく，PDDとプロファイルの両方の測定が可能である．

2.8 安全管理

　放射線治療装置および周辺装置において，品質管理・品質保障の目的は，施設に導入された装置の性能を評価・維持し，安全かつ許容される範囲で高精度な放射線治療を実施することにある．加えて患者のQOL（quality of life）に貢献することである．また，品質管理，品質保証により，放射線治療装置のダウンタイムが減少し，事故防止につながる．また，各施設の放射線治療装置の精度水準が維持することができ，放射線治療の均てん化が可能になる．

　世界保健機関（WHO：World Health Organization）では放射線治療の広義の品質保証として，「ターゲットへの適切な線量投与，個人や正常組織への最小の放射線曝露，治療効果判定のための観察といった医学的処方および安全な施行を行うためのすべての活動」としている．ISO（International Organization for Standardization）において，品質保証（QA：quality assurance）は「製品またはサービスが所与の品質要求を満たしていることの妥当な信頼感を与えるために必要なすべての計画的および体系的活動」と定義されており，個々のプロセスや装置性能の品質水準を実証するすべての活動も含まれる．

　病院での品質保証とは，患者の医療の質を満足させるために医療従事者が行う満足度の向上や医療安全のための行動を指す．放射線治療装置では，使用する診療放射線技師が導入した装置の性能，精度，動作がメーカーの示す仕様書どおりであるかを確認する受入れ試験やコミッショニングが該当する．

　品質管理（QC：quality control）は「患者の要求に合致した品質やサービスを提供するための管理技法を含む体系的活動」であり，QAの一部として行われる．実際のプロセスや装置性能などが求められる品質を維持しているかを確認し，現在の標準や基準からの逸脱がある場合には，品質を改善するための対処を行う必要がある．病院では，患者の要求を満足させるように一定の医療水準を維持することを目標にした品質

2.8 安全管理

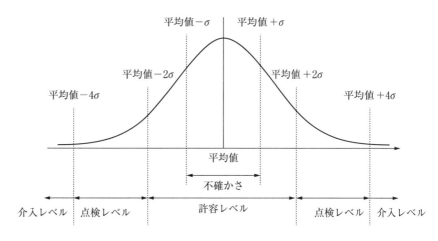

図 2.124 統計学的な許容レベル介入レベルの判断基準

管理を指す．放射線治療装置の品質管理では，導入時における性能を恒常的に評価し，照射精度の維持と安全を確保することである．品質保証は品質管理と密接な関係がある．

[**許容レベルと介入レベル**]

放射線治療関連機器の QA/QC を実施するために臨床上許容される線量精度，空間的線量分布精度を達成することが保証される基準を設定しなければならない．このとき，線量測定や幾何学的精度測定に含まれる統計的なゆらぎを考慮した基準を設定することが必要となる．一般的には，第 1 の基準として，統計学的に許容できる最大のラインとして許容レベルを設定する．この基準には一般的に偏差の平均値の正負方向に標準偏差の 2 倍の幅をもたせた範囲（2 シグマ）が選択される．

これは測定量の誤差分布が正規分布に従うという性質をもち，平均値を中心に分布の正負方向にそれぞれ標準偏差の 2 倍の幅をもたせた範囲内にデータの約 95.5％ が含まれるという統計学的な考えに従っている（図 2.124）．つまり QA/QC 試験で許容レベルを逸脱した結果が得られた場合，装置もしくは測定に使用した機器に異常原因によるバラツキが生じている可能性が考えられるため，原因の解明のための追加検証が必要となる．ただ統計学的な定義のみに依存して許容レベルを設定するのではなく，この許容レベルの範囲内に放射線治療で必要とされる線量精度，空間精度が含まれている必要があることに留意しなければならな

い.

　次に第2の基準として，超過することは統計学的にほとんど起こり得ないと考えられるラインを介入レベルとして設定する．このための統計的変動の範囲は許容レベルの2倍の値に設定される場合が多い．つまり，平均値を中心に分布の両方向に標準偏差の4倍の幅をもたせた範囲（4シグマ）が設定されるが，正規分布の特性としてこの領域内にほぼ100%のデータが含まれることが見込まれるため，範囲から外れるデータは非常に特殊なものと判断され，除外されるべき対象と判定される．つまり介入レベルを逸脱する結果が得られた場合，疑いもなく異常原因によるバラツキが発生していると判断される．許容レベルは，AAPM TG-142[72] AAPM TG-124 を基に「線量に関する全体の不確かさ±5%」，「空間的な全体の不確かさ±5 mm」を達成できる基準として設定されている．

　またこれらの許容レベルは，これまでは絶対値で示されることがほとんどであったが，近年では TG-142 に見られるように項目によっては基準値（baseline）に対する変動，いわゆる不変性（constancy）を評価する手法が取り入れられ，これらの評価レベルは基準値に対する相対値として示される．このときの基準値は装置の受入れ試験やユーザーのコミッショニング試験の際に決定される，いわば装置の「安全基準」ともいうべき値であり，施設の放射線治療の精度，安全性を担保するための重要な指標である．装置の QA/QC は，装置の受入れ試験時からすでに始まっていることに留意しなければならない．許容レベルを超えていない場合であっても，何らかの是正行動が必要となるケースが想定される．以下に重要度を3段階のレベルに分類した是正行動タイプを示す．

　　レベル1：確認（<tolerance）

　繰り返し実施される QA/QC の結果から，正常動作している場合に得られると想定される許容レベルが定義される．許容レベルから逸脱していない場合でも，測定値が突然大きく変化した場合，試験実施者は品質管理担当者に注意喚起をするべきである．この測定値の変化は，測定器材のセットアップ誤差や，実際に変化が生じているものの，QA/QC の許容レベルを超えていない治療装置の問題を表していると考えられる．この場合，治療は継続するべきであるが，ルーチンの QA/QC を実施して原因を追及するべきである．

　　レベル2：点検（≦tolerance）

　QA/QC の結果が許容レベルと一致，もしくはその近くにある状態が

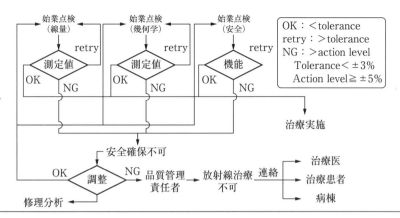

図2.125 始業点検で不具合が発生した場合の判断基準

続いた場合，もしくは過剰ではないものの，複数のQA/QCの結果のうち1つの結果が許容レベルを超えた場合には，調査もしくは定期的メンテナンスを実施しなければならない．この状況下では，許容レベルをわずかに超えていても，数日間の治療では臨床的な影響は重大ではないだろう．治療は継続されるが，原因の軽減を1, 2就業日以内に行うべきである．

レベル3：即時の治療中止（＞tolerance）

線量測定の結果，測定された線量に関連する重大なエラーが発見された場合や安全インターロックの不良が発生した場合には，治療行為を即時中止しなければならない．この場合，問題が解決されるまで治療を実施してはならない．

例として始業点検で不具合が発生した場合を提示する（**図2.125**）．

2.8.1 機器の管理と保守

放射線治療を確実に実施するに当たり，医師の処方どおりの正確な線量を照射する義務が診療放射線技師には要求される．そのためには放射

線治療の質を保証して,放射線治療の水準を高い規格で維持することが重要である.放射線治療の水準を高い規格で維持することは,放射線治療装置の管理と保守を行わなければならない.

医療法施行規則には,医療機器に関する内容として(1)医療機器の安全使用を確保するための責任者(医療機器安全管理責任者)の設置(2)従事者に対する医療機器の安全使用のための研修の実施(3)医療機器の保守点検に関する計画の策定及び保守点検の適切な実施(4)医療機器の安全使用のために必要となる情報の収集その他医療機器の安全確保を目的とした改善のための方策の実施,以上の4項目が記載されており,放射線治療装置の品質管理における保守は法令で義務付けられている.

放射線治療装置に限らず,医療機器の品質管理を行う場合には,品質管理に関する方針,責任者の権限などの基本的事項を定めた品質管理規定を作成する必要がある.品質管理規定の具体的な内容は,①目的,②基本方針,③業務分担,④品質管理の実施,実施計画,実施手順,⑤品質管理実施の記録と評価などになる.それぞれの施設の状況に応じて活用しやすいものにすることが大切である.品質管理プログラムの作成・実行は,照射精度と安全を確保するために非常に重要である.これまでも,放射線治療装置の保守管理は実施されてきたが,保守管理するための点検内容,方法,頻度など自施設の放射線治療に見合った品質管理プログラムを作成する必要がある.

[品質管理プログラム]

放射線治療装置の設置に当たり臨床的に要求される照射方法に対応した仕様を決定するとともに放射線治療の安全性を考慮した仕様を決定する.この段階から品質保証が始まる.品質保証の流れは仕様策定後,装置の受入れ試験,日常の定期点検へとつながる.また,現在の放射線治療装置は,放射線治療計画装置や放射線治療サーバーなどとネットワークで繋がっており,これに関する項目も仕様書に書かれている場合が多い.

放射線治療装置はコンピュータ技術の発展により構造は複雑化してきた.これまでの機械的な精度,線量精度を確認することから,ソフトウェアによる動作の確認も必要である.たとえば,機械的な精度が変位すると故障となり,照射線量の不確かさは過誤照射になる.患者情報管理が間違っていると患者間違いとなり,誤照射を起こすことになる.品質管理プログラムは毎日行う始業点検,定期的に行う1週間点検,1ヶ月

点検，3ヶ月点検，6ヶ月点検，1年点検などの頻度で行われる．

　特に始業点検は自施設の臨床的に適した最低限の重要な品質管理プログラムを選択して，短時間に精度よく行えるようしなければならない．そのためには，品質管理のための専用ツールを用いて相対的な測定値の変動を評価していく．必要な試験方法はそれぞれのメーカーで異なっており，当然のことではあるが同じ手順では確認することはできない．そのためこれらの確認は，メーカーや学会等が推薦するガイドラインおよび試験手順に従うべきである．測定で得られた値を評価する際，基準となるのは受入れ試験で得られたデータとなる．また，装置自体が有するセルフチェックシステムを有効に利用することは重要である．

2.8.2　安全管理と対策

(1)　放射線治療におけるリスクマネジメント

　放射線治療におけるリスクマネジメントを行うためには，さまざまな専門性，役割，責任を有したスタッフの積極的な調和と努力が重要である．異なる職種グループ間での適切で明確なコミュニケーションは，お互いの機能や役割の理解を深めることにつながり，リスクを低減することできる．リスクマネジメントのためには，どのようなことが起こり得るかを知り，理解しておく必要がある．これには過去の事例報告が非常に参考になる．使用装置，治療方法，人材配置などの環境により，各施設のリスクは異なるため，各施設の規模や治療方法によりリスクの評価を行う．リスクマネジメントを行うためには，放射線治療に関連する十分な経験，教育，技能が必要である．

　各施設は，スタッフ研修等の教育およびその記録を行い，組織に存在する業務を実践する上での力量要件を設けるべきである．また，外部の力量評価を受けたスタッフとして，各職種の専門または認定資格を有する者を含めることが望ましい．安全に日々の業務を行うに当たり，各職種およびスタッフの役割と責任を明確にしておく必要がある．各施設はプロセスマップ（業務フロー）（図 2.126）を整備し，すべてのスタッフが容易に確認できるようにしておくことが必要である．各プロセスには，標準化された手順が関連付けられる必要がある．プロセスマップは安全のための有効なステップを特定し，より安全で効率的な運用を検討するための有用なツールとしての活用も期待できる．

　医療事故の多くは，コミュニケーションの不足によってプロセスマップが機能しないために起こっている．情報発信側から，状況，背景，評

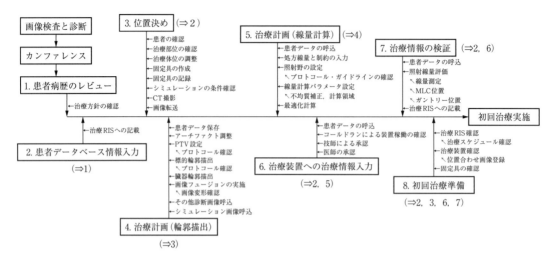

図 2.126　プロセスマップ例

価（考えられる問題点等）や提案など簡潔に順序立てて話すことで，より確実に情報を伝達することができる．また，双方向確認のように正しく情報が伝達されているかを確認することが重要である．これは，情報の受け手側が理解した内容を言葉に出して確認するというものである．情報の発信側は，正しく理解されているかを確認し，生じた疑義に対しては再確認を行うことで，より安全な医療を提供することが可能となる．

(2) 事故の再発防止策

医療機関における一連の誤照射事故を公表年月日順に示す（**表 2.8**）．各報告の詳細な内容は控えるが，事故の報告は，所謂，放射線治療における拠点的役割を担っている大病院，中核病院である．このことは，無数にあるエラーがたまたま結び付いたことを見逃さずに発見していることになるか，そもそも事故が起こりやすい状態にあったかは報告がない．

このような事故の再発を防止する策がその都度，学会等から発出されている．その防止策は，診療現場での対策としては

① 医師と技師のコミュニケーション不足を解消するためには，お互いの役割を確認するとともに，ディスカッションの場を確保してそれを十分に行う必要がある．また，これをマニュアル化する必要がある．

② 治療中の患者の診察は，誤照射を臨床的にチェックする手段でもあるので，十分に行う必要がある．

表 2.8 誤照射事故例

公表日	事故内容	
2001.4	ウェッジファクターの入力ミス	過剰照射
2002.7	ウェッジファクターの入力ミス	過剰照射
2003.10	治療担当医師と技師の線量評価の相違	過剰照射
2004.2	照射野係数の入力ミス	過小照射
2004.3	シャドウトレイがないのにあるとして計算	過剰照射
2004.4	補正係数をルーチンの線量測定に使用	過小照射
2004.5	2日間ブーストとして 10 Gy/4 回追加予定が 10 Gy を 2 回追加	過剰照射
2004.5	ウェッジファクターの入力ミス	過剰照射
2009.5	照射野のつなぎ目の重なり	過剰照射
2014.7	(RALS) 線源停留位置のずれ	病巣への過小照射 周辺臓器への過剰照射
2021.4	線量測定の単位間違い	過小照射

③ 線量計算などは異なるシステムでチェックする必要がある．また必ず複数の人間により確認する．

④ 治療担当者は，可能な限り学会などが行う研修に参加して，最新の情報に接するとともに，疑問を解決してくれる人的ネットワークを構築する必要がある．

病院管理者としては，研修の機会を可能な限り与える必要がある．学会・行政の取るべき対策としては，事故の構造的誘因としては，医師や技師の経験・研修不足があり，それを許してきた放射線治療体制の不備があげられる．

そもそも放射線治療は，複雑な装置やシステムを駆使して行うきわめて高度な医療であり，かつ日進月歩で進歩している．したがって，これに関わる関係者には，高い専門性と恒常的な研鑽が要求される．これを保障するための方策が長期的には必要と考える．治療 QA の指導・監視機関の創設が必要である．現在までのところ，治療 QA の実施は各施設に任されていて，その内容には大きなばらつきがある．その水準を揃えるため指導・監視する機関を創設し，この機関による評価と病院評価を連結させる．

以上が提言としてまとめられている．しかし，その後の対策は十分でなく，誤照射事故の報告が繰り返されている．

2.8.3 関係法規

放射性同位元素および放射線発生装置を使用する場合，多岐にわたる

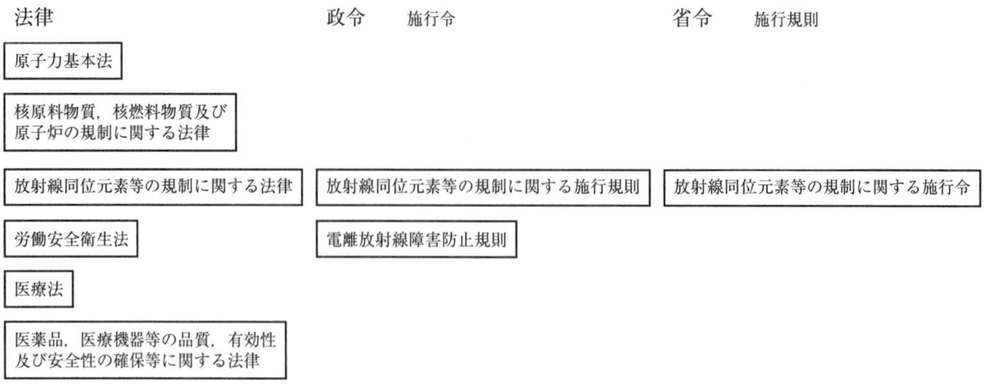

第2章 放射線治療機器

```
法律                          政令  施行令                 省令  施行規則

┌─────────────┐
│ 原子力基本法 │
└─────────────┘
┌──────────────────────────┐
│ 核原料物質，核燃料物質及び │
│ 原子炉の規制に関する法律  │
└──────────────────────────┘
┌──────────────────────────┐   ┌──────────────────────────────┐   ┌──────────────────────────────┐
│ 放射線同位元素等の規制に関する法律 │   │ 放射線同位元素等の規制に関する施行規則 │   │ 放射線同位元素等の規制に関する施行令 │
└──────────────────────────┘   └──────────────────────────────┘   └──────────────────────────────┘
┌────────────────┐   ┌────────────────────┐
│ 労働安全衛生法 │   │ 電離放射線障害防止規則 │
└────────────────┘   └────────────────────┘
┌────────┐
│ 医療法 │
└────────┘
┌──────────────────────────────────┐
│ 医薬品，医療機器等の品質，有効性 │
│ 及び安全性の確保等に関する法律   │
└──────────────────────────────────┘
```

図2.127 放射線に関する規制法令

表2.9 装置の名称の違い

	一般名	放射性同位元素等規制法	医療法	電離放射線障害防止規則
外部照射	直線加速器	放射線発生装置	診療用高エネルギー放射線発生装置	荷電粒子を加速する装置
内部照射	RALS装置	密封された放射性同位元素	診療用放射線照射装置	放射性物質を装備している機器
	永久刺入線源	密封された放射性同位元素	診療用放射線照射器具	放射性物質を装備している機器

　法律により規制されているため行政手続きが煩雑である．また，装置の導入においては，放射線治療を新規に始める場合と装置の老朽化に伴い更新をする場合とでは手続きに多少の違いが生じる．一般的に許可申請または届出を要する法律には次のようなものがある（**図2.127**）．
・放射性同位元素等の規制に関する法律
・医療法
・電離放射線障害防止規則
・電波法

　また，それぞれの法令により定義，使われている名称が異なるので法令に合わせて使い分ける必要がある．たとえば，管理区域の線量限度は同じであるが，それぞれの法令の目的による定義が異なる（**図2.128 (a)(b)**）．法令内での装置の名称についても異なる（**表2.9**）．

(1) 放射性同位元素等の規制に関する法律（RI規制法）

　RI規制法は，原子力基本法に則り放射性同位元素や放射線発生装置の使用及び放射性同位元素によって汚染されたものの管理を規制するこ

2.8 安全管理

```
                管理区域の基準
① 外部放射線に係る線量が実効線量で1.3 mSv/3月
② 空気中の放射性同位元素の濃度が3月間についての平均濃度が空気中濃度限度の1/10
③ 放射性同位元素によって汚染されるものの表面密度の1/10
   ①から③を超える場合について管理区域の設定を義務付けている
```

放射性同位元素等の規制に関する法律	医療法	電離則
人が常時立ち入る場所における線量限度 実効線量で1 mSv/週	エックス線診療室，診療用高エネルギー放射線発生装置使用室，診療用放射性同位元素使用室及び陽電子断層撮影診療用放射性同位元素使用室などの隔壁の外側で1 mSv/週	労働者が常時立ち入る場所における外部放射線による実効線量と空気中の放射性物質による実効線量との合計を1週間につき1 mSv以下にしなければならない
病院の病室における線量限度 実効線量で1.3 mSv/3月	病院の人が居住する区域 実効線量 1.3 mSv/3月	
事業所の境界及び事業所内の人が居住する区域における線量限度 実効線量で250 μSv/3月	病院の敷地の境界 実効線量 250 μSv/3月	

図 2.128 (a)　管理区域と線量限度の関係

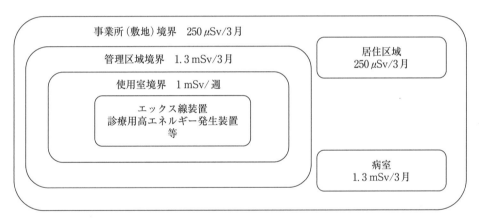

管理区域：標識，注意事項を掲示し，柵等の人がみだりに立ち入らない措置を講じている区域
　　　　　「必要のあるもの以外のものを管理区域に立ち入らせてはならない」
標識：管理区域である標識をつける規定はあるが表示の箇所，標識の数を規定したものはない

図 2.128 (b)　管理区域と線量限度の関係

とで，放射線障害を防止し，公共の安全を確保することを目的とした法律である．この法律は①使用の許可・届出②施設基準③放射線取扱主任者の選任・届出④放射線障害予防規程の作成・届出⑤行為の基準の5つの項目で構築されており，管理上必要とされる記録・帳簿が規定されている．

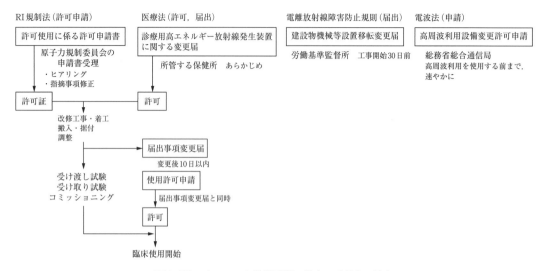

図 2.129 リニアック装置更新の場合の手続きの流れ

a 放射線発生装置にかかる申請手続き

放射線発生装置を新規または更新する場合は、あらかじめ原子力規制委員会に申請し、許可を得なければならない。許可証交付後、改修工事、装置の搬出搬入・据付を行うことができる（図 2.129）。

b 密封線源治療にかかる申請手続き

密封線源治療は密封線源を用いた治療であり、密封線源の一時的な挿入と永久刺入に分けられる。RI 規制法での申請手続きは原子力規制委員会の許可もしくは届出を要する。

c 放射性同位元素等規制法における監査

放射性同位元素等規制法に関する監査は、施設検査、定期検査、定期確認、立入検査がある。

1) 施設検査

施設検査は、特定許可使用者に対し放射性同位元素等の使用開始前に施設の位置、構造、設備の能力等が許可の内容に適合しているかについて行われる検査であり、検査に合格しなければ当該施設を使用することができない。放射線発生装置の許可使用者が該当し、外部照射装置を使用している施設はすべて特定許可使用者であり、施設検査の受審が義務づけられている。

2) 定期検査

定期検査は、放射性同位元素や放射線発生装置の使用開始後に、放射線施設が法令に規定される技術上の基準に適合しているかについて所定

の期間ごとに行われる検査である．なお，所定の期間とは，一般的な病院施設（密封線源又は放射線発生装置の特定許可使用者）の場合は，施設設置に伴う施設検査の合格日又は前回の定期検査の日から5年以内である．

3) 定期確認

定期確認は，維持管理活動が適切になされ安全性が確保されているかについて所定の期間ごとに行われる確認検査である．主に従事者の被ばく履歴，教育・訓練履歴，使用点検記録等を書面及び現場にて確認する．なお，所定の期間とは定期検査と同様であり，通常は定期検査と定期確認は同時に受審する．

4) 立入検査

立入検査は，許可届出使用者等を対象に原子力規制委員会の放射線検査官により随時行われる検査であり，施設及び行為基準の両方にわたって法令の遵守状況を検査する．

(2) 医療法

医療法は，医療を受ける方の利益の保護及び良質かつ適切な医療を効率的に提供する体制の確保を図り，国民の健康の保持に寄与することを目的とする法律であり，放射線診療に限らず医療全般に関連する法律である．放射線領域に関する主な条項は，医療法第15条および医療法施行規則第四章診療用放射線の防護第24条〜第30条が該当する．また，医療法に関連する告示や通知が，社会の情勢に応じて数多く発出されている．医療法に関する手続きは病院の所在地を管轄する保健所に，提出時期，提出回数などを相談すべきである．

[医療法に関する監査]

医療法に関する監査は，主に使用前検査，立入検査である．

1) 使用前検査

医療法第15条，医療法施行規則第24条，第25条，第27条に従って届出を行った内容の確認および使用室の構造や安全設備の機能が適切であるかについて検査が行われる．使用前検査は，合格しなければ当該装置を診療に使用することができない．

2) 立入検査

医療法第25条の規定に基づく立入検査であり，病院が規定された人員及び構造設備を有し，適正な管理を行っているかについて，原則として1年に1回行われる．

(3) 電離放射線障害防止規則

電離放射線障害防止規則は，事業者が労働者の電離放射線を受けることをできるだけ少なくするため（As Low As Reasonably Achievable）に，労働安全衛生法及び施行令の規定に基づき制定された規則である．

(4) 電波法

電波法は，電波の公平かつ能率的な利用を確保するための法律である．リニアックなど放射線発生装置については電波法の規制対象となる．第100条にてリニアックで使用するクライストロン等の高周波発振装置は総務大臣の許可を受けなければならない高周波利用設備に該当し，RI規制法と同様に電気通信監理局へ高周波利用施設設備変更許可申請書にて新規の許可申請または変更許可申請が必要である．

〔参考文献〕

1) JW Beams and H Trotter, Phys. Rev., 45, 849, 1934
2) H Trotter and JW Beams：Phys. Rev., 47, 641, 1935
3) 寺島廣美，山下　茂，石野洋一：日放医会誌，48（8），1005-12, 1988
4) G Ding, S Kucuker-Dogan, I Das：Med. Phys., 49（2），1297-1302, 2022
5) G. J. Kutcher：Med. Phys., 21, 581-618, 1994
6) Y Tominaga, Y Sakurai, J Miyata, et al.：JACMP 23（12）e13817, 2022
7) Echner GC, Kilby W, Lee M, et al.：Phys. Med. Biol., 54（18），5359-5380, 2009
8) George X. Ding, Parham Alaei, Bruce Curran, et al.：Med. Phys., 45（5），e84-e99, 2018
9) EE Klein, J Hanley, J Bayouth, et al.：Med. Phys., 36（9），4197-4212, 2009
10) JY Hong, GW Kim, CU Kim, et al.：Radiat. Prot. Dosimetry, 146（1-3）：364-6, 2011
11) SK Hui, J Kapatoes, J Fowler, et al.：Med. Phys., 32（10）：3214-24, 2005
12) Netherton T, Li Y, Gao S, et al.：Med. Phys.,46：4304-13, 2019
13) M Nakamura, A Sawada, Y Ishihara, et al.：Med. Phys., 37（9）：4684-91, 2010
14) ICRU International Commission on Radiation Units and Measurements Report 50：Prescribing, recording, and reporting photon beam therapy：Bethesda, 1993
15) JC Stroom, PR Storchi：Phys. Med. Biol., 42：745-755, 1997
16) M van Herk, P Remeijer, C Rasch：Int. J. Radiat. Oncol. Biol. Phys., 47：1121-1135, 2000
17) E Weiss, H Vorwerk, Susanne Richter, et al.：Int. J. Radiat. Oncol. Biol.

Phys., 56 (1) : 69-79, 2003

18) H. Shirato, S. Shimizu, K. Kitamura, et al. : Int. J. Radiat. Oncol. Biol. Phys., 48 (2) : 435-442, 2000
19) Feldkamp LA, Davis LC, Kress JW : J. Opt. Soc. Am. A 1 : 612-619, 1984
20) Gardner SJ, Mao W, Liu C, Aref I, Elshaikh M, Lee JK, et al. : Radiat. Oncol., 4 : 390-400, 2019
21) Jereczek-Fossa BA, Cattani F, Garibaldi C, et al. : Strahlenther Onkol., 183 : 610-6, 2007
22) H Okamoto, S Nishioka, K Iijima, et al. : J. Radiat. Res., 60 (1) : 116-123, 2019
23) B Cai, H Li, D Yang, et al. : Med. Phys., 44 (12) : 6504-6514, 2017
24) B Sahin, TZ Mustafayev, G Gungor, et al. : Cureus. 11 (12) : e6457, 2019
25) D Winkel, GH Bol, PS Kroon, et al. : Clin. Transl. Radiat. Oncol., 18 : 54-59, 2019
26) M Friedel, M Nachbar, D Mönnich, et al. : Med. Phys., 46 (11) : 5304-5313, 2019
27) J Shortall, EV Osorio, A Aitkenhead, et al. : Med. Phys., 47 (6) : 2506-2515, 2020
28) D E Velkley, G D Oliver Jr. : Med. Phys., 6 (2) : 100-4, 1979
29) SS Xenofos, CH Jones : Phys. Med. Biol., 24 (2) : 250-61, 1979
30) T Willoughby, J Lehmann, JA Bencomo, et al. : Med. Phys., 39 (4) 1728-47, 2012
31) Deantonio L, Masini L, Loi G, et al. : Rep. Pract. Oncol. Radiother., 16 (3) : 77-81, 2011
32) Wooten HO, Klein EE, Gokhroo G, et al. : J. Appl. Clin. Med. Phys., 12 (1) : 3338, 2010
33) HC Kuo, MM Lovelock, G Li, et al. : J. Appl. Clin. Med. Phys., 21 (12) : 188-196, 2020
34) Stieler F, Wenz F, Shi M, et al. : Strahlenther Onkol., 189 (11) : 938-44, 2013
35) A primer on theory and operation of linear accelerators in radiation therapy (Medical Physics Publishing, Madison, USA)
36) 放射線治療技術学シリーズ，放射線治療技術学，オーム社
37) A primer on theory and operation of linear accelerators in radiation therapy (Medical Physics Publishing, Madison, USA)
38) 放射線治療技術学シリーズ，放射線治療技術学（オーム社）
39) A primer on theory and operation of linear accelerators in radiation therapy (Medical Physics Publishing, Madison, USA)

40) 放射線治療技術学シリーズ, 放射線治療技術学（オーム社）
41) 放射線治療技術学シリーズ, 放射線治療技術学（オーム社）
42) A primer on theory and operation of linear accelerators in radiation therapy（Medical Physics Publishing, Madison, USA）
43) 株式会社バリアンメディカルシステムズ営業用スライドより
44) 画像提供：アキュレイ株式会社
45) W Lutz, KR Winston, N Maleki：Int. J. Radiat. Oncol. Biol. Phys., 14（2）：373-381, 1988
46) ミズホ株式会社製品カタログより
47) 青山ら：臨床放射線, 44：(13)；1609-15,1999
48) 画像提供：アキュレイ株式会社
49) 九州大学病院 ETHOS
50) 株式会社日立製作所 HP より
   https://www.hitachi.co.jp/New/cnews/month/2023/07/0719.pdf
51) O Morin, A Gills, J Chen, et al.：Med. Dosim., 31（1）：51-61, 2006
52) キヤノンメディカルシステムズ株式会社 HP より
   https://jp.medical.canon/products/rt/option_clarity
53) T O'Shea, J Bamber, D Fontanarosa, et al.：Phys. Med. Biol., 61：R90-137, 2016
54) innavi net.Catalyst TM より
   https://www.innervision.co.jp/sp/expo/products/elekta_radi_catalyst
55) https://varian.widen.net/content/uxjgs6su5o/png
56) 江原悠太他：陽子線がん治療向け超電導 AVF サイクロトロンのコミッショニング, PASJ 2022,2022
57) https://varian.widen.net/content/wgjj8nvcxo/png
58) (医) 伯鳳会 大阪陽子線クリニック
59) International Commission on Radiation Units and Measurements（ICRU）：Dose and Volume Specification for Reporting Intracavitary Therapy in Gynecology, ICRU Report 38, 1985
60) International Commission on Radiation Units and Measurements（ICRU）：Prescribing, Recording, and Reporting Brachytherapy for Cancer of the Cervix, ICRU report 89, 2013
61) International Commission on Radiation Units and Measurements（ICRU）：Dose and Volume Specification for Reporting Intracavitary Therapy in Gynecology. ICRU Report 38, 1985
62) International Commission on Radiation Units and Measurements（ICRU）：Prescribing, Recording, and Reporting Brachytherapy for Cancer of the Cervix. ICRU report 89, 2013

63）Varian 社製 Acuity（画像提供：株式会社バリアンメディカルシステムズ）
64）GAMMEX 社製 Tissue Characterization Phantom Model 467
65）SIEMENS 社製 SOMATOM go. Open Pro（画像提供：シーメンスヘルスケア株式会社）
66）Pötter R., Tanderup K., Kirisits C., et al.：The EMBRACE II study, The outcome and prospect of two decades of evolution within the GEC-ESTRO GYN working group and the EMBRACE studies, Clin. Transl. Radiat. Oncol., 9, 48-60, 2018
67）Ohno T., Noda SE, Okonogi N., et al.：In-room computed tomography-based brachytherapy for uterine cervical cancer, results of a 5-year retrospective study, J. Radiat. Res., 58, 543-551, 2017
68）National Cancer Comprehensive Network® (NCCN)：Clinical Practice Guidelines in Oncology (NCCN Guidelines®) Cervical Cancer Version, 4. 2019, 2019
69）Lutz W., Winston KR, Maleki N.：A system for stereotactic radiosurgery with a linear accelerator, Int. J. Radiat. Oncol. Biol. Phys., 14 (2), 373-381, 1988
70）IEC 60731：2011
71）Radiation Oncology Physics, A Handbook for Teachers and Students, p.77, 80, 2005
72）Klein EE, Hanley J., Bayout J. et al.：Task Group 142, American Association of Physicists in Medicine, Task Group 142 report: quality assurance of medical accelerators, Med. Phys., 36 (9), 4197-212, 2009
73）画像提供：エレクタ株式会社

3 吸収線量の評価

吸収線量評価は重要な管理項目であり，5%[1]や3.5%の合成不確かさ[2]が目標とされている．AAPM Report 13 では5%の合成不確かさを実現するため，ファントムでの吸収線量計測において2.5%の不確かさ[3]が求められている．

3.1 治療用放射線計測の基礎

放射線は物質を電離・励起する能力をもつため，物質を構成する原子と相互作用を起こす．この電離・励起などの相互作用を利用することによって放射線の量を検出する．治療用放射線計測ではこれら相互作用の知識，計測器の基本的な原理，補正方法の知識が必要である．

3.1.1 放射線の種類と特性，相互作用

放射線は，電波，赤外線，紫外線の一部などの周波数が 3×10^{15} Hz 以下の電磁波である非電離放射線と X 線，γ 線などの周波数が 3×10^{15} Hz を超える電磁波である電離放射線，および α 線，β 線などの電荷をもった荷電粒子線，電荷をもたない中性子線などの非荷電粒子線である．それぞれ特性，物質との相互作用も異なり，放射線計測においても特徴に理解が必要である．本項では外部放射線治療に使用される放射線について，放射線計測に必要な代表的な相互作用について記載する（詳細な相互作用は，1.4節および放射線物理学の専門書を参照されたい）．

(1) 光子と物質との相互作用

光子（X 線，γ 線）が物質に入射した際の主な相互作用は，光電効

果，コンプトン散乱，電子対生成，トムソン散乱などである．

① 光電効果

光子が原子と衝突したとき，原子核の周りの軌道電子が，光子の運動エネルギーを吸収し，原子の外に飛び出すことがある．光子自身が軌道電子に全エネルギーを与え消滅する現象を光電効果という．このときに飛び出した電子を光電子といい，この光電子がさらに他の原子を電離する．

② コンプトン散乱

光子が原子のもつ自由電子もしくは軌道電子と衝突し，光子のもつ運動エネルギーの一部を電子に与え，原子の外に飛び出す．光子自身は，衝突によって失ったエネルギーの分だけ低いエネルギーとなって散乱する．進路を変えられた散乱光子は，他の物質と衝突を繰り返すことで消滅する．このときに飛び出した電子を，コンプトン電子または反跳電子といい，この電子がさらに他の原子を電離する．

③ 電子対生成

エネルギーの高い光子が，原子の原子核近傍を通過するとき，原子核の近くの強い電場によって，一対（陰電子と陽電子）の電子となって光子エネルギーが消滅する．光子が陰電子と陽電子に分かれて消滅するためには，電子の合計の質量エネルギーに相当する $1.022\,\mathrm{MeV}$ 以上のエネルギーをもっている必要がある．生成された陽電子は，即座に自由電子と結合し，2本の消滅 γ 線を出して消滅するが，この γ 線が，さらにコンプトン効果，光電効果を起こす．

④ トムソン散乱など

電磁波としての性質をもつ光子が，自由電子と相互作用し運動エネルギーを失わず，入射方向とは異なった方向に散乱されることをトムソン散乱という．進行方向が変化するだけで，光子のエネルギーが変わらないため，測定系には寄与しない．

(2) 重荷電粒子と物質との相互作用

陽子や炭素などのエネルギーをもった重い荷電粒子が物質に入射すると，物質中の電子とのクーロン相互作用によりエネルギーを失い，物質が十分厚いときには物質中で停止する．荷電粒子の質量は電子と比較して大きいため，電子との相互作用では方向を変えることなく静止に至る．しかし，まれに原子核と衝突し大きく方向を変えることがあり，これをラザフォード散乱という．

① 電離・励起

物質中の電子との相互作用で荷電粒子がエネルギーを失う際には，物質中の原子の軌道電子を電離または励起する．電離によって放出された電子のうち，エネルギーの高いもの（数 100 eV）のことを δ 線と呼ぶ．δ 線はエネルギーが高いため，さらに周囲の電子と相互作用し他の原子を電離する．荷電粒子によって直接電離された場合を一次電離，δ 線により間接的に電離された場合を二次電離と呼ぶ．

② 阻止能

重い荷電粒子が物質中を進む際に，単位長さ当たりに失うエネルギーを阻止能（stopping power）という．阻止能は，重い荷電粒子の原子番号 z，電子の質量 m，荷電粒子の速度 v，物質中の原子数密度 n，物質の平均の原子番号 Z，原子の平均の励起エネルギー I，荷電粒子の速度と光速度の比 β，真空の誘電率物質中の電子 ε_0 から Bethe の式により算出できる．

③ 飛程

吸収線量としての計測量ではないが，物質中を通過する距離の量と評価される．荷電粒子がエネルギーを失って静止するまでに進んだ距離が飛程（range）である．阻止能の逆数を静止するまで積分することで求められる．

(3) 電子線と物質との相互作用

物質に入射すると原子核の強いクーロン場によって相互作用し，弾性散乱または非弾性散乱する．非弾性散乱する場合，原子を励起または電離し，エネルギーを損失する．このエネルギー損失を衝突損失という．

また電子や陽電子は，陽子や炭素と比較して質量が極端に軽いため，クーロン相互作用による荷電粒子間の弾性散乱であるラザフォード散乱は無視できない

① 制動放射

電子・陽電子が物質に入射すると，原子核もしくは電子と電磁相互作用することで急激な加速を受け，光子を放射する．これを制動放射といい，連続スペクトルを示す．この制動放射により生じた光子はコンプトン散乱や電子対生成により高いエネルギーの電子や陽電子を生成し，これらの反応が連続的に起こることをカスケードと呼ぶ．高エネルギーの光子，電子から生ずる多数の光子，電子，陽電子の一群を電磁シャワーと呼ぶ．

② チェレンコフ放射

電子・陽電子が物質に入射し，その速度が光速より大きい場合，光が放射される現象であり，この光をチェレンコフ（Cherenkov）光と呼ぶ．

(4) 中性子と物質との相互作用

中性子は電荷をもたないため，直接の電離作用は行われない．中性子は物質中の原子核とのみ相互作用を行い，主に弾性散乱，非弾性散乱，捕獲，核分裂の相互作用がある．

① 弾性散乱

衝突の前後で運動エネルギーが保存される散乱である．衝突相手の原子核が重い場合は，中性子の運動方向は変化するが，速度はほとんど変化せず，原子核の受ける反跳も非常に小さい．しかし，水素原子核（陽子）との衝突では，互いの質量がほぼ等しいため，正面に近い衝突では，中性子の運動エネルギーはすべて陽子に与えられ（反跳陽子），中性子はほぼ停止する．このため水素を多量に含む物質は高速中性子を減速させる能力が高い物質（減速材）として使用される．減速された中性子は，周囲と熱平衡に達し，熱中性子になる．

② 非弾性散乱

衝突の際に原子核が励起され，その分中性子の運動エネルギーが減少する．重い元素では，中性子は主に非弾性散乱によって減速され，励起された原子核は，γ線を放出して基底状態に戻る．

③ 捕 獲

中性子が相手の原子核に吸収されてしまう反応である．熱中性子など，低速の中性子で重要な反応である．原子核の原子番号は変化せず，質量数が1増加し，その際，中性子の結合エネルギーに相当するγ線が放出される場合が多い．

④ 核分裂

天然のウラン中にごく少量含まれる^{235}Uは，熱中性子の捕獲反応によって^{236}Uに変化すると同時に核分裂し，2個の核分裂生成物に分離するとともに数個の中性子，γ線を放出する．

3.1.2 電子平衡，ビルドアップ

(1) 電子平衡，ビルドアップ

光子線が照射されると空気中には光電子，コンプトン反跳電子，対生成による陰陽電子などの二次電子が放出される．二次電子は空気の分子

3.1 治療用放射線計測の基礎

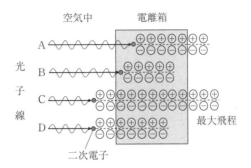

図 3.1 光子線と二次電子によるイオン対の発生

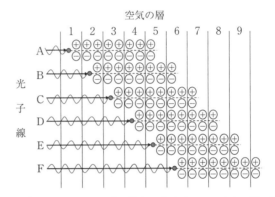

図 3.2 各空気層における光子線と二次電子によるイオン対の発生

を電離することによってエネルギーを消費しながら進み，最終的にそのすべての運動エネルギーを失って静止する．二次電子が進む最大の距離（最大飛程）は運動エネルギーに依存し，電離箱外まで進むこともある．電離箱での電荷収集を考えた場合，図 3.1 に示す光子 A は最大飛程が電離箱外まであるため，電離箱内で二次電子が作るイオン対のすべてを収集できないが，光子 B は電離箱内で二次電子が作るイオン対が発生し，飛程も電離箱内のためすべてを収集できている．一方，光子 C, D は，電離箱に入る前に生じたイオン対は収集することはできない．つまり正確な電荷量測定ができない．これらの問題の解決を考えた方法が電子平衡である．

図 3.2 に示すように空気を薄い層に分割し，相互作用が生じても各層での光子数の減少がないと仮定する．空気の層 1 の中央で光子 A との相互作用によって放出された二次電子は，空気の層 1 でイオン対を 1 組，層 2 で 2 組，層 3, 4 で各 2 組，その最大飛程である層 5 で 1 組生成する．同様に空気の層 2 の中央で光子 B との相互作用によって放出さ

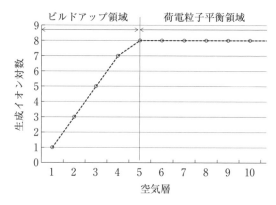

図3.3 各空気層における生成イオン対数

れた二次電子は，層6までイオン対を生成する．空気の層3, 4, 5についても，光子C, D, Eと同様な現象が生じる過程が続くと空気層と生成イオン対数の関係は図3.3に示すようになる．

空気層5層になるまで徐々に生成イオン対数が増加し，空気層5以降は生成イオン対数8対と平衡状態（電子平衡）となる．光子以外でも同様な現象があるため，電子を含め荷電粒子全般について同様の平衡状態を荷電粒子平衡（charged particle equilibrium；CPE）と呼ぶ．この徐々に生成イオン対数が増加する領域をビルドアップ領域，生成イオン対数が一定となった領域を荷電粒子平衡領域という．線量計測では荷電粒子平衡が成立している必要があるが，荷電粒子平衡が成立するためには飛程Rに対して光子の減弱が十分に小さくなければならない．

X線エネルギーによる二次電子の平均エネルギー，二次電子の空気中での飛程，および飛程通過後の光子の減弱率を表3.1に示す．0.5 MVのX線との相互作用によって発生する二次電子の平均エネルギーは0.17 MeVであり，空気中の最大飛程が33 cm以上になることから，大きすぎて吸収線量測定に使用できる電離箱ではない．そこで小形で日

過渡荷電粒子平衡
一次線の減弱を考慮する通過距離が長くなるほど相互作用によって光子数が減少し，生成イオン対数がビルドアップ領域以降に減少する．このような電子平衡を過渡荷電粒子平衡（transient charged particle equilibrium；TCPE）と呼ぶ．

表3.1 X線エネルギーごとの二次電子の平均エネルギー，空気中での飛程および飛程通過後の減弱率

X線エネルギー [MV]	二次電子の平均エネルギー [MeV]	空気中での飛程 [cm]	飛程通過後の減弱率 [%]
0.1	0.014	0.4	0.007
0.2	0.043	3.2	0.05
0.5	0.17	33.4	0.35
1.0	0.44	142.2	1.1
2.0	1.05	443.2	2.3
3.0	1.77	769.3	3.1

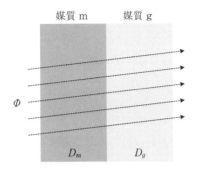

図 3.4 Bragg-Gray の空洞理論による吸収線量計測の概念図 1

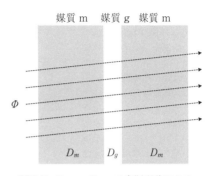

図 3.5 Bragg-Gray の空洞理論による吸収線量計測の概念図 2

常的に使用でき，多様な放射線の線量計測に利用できる電離箱として空洞電離箱が開発された．

(2) Bragg-Gray の空洞理論

空洞電離箱による吸収線量計測では物質中に設けた空洞に生じる電離電荷を収集して周囲の物質の吸収線量を求める．フルエンス Φ の荷電粒子が媒質 m と g の境界を通過するとき媒質 m の境界付近の吸収線量 D_m および媒質 g の境界付近の吸収線量 D_g は（**図 3.4**），それぞれ

$$D_m = \Phi\left(\frac{s}{\rho}\right)_m \tag{3.1}$$

$$D_g = \Phi\left(\frac{s}{\rho}\right)_g \tag{3.2}$$

で求められ，境界の前後でのエネルギーおよびフルエンスの変化が無視できるならば，境界付近の媒質 m と g の吸収線量の比 D_m/D_g は

$$\frac{D_m}{D_g} = \frac{\left(\frac{s}{\rho}\right)_m}{\left(\frac{s}{\rho}\right)_g} = \left(\frac{s}{\rho}\right)_{m,g} \tag{3.3}$$

となり，媒質 g に対する媒質 m の質量阻止能の比となる．

フルエンス Φ の荷電粒子が媒質 m に挟まれた媒質 g の薄い層を通過すると考えた際（**図 3.5**）も，境界の前後でのエネルギーおよびフルエンスの変化が無視できるならば，境界付近の媒質 m と g の吸収線量の比 D_m/D_g は媒質 g に対する媒質 m の質量阻止能の比である式（3.3）となる．媒質 g を気体とし，薄い層を電離空洞とすると，電離空洞内の質量 m [kg] に生じた電離電荷 q [C] から次式で気体の吸収線量 D_g を

$$D_g = \frac{q}{m}\frac{W_g}{e} \tag{3.4}$$

Spencer-Attix の空洞理論
Bragg-Gray の空洞理論では，空洞を通過する荷電粒子は"ソフト"な多数回の衝突によって連続的に減速され，電離された電子のすべての運動エネルギーは空洞内に付与されると仮定しているが，"ハード"な衝突が起こると空洞を超えた位置にもエネルギーが付与される．これらの対策として，阻止能を見直し制限質量衝突阻止能を導入している．

Burlin の空洞理論
Bragg‐Gray，Spencer-Attix の空洞理論では空洞の大きさが十分小さく，荷電粒子は空洞外で発生し空洞内での相互作用は無視できることを条件としている．Burlin の空洞理論は大きな空洞電離箱で光子の吸収線量を評価するための理論である．

一次標準
日本の国家標準は，計量法において特定標準器，特定標準物質と定められ，個々に経済産業大臣によって指定・告示される．国家標準，特定標準器の用語は，同じことを意味している．

3.2 節 側注にて説明するが，新たに発刊されたリニアック標準計測法 24 では，光子線，電子線の水吸収線量測定においてファーマ形は円筒形に変更されており，ファーマ形に形を限定されていない．

となる．ここで，W_g は気体 g 中で 1 イオン対生成に費やされる平均エネルギー，e は電気素量である．

式（3.3），（3.4）より，媒質 m の吸収線量 D_m は

$$D_m = \frac{q}{m}\frac{W_g}{e}\left(\frac{s_{\text{col}}}{\rho}\right)_{m,g} \quad (3.5)$$

となる．つまり，媒質 g に対する媒質 m の質量衝突阻止能の比が既知であれば，電離空洞内の質量 m [kg] に生じた電離電荷 q [C] を測定することにより媒質 m の吸収線量 D_m を求めることができる．

ここで，Bragg-Gray の空洞理論が成立するためには，次の条件が満たされていなければならない

① 空洞が存在する領域で荷電粒子平衡が成立していること
② 空洞によって荷電粒子のフルエンス，エネルギースペクトルおよび方向が擾乱されないこと
③ 空洞内で発生する荷電粒子が無視できる程度であること

3.1.3 水吸収線量校正定数

放射線の線質ごとのリファレンス（基準）線量計を表 3.2 に示す[4]．同じ形状の電離箱であっても壁材や中心電極の材質等により，感度（測定値）が異なる．また同じメーカー製，形式の電離箱を同じ線質に設置しても電離空洞の体積，すなわち電離空洞内の気体の質量のわずかな違いによって電離箱ごとに測定値が異なる．このため正しい測定値（吸収線量）の評価のためには個々の電離箱に対する校正（calibration）が必須となる．校正とは計器または測定系の示す値を標準器と比べ正すことであり，吸収線量計測では，産業技術総合研究所（AIST：National Institute of Advanced Industrial Science and Technology）においてグラファイトカロリーメータを用いた ^{60}Co γ 線による水吸収線量標準が一次標準（国家標準）として整備され，ユーザーに水吸収線量校正定数

表3.2 各線質における水吸収線量計測のためのリファレンス線量計の形状

線質	リファレンス線量計の形状
光子線	ファーマ形
電子線（$R_{50} < 4$ gcm^{-2}）	平行平板形
電子線（$R_{50} \geq 4$ gcm^{-2}）	ファーマ形または平行平板形
陽子線（$R_{\text{res}} < 0.5$ gcm^{-2}）	平行平板形
陽子線（$R_{\text{res}} \geq 0.5$ gcm^{-2}）	ファーマ形または平行平板形
炭素線（SOBP 幅 < 2 gcm^{-2}）	平行平板形
炭素線（SOBP 幅 ≥ 2 gcm^{-2}）	ファーマ形または平行平板形

3.1 治療用放射線計測の基礎

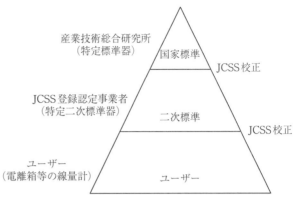

図 3.6 放射線量のトレーサビリティ

$N_{D,W}$ が供給される校正体制が整っている．一次線量標準機関である産業技術総合研究所がユーザーの電離箱をすべて校正するのは困難であるため，一次線量標準機関で校正された特定二次標準器を有する二次線量標準機関がある．この機関は計量法校正事業者登録制度（JCSS）に基づく認定を受け，ユーザーに対し水吸収線量校正定数 $N_{D,W}$ の供給を行う．このようにユーザーの計測器が，二次線量標準機関である登録事業者・校正事業者を経て，国家標準機関（産業技術総合研究所）につながる体系をトレーサビリティ（**図 3.6**）という．

> リニアック標準計測法 24 では，^{60}Co での線質は Q_{Co}，標準計測法 12 での基準線質の意味である線量校正を行う標準機関での線質は Q_{SDL} と定義している．

水吸収線量校正定数 N_{D,W,Q_0} [Gy・rdg^{-1}] は，水吸収線量 D_{W,Q_0} [Gy] が既知の測定場にユーザーの電離箱を設置し，**表 3.3** の基準条件で照射し，電離箱の表示値が M_{Q_0} [rdg] が得られたとき，次式で求められる．

表 3.3 二次線量標準機関における電離箱線量計校正の基準条件

項目	基準条件
線質	^{60}Co γ 線
ファントム材質	水
ファントムサイズ	30 cm×30 cm×30 cm 以上
線源−電離箱間距離（SCD）	80 cm
電離箱体積内の温度*	22.0℃
気圧*	101.33 kPa
電離箱の基準点	円筒形：電離空洞の幾何学的中心
	平行平板形：電離空洞前面の中心
校正深	5 gcm^{-2}
校正深での照射野	10 cm×10 cm
相対湿度*	50%
印加電圧と極性	指定はないが，校正証明書に印加電圧と極性を記載
吸収線量率	指定はないが，校正証明書にイオン再結合補正係数の有無を記載

* 補正により基準条件の温度，気圧および湿度での水吸収線量校正定数が与えられる．

第3章 吸収線量の評価

$$N_{D,W,Q_0} = \frac{D_{W,Q_0}}{M_{Q_0}} \tag{3.6}$$

3.1.4 線質変換係数

電離箱の測定感度は放射線の線質（光子，電子，陽子などの線種，エネルギー）によって変化する．水吸収線量校正定数の基準線質 Q_0 は ^{60}Co γ 線であるため，実際に測定に使用する線質 Q とは測定感度が異なる．この感度の違いを補正する係数が，線質変換係数であり，下式で定義される．

リニアック標準計測法 24 では k_Q, Q_{co} が正確な表記となるが ^{60}Co を基準の線質としている場合 k_Q のように基準となる線質の記載を省略した場合 ^{60}Co を基準の線質としていることとしている．

$$k_{Q,Q_0} = \frac{\left[(\overline{L}/\rho)_{w,\text{air}} W_{\text{air}} P_{\text{wall}} P_{\text{cav}} P_{\text{dis}} P_{\text{cel}}\right]_Q}{\left[(\overline{L}/\rho)_{w,\text{air}} W_{\text{air}} P_{\text{wall}} P_{\text{cav}} P_{\text{dis}} P_{\text{cel}}\right]_{Q_0}} \tag{3.7}$$

ここで，Q_0 は基準線質 ^{60}Co γ 線，Q は測定に使用するユーザービームの線質であり，$(\overline{L}/\rho)_{w,\text{air}}$ は水/空気の平均制限質量衝突阻止能比である．W_{air} は気体中で1つのイオン対を生成するために費やされる平均エネルギーであり，標準計測法 12 では，^{60}Co γ 線，光子線，電子線では 33.97 J/C，陽子線では 34.23 J/C，炭素線では 34.50 J/C としている．$P_{\text{wall}}, P_{\text{cav}}, P_{\text{dis}}, P_{\text{cel}}$ の詳細は次項で説明するが，電離箱の壁，中心電極，空洞，変位に対する擾乱補正係数である．

基準線質 Q_0 に対してユーザービームの線質 Q の各値が変化するため，電離箱の測定感度を補正する必要があり，その係数である線質変換係数を求める必要がある．線質変換係数を求める際には，放射線の線質と電離箱の形式が必要となる．放射線の線質は，線質指標として定義され，光子線は $TPR_{20,10}$，電子線は R_{50}，陽子線は R_{res} であるが，炭素線は線質指標が定義されていない．光子線における線質変換係数の一例を表 3.4 に示す．光子線の線質指標 $TPR_{20,10}$ と電離箱の形式から線質変換係数を読み取る．

表3.4 光子線の線質変換係数の一例

電離箱	$TPR_{20,10}$								
	0.56	0.59	0.62	0.65	0.68	0.70	0.72	0.74	0.76
Capintec PR-06C	1.001	1.000	0.999	0.998	0.994	0.990	0.986	0.981	0.975
Exradin A19	1.002	1.001	1.000	0.999	0.996	0.993	0.989	0.984	0.978
IBA FC65-G	1.002	1.001	0.999	0.997	0.994	0.991	0.987	0.983	0.977
PTW 30013	0.999	0.998	0.996	0.993	0.989	0.985	0.981	0.976	0.971

3.1.5 擾乱補正係数

空洞をもつ電離箱を水中で水吸収線量を測定する場合，周辺の媒質である水と空洞気体の密度が著しく異なるため，電離箱がない場合と比べて放射線場が乱れた状態となる．この乱れを補正する係数が擾乱補正係数である．擾乱補正係数は前項の線質変換係数にも関係し，それぞれ

P_{wall}：壁補正係数
電離箱壁材などが水不等価であるのを補正する係数

P_{cav}：空洞補正係数
水中に電離箱の空洞が存在することによる電子フルエンスの変化を補正する係数

P_{dis}：変位補正係数
実効中心と幾何学中心での変化を補正する係数

P_{cel}：中心電極補正係数
電離箱の中心電極が空気不等価であるのを補正する係数

であり，4つの補正係数を乗じた P は

$$P = P_{\text{wall}} P_{\text{cav}} P_{\text{dis}} P_{\text{cel}} \tag{3.8}$$

全擾乱補正係数と呼ばれる．

円筒形電離箱を**図 3.7**に示すように水中に設置し水吸収線量を測定した場合を考えると，まず任意の点の水吸収線量 D_1 と同じ深さの点を中心に空洞を設けて得られる空気の吸収線量 D_2 の比 D_1/D_2 は質量衝突阻止能比 $(s_{\text{col}}/\rho)_{\text{water},g}$，水中に電離箱の空洞が存在することによる電子フルエンスの変化を補正する係数 P_{cav} および実効中心と幾何学中心での変化を補正する係数 P_{dis} とすると

$$\frac{D_1}{D_2} = \left(\frac{s_{\text{col}}}{\rho}\right)_{\text{water},g} P_{\text{cav}} P_{\text{dis}} \tag{3.9}$$

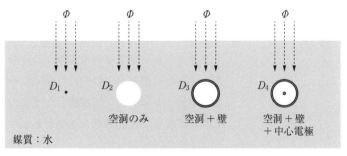

図 3.7 擾乱補正係数の概念図

となる．次に空洞の周囲に電離箱壁を設けた場合，電離箱壁材が水不等価であるため吸収線量 D_2 の比 D_2/D_3 は

$$\frac{D_2}{D_3}=P_{\text{wall}} \tag{3.10}$$

となる．さらに中心電極を設けることでの擾乱により吸収線量は D_4 に変化することから

$$\frac{D_3}{D_4}=P_{\text{cel}} \tag{3.11}$$

となり，全擾乱補正係数の乗じることにより媒質中での電離箱による測定値の補正を行うことができる．式（3.9）において質量衝突阻止能比を使用しているが，実際の全擾乱補正係数の算出では，Bragg-Gray の空洞理論を修正した Spencer-Attix の空洞理論に基づいて平均制限質量衝突阻止能比や電離箱の図面を基に計算や測定により電離箱の形式ごとに値付けされている．

3.1.6 線量計とその校正，補正

電離箱での測定値 M_Q はそのままでは吸収線量計算には使用できない．次式に示すように電位計表示値の平均 $\overline{M}_{\text{raw}}$ に対し，温度気圧補正係数 k_{TP}，電位計校正定数 k_{elec}，極性効果補正係数 k_{pol}，イオン再結合補正係数 k_s を乗じて算出する．

$$M_Q = M_{\text{raw}} \cdot k_{TP} \cdot k_{\text{elec}} \cdot k_{\text{pol}} \cdot k_s \tag{3.12}$$

(1) 温度気圧補正係数：k_{TP}

吸収線量測定で通常使用する電離箱は開放形であるため電離箱空洞内の空気の密度補正が必要であるため，温度気圧補正係数 k_{TP} は電離箱空洞内での空気の密度（質量）が温度と気圧により変化することを補正するための係数であり，気温 22.0 ℃，気圧 101.33 kPa を標準の状態として測定時の温度 T [℃]，気圧 P [kPa] のとき，次式により算出する．

$$k_{TP}=\frac{273.2+T}{273.2+22.0}\frac{101.33}{P} \tag{3.13}$$

ここで，電離箱空洞内の気温は直接測定できないため，温度 T [℃] は水ファントムの水温を採用する．この際，水ファントムを測定の直前に準備すると気温と水温は一致しないため，水ファントムに使用する水は測定前日よりエアコンも稼働したままの状態で測定室内に準備する等，気温と水温を均衡化させる必要がある．

(2) 電位計校正定数：k_{elec}

電位計校正定数は，電離箱と電位計が接続された状態の一体校正を行った場合は1.0となるが，電離箱と電位計を別々に校正する分離校正では1.0以外の値となることがある．電離箱の校正は1年に1回以上，電位計の校正は3年に1回以上が推奨されている．

(3) 極性効果補正係数：k_{pol}

極性効果補正係数は，印加電圧の極性の正負によって電位計の表示値が異なることを補正する係数であり，正および負の印加電圧でのそれぞれの表示値 M_{raw}^+, M_{raw}^-，通常使用する極性での表示値を M_{raw} としたとき次式により算出する．

$$k_{pol} = \frac{|M_{raw}^+| + |M_{raw}^-|}{2|M_{raw}|} \tag{3.14}$$

ここで，通常使用する極性は電離箱と電位計の組合せによりメーカーの推奨極性を使用する．

(5) イオン再結合補正係数：k_s

イオン再結合補正係数は，電離箱内でのイオン対の再結合による再結合損失を補正する係数である．イオン再結合は1つの飛跡に沿って生じた正負のイオン同士の再結合であり，電荷損失はあるが線量率に依存しない初期再結合と複数の飛跡間での再結合であり，線量率に依存する一般再結合に分けられ（図3.1），初期再結合は光子線や電子線等の低LET放射線では小さい．印加電圧が高いほど再結合損失は小さくなり，飽和電離電流に近くなる．

イオン再結合補正係数では，通常使用する印加電圧とその1/2以下の印加電圧で測定することにより補正係数を算出する2点電圧法と，印加電圧が変更できない電位計では理論式による産出する Boag の理論式がある．一般再結合は特にパルス放射線のようにパルス当たりの電離密度が大きい放射線では影響が大きくなり，リニアック装置のようなパルス放射線と ^{60}Co γ 線照射装置のような連続放射線では式が異なる．通常使用する印加電圧 V_1 での電位計の表示値 M_1，V_1 の1/2以下の印加電圧 V_2 での電位計の表示値 M_2 としたとき，パルス放射線での補正係数は次式で算出する．

$$k_s = a_0 + a_1\left(\frac{M_1}{M_2}\right) + a_2\left(\frac{M_1}{M_2}\right)^2 \tag{3.15}$$

ここで，定数 a_0, a_1, a_2 は**表3.5**の値を用いる．同様に連続放射線での補正係数は次式で算出する．

表3.5 パルス放射線のイオン再結合補正係数

V_1/V_2	パルス放射線		
	a_0	a_1	a_2
2.0	2.337	−3.636	2.299
2.5	1.474	−1.587	1.114
3.0	1.198	−0.875	0.677
3.5	1.080	−0.542	0.463
4.0	1.022	−0.363	0.341
5.0	0.975	−0.188	0.214

$$k_s = \frac{\left(\frac{V_1}{V_2}\right)^2 - 1}{\left(\frac{V_1}{V_2}\right)^2 - \left(\frac{M_1}{M_2}\right)} \tag{3.16}$$

3.1.7 基準の距離と線量評価点

詳細については3.2節以降の各測定法に示すが,水吸収線量や放射線の線質評価などの測定目的に応じて,基準となる距離や線量評価点が決まっている.基本な考え方は,たとえば光子線の水吸収線量計測では線質変換係数に補正係数が含まれているため,幾何学的中心で測定できるが,その他の測定では,実際の測定中心となる点であるため,半径変位(実効中心)法が用いられる.

3.2 吸収線量計測法

放射線の種類により吸収線量計測法は異なり,光子線,電子線,陽子線,重粒子線の吸収線量計測は「外部放射線治療における水吸収線量の標準計測法—標準計測法12」[5]に,密封小線源は「密封小線源治療における吸収線量の標準計測法(小線源標準計測法18)」[6]に基づき実施される.また正確な吸収線量評価のためには校正定数が必須であり,国家標準とのトレーサビリティが確保された電離箱との相互校正法についても理解する必要がある.本節では,各種放射線の吸収線量計測法および相互校正法について述べる.

3.2.1 光子線の吸収線量計測法

標準計測法12において^{60}Co γ線から25 MVの光子線エネルギーに適応される水吸収線量測定の基準条件を表3.6に示す.ファントムは

側注:

光子線,電子線測定については新たに"医療用リニアック装置によって校正された放射線治療用線量計による水吸収線量の標準計測法(リニアック標準計測法24)"が発刊された.標準計測法24にも記載されているが,放射線治療用線量計が医療用リニアック装置によって校正された場合は標準計測法24に従い計測を行い,^{60}Coガンマ線源による校正を受けた場合は,標準計測法12に従って水吸収線量計測を行うこととなっており,本書では標準計測法12を基本として説明し,主な標準計測法24の相違点は側注にて説明する.

標準計測法24での光子線とは,医療用加速器において平坦化フィルタなどにより平坦化された公称加速電圧が4 MVから15 MV($0.6 < \text{TPR}_{20,10} < 0.78$)までを指す.

3.2 吸収線量計測法

標準計測法24では，リファレンス電離箱をファーマ形としていたが，光子線および電子線水吸収線量標準に基づく校正がより幅広い種類の電離箱の校正が可能となったため，ユーザーの測定対象や施設の状況に応じて十分な検討を行った上でリファレンス電離箱を選定できるように円筒形に変更され，ファーマ形に限定されていない．選定の際には放射線治療用線量計としての性能要件を十分に検討しなければならない．

標準計測法24では，SCD/SSD：100 cm．ただし，臨床で使用しているセットアップ値とする．

表3.6 光子線の水吸収線量測定条件

項 目	基準条件
ファントム材質	水
電離箱	ファーマ形
校正深 d_c	10 gcm^{-2}
電離箱の基準点	電離箱空洞の幾何学的中心
SCD/SSD	80 cm または 100 cm
照射野（SCD：A, SSD：A_0）	10 cm×10 cm

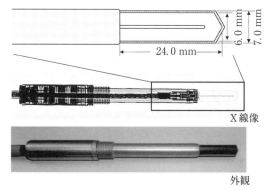

図3.8 ファーマ形電離箱の一例

水，電離箱はファーマ形が使用される．ファーマ形電離箱はFarmer FTの名前を冠した円筒形電離箱であり，空洞体積 0.6 cm^3，円筒部外径 7.0 mmφ，円筒部内径 6.0 mmφ，円筒部長 24 mm の電離箱である（**図3.8**）．各メーカーより同一形状のファーマ形電離箱が市販されているが，壁や中心電極材質が異なるため後述する線質変換係数は異なった値となる．SCD（線源-検出器間距離）100 cm，照射野 10×10 cm^2，ファントム中での校正深は 10 gcm^{-2} に電離箱の幾何学的中心を一致させて測定を行う．

水ファントムでの測定配置図を**図3.9**に示す．ファントムの大きさは測定深での照射野端より 5 cm 以上，測定深より 10 cm 以上の大きさが必要である．また図は水面に対してビームが垂直に入射するファントムであるが，ガントリを 90 度傾けビームを水平方向に入射する水平ビーム用水ファントムは，ファントム側面に入射窓がありその厚さ t_win は 0.2 から 0.5 cm である．入射窓の密度 ρ_pl gcm^{-2} とすると水等価厚は $t_\text{win}\rho_\text{pl}$ cm となる．通常窓として使用される PMMA，polystyrene の密度は ρ_PMMA：1.19 gcm^{-2}, $\rho_\text{polystyrene}$：1.06 gcm^{-2} である．また非防浸の電離箱では 1.0 mm 厚以内の PMMA 防浸鞘を使用する．このとき，電

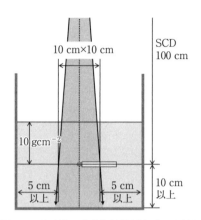

図 3.9 光子線の水吸収線量測定時の配置図

離箱と防浸鞘の空気の隙間は電離箱内の空気圧の平衡を保つために 0.1 から 0.3 mm が適切である．

　光子線の線質 Q における校正深さでの水吸収線量 $D_{W,Q}$ は次式により算出する．

$$D_{W,Q} = M_Q \cdot N_{D,W,Q_0} \cdot k_{Q,Q_0} \qquad (3.17)$$

ここで M_Q は次式に示すように電位計表示値の平均 $\overline{M}_{\mathrm{raw}}$ 対し，温度気圧補正係数 k_{TP}，電位計校正定数 k_{elec}，極性効果補正係数 k_{pol}，イオン再結合補正係数 k_s を乗じて算出する．

$$M_Q = \overline{M}_{\mathrm{raw}} \cdot k_{TP} \cdot k_{\mathrm{elec}} \cdot k_{\mathrm{pol}} \cdot k_s \qquad (3.18)$$

温度気圧補正係数 k_{TP} は電離箱空洞内での空気の密度（質量）が温度と気圧により変化することを補正するための係数であり，気温 22.0℃，気圧 101.33 kPa を標準の状態として測定時の温度 T[℃]，気圧 P[kPa] のとき，次式により算出する（詳細は 3.1.6 参照）．

$$k_{TP} = \frac{273.2 + T}{273.2 + 22.0} \frac{101.33}{P} \qquad (3.19)$$

> 標準計測法 24 では，水温の測定条件を 22℃±4℃ の範囲内としている．

ここで，電離箱空洞内の気温は直接測定できないため，温度 T[℃] は水ファントムの水温を採用する．電位計校正定数 k_{elec} は電離箱と電位計が接続された状態の一体校正を行った場合は 1.0 となるが，電離箱と電位計を別々に校正する分離校正では 1.0 以外の値となることがある．電離箱の校正は 1 年に 1 回以上，電位計の校正は 3 年に 1 回以上が推奨されている．極性効果補正係数 k_{pol} は印加電圧の極性の正負によって電位計の表示値が異なることを補正する係数であり，正および負の印加電圧でのそれぞれの表示値 M_{raw}^+，M_{raw}^-，通常使用する極性での表示値を M_{raw} としたとき次式により算出する（詳細は 3.1.6 参照）．

3.2 吸収線量計測法

$$k_{\text{pol}} = \frac{|M_{\text{raw}}^+| + |M_{\text{raw}}^-|}{2|M_{\text{raw}}|} \quad (3.20)$$

ここで，通常使用する極性は電離箱と電位計の組合せによりメーカーの推奨極性を使用する．イオン再結合補正係数 k_s は電離箱内でのイオン対の再結合による再結合損失を補正する係数である（詳細は 3.1.6 参照）．イオン再結合補正係数では通常使用する印加電圧とその 1/2 以下の印加電圧で測定することにより補正係数を算出する．通常使用する印加電圧 V_1 での電位計の表示値 M_1，V_1 の 1/2 以下の印加電圧 V_2 での電位計の表示値 M_2 としたとき，パルス放射線での補正係数は次式で算出する．

$$k_s = a_0 + a_1\left(\frac{M_1}{M_2}\right) + a_2\left(\frac{M_1}{M_2}\right)^2 \quad (3.21)$$

ここで，定数 a_0, a_1, a_2 は表 3.5 の値を用いる．

各補正係数により補正した表示値に基準線質 Q_0 における水吸収線量校正定数 N_{D,w,Q_0}，線質 Q の線質変換係数 k_{Q,Q_0} を乗じる．水吸収線量校正定数 N_{D,w,Q_0} は同じ型番の電離箱であっても個体差があるため，個々の電離箱に対して国家標準とのトレーサビリティが確保された校正定数を得ることで，水吸収線量の不確かさを減らすことができる．ユーザーの電離箱は二次標準機関である公益財団法人医用原子力技術研究振興財団線量校正センターにおいて ^{60}Co（線質 Q_0）を用いた放射線の基準量と測定器の指示値との比から N_{D,w,Q_0} を得る．

標準計測法 24 では，校正証明書に記載された標準機関の高エネルギー光子線の $TPR_{20,10}$ が測定対象の高エネルギー光子線の $TPR_{20,10}$ と ± 0.005 以内で一致する場合，校正証明書に記載された水吸収線量校正定数をそのまま用いても大きな影響はないとされている．$TPR_{20,10}$ の差が大きい場合は，校正証明書に記載された水吸収線量校正定数の値を $TPR_{20,10}$ に対して内挿あるいは外挿することによって，$N_{D,w}$ の値を求める方法が記載されている．

N_{D,w,Q_0} は ^{60}Co を用いた値であるためリニアック装置を使用した光子線の線質 Q とは線質が異なるため，電離箱の感度が異なり，その補正を行う必要がある．この補正係数が線質変換係数 k_{Q,Q_0} である．線質 Q_0 における水吸収線量校正定数 N_{D,w,Q_0} に対する線質 Q における水吸収線量校正定数 $N_{D,w,Q}$ の比として定義される．

また線質 Q_0 における水吸収線量 D_{w,Q_0}，表示値 M_{Q_0}，線質 Q における水吸収線量 $D_{w,Q}$，表示値 M_Q としたとき次式となる．

$$k_{Q,Q_0} = \frac{N_{D,w,Q}}{N_{D,w,Q_0}} = \frac{D_{w,Q}/M_Q}{D_{w,Q_0}/M_{Q_0}} \quad (3.22)$$

したがって次式に示すように線質 Q における水吸収線量校正定数 $N_{D,w,Q}$ は線質 Q_0 における水吸収線量校正定数 N_{D,w,Q_0} に線質変換係数 k_{Q,Q_0} を乗じることで算出できる．

$$N_{D,w,Q} = N_{D,w,Q_0} \cdot k_{Q,Q_0} \quad (3.23)$$

式（3.25）において電離箱の表示値 M_{Q_0} と M_Q が等しい場合の水吸収

線量比は Bragg-Gray および Spencer-Attix の理論から次式で表される.

$$k_{Q,Q_0} = \frac{D_{W,Q}}{D_{W,Q_0}} = \frac{\left[(\bar{L}/\rho)_{w,\mathrm{air}} W_{\mathrm{air}} P\right]_Q}{\left[(\bar{L}/\rho)_{w,\mathrm{air}} W_{\mathrm{air}} P\right]_{Q_0}} \qquad (3.24)$$

ここで, $(\bar{L}/\rho)_{w,\mathrm{air}}$ は空気に対する水の平均制限質量衝突阻止能比, W_{air} は空気中で1イオン対作成に費やされる平均のエネルギー, P は全擾乱補正係数である.

全擾乱補正係数 P は電離箱壁および防浸鞘と水との不等価性に対する補正係数 P_{wall} (壁補正係数), 電離空洞と水との相違による電子フルエンスの変化に対する補正係数 P_{cav} (空洞補正係数), 電離空洞の幾何学的中心と測定の実効中心との変位に対する補正係数 P_{dis} (変位補正係数), 円筒形電離箱における中心電極と空気との不等価性に対する補正係数 P_{cel} (中心電極補正係数) の積として求められ, W_{air} は放射線治療に使用する光子線および電子線では ^{60}Co γ 線に対して変化しないと仮定できることから標準計測法12では, 次式で k_{Q,Q_0} を算出している. なお ^{60}Co γ 線を基準線質 Q_0 とする場合, Q_0 を省略することが多い.

$$k_Q = \frac{\left[(\bar{L}/\rho)_{w,\mathrm{air}} P_{\mathrm{wall}} P_{\mathrm{cav}} P_{\mathrm{dis}} P_{\mathrm{cel}}\right]_Q}{\left[(\bar{L}/\rho)_{w,\mathrm{air}} P_{\mathrm{wall}} P_{\mathrm{cav}} P_{\mathrm{dis}} P_{\mathrm{cel}}\right]_{^{60}\mathrm{Co}}} \qquad (3.25)$$

実際の使用において標準計測法12では線質 Q の線質指標を $TPR_{20,10}$ としており, 電離箱の種類ごとに $TPR_{20,10}$ と k_Q の関係を示す表より値を算出する. しかし, この表では同一形式の電離箱であった場合は同じ値となり個体差まで考慮されていない. 線質指標 $TPR_{20,10}$ の測定の基準条件を表3.7に示す. ファントムは水, SCD (線源-検出器間距離) 100 cm, 照射野 10×10 cm^2 は水吸収線量測定時と同じであり, ファン

表3.7 光子線 $TPR_{20,10}$ 測定条件

項目	基準条件
ファントム材質	水
電離箱	円筒形または平行平板形
測定深	10 gcm^{-2} および 20 gcm^{-2}
電離箱の基準点	円筒形:電離箱空洞の幾何学的中心
	平行平板形:電離空洞内前面の中心
電離箱の基準点の位置	測定深
SCD	100 cm
照射野 (A)	10 cm×10 cm

3.2 吸収線量計測法

トム中で $10\,\text{gcm}^{-2}$ および $20\,\text{gcm}^{-2}$ の測定深さに電離箱の基準点を一致させる．電離箱は円筒形または平行平板形電離箱であり，円筒形の場合は幾何学的中心を，平行平板形の場合は電離空洞内前面の中心を基準点とする．$TPR_{20,10}$ は $10\,\text{gcm}^{-2}$ と $20\,\text{gcm}^{-2}$ の吸収線量の比であり次式により $TPR_{20,10}$ を算出する．

$$TPR_{20,10} = \frac{D(d=20\,\text{gcm}^{-2},\ A=10\,\text{cm}\times10\,\text{cm})}{D(d=10\,\text{gcm}^{-2},\ A=10\,\text{cm}\times10\,\text{cm})} \quad (3.26)$$

3.2.2 電子線の吸収線量計測法

標準計測法12において3から25MeVの電子線エネルギーに適応される水吸収線量測定の基準条件を**表3.8**に示す．ファントムは原則水ファントムであるが，深部線量半価深 $R_{50} < 4\,\text{gcm}^{-2}$（$\overline{E}_0 < 10\,\text{MeV}$）では後述するスケーリング係数を使用し水中での表示値に変換することで固体ファントムが使用可能である．電離箱は $R_{50} < 4\,\text{gcm}^{-2}$ では平行平板形，$R_{50} \geq 4\,\text{gcm}^{-2}$ では平行平板形またはファーマ形が使用される．

電子線ではアプリケータ（ツーブス）を使用しての照射が基本であるため，SSD（線源-表面間距離）100 cm，照射野 $10\times10\,\text{cm}^2$，ファントム中での校正深は $0.6\,R_{50} - 0.1\,\text{gcm}^{-2}$ に平行平板形では電離箱空洞内前面の中心，ファーマ形では電離箱空洞の幾何学的中心から $0.5\,r_{\text{cyl}}$ 線源側に一致させて測定を行う（**図3.10**）．照射野については $10\times10\,\text{cm}^2$ 以外も，その他の照射野を出力係数の基準としている場合は，その照射野にて測定する．

電子線の線質 Q における校正深さでの水吸収線量 $D_{W,Q}$ は次式により算出する．

$$D_{W,Q} = M_Q \cdot N_{D,W,Q_0} \cdot k_{Q,Q_0} \quad (3.27)$$

表3.8 電子線の水吸収線量測定条件

項目	表示値の測定 基準条件	
	$R_{50} < 4\,\text{gcm}^{-2}$	$R_{50} \geq 4\,\text{gcm}^{-2}$
ファントム材質	水または固体ファントム	水
電離箱	平行平板形	平行平板形またはファーマ形
校正深（d_c）	$0.6\,R_{50} - 0.1\,\text{gcm}^{-2}$	
電離箱の基準点	平行平板形：電離箱空洞内前面の中心 ファーマ形：電離箱空洞の幾何学的中心から $0.5\,r_{\text{cyl}}$ 線源側	
SSD	100 cm	
照射野（A_0）	$10\,\text{cm}\times10\,\text{cm}$ （他の照射野を出力係数の基準としている場合はその照射野）	

水吸収線量測定のように円筒形電離箱をファーマ形と限定していない．$TPR_{20,10}$ は $10\,\text{gcm}^{-2}$ と $20\,\text{gcm}^{-2}$ の深さ方向の吸収線量比であるため，ファーマ形よりも円筒径の小さい円筒形電離箱や電極間距離が近い平行平板形の方が，深さ方向の吸収線量比を正確に測定でき，それらを想定しているからである．

標準計測法24における電子線は医療用加速器において散乱箔により平坦化された公称エネルギーが4MeVから22MeVまでを指す．

標準計測法24では，ファントム材質は水，電離箱は R_{50} の基準ではなく，校正定数が与えられている範囲内で円筒形が使用可能となり，また円筒形の基準点は電離空洞の幾何学的中心に設置する．

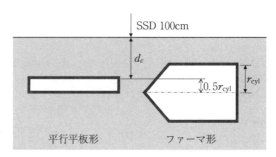

図3.10 電子線水吸収線量測定時の電離箱の基準点

表3.9 電子線の R_{50} 測定条件

項目	R_{50} の測定 基準条件	
	$R_{50} < 4 \text{ gcm}^{-2}$	$R_{50} \geq 4 \text{ gcm}^{-2}$
ファントム材質	水または固体ファントム	水
電離箱	平行平板形	平行平板形または円筒形
電離箱の基準点	平行平板形：電離箱空洞内前面の中心	
	ファーマ形：電離箱空洞の幾何学的中心から $0.5 r_{cyl}$ 線源側	
SSD	100 cm	
照射野（A_0）	10 cm×10 cm 以上（$R_{50} \leq 7 \text{ gcm}^{-2}$）	
	20 cm×20 cm 以上（$R_{50} > 7 \text{ gcm}^{-2}$）	

標準計測法24では，電子線の水吸収線量校正定数は校正証明書の添付資料として提供される係数値等を使用した曲線近似による内挿により求めることができるが，校正証明書に記載された R_{50} の値に対して測定対象の電子線の R_{50} の値が $\pm 0.04 \text{ g cm}^{-2}$ の範囲内で一致している場合，校正証明書に記載された水吸収線量校正定数をそのまま用いても大きな影響はない．また校正点が4点以上与えられた場合に限り，外挿によって高エネルギー側の水吸収線量校正定数を求めることができる．また平行平板形では媒介線質を使用した外挿によって水吸収線量校正定数を求めることができる．

光子線の場合と同様に M_Q は次式に示すように電位計表示値の平均 $\bar{M}_{raw}$ 対し，温度気圧補正係数 k_{TP}，電位計校正定数 k_{elec}，極性効果補正係数 k_{pol}，イオン再結合補正係数 k_s を乗じて算出する．

$$M_Q = \bar{M}_Q \cdot k_{TP} \cdot k_{elec} \cdot k_{pol} \cdot k_s \tag{3.28}$$

各補正係数の算出方法は光子線と同じである．各補正係数により補正した表示値に基準線質 Q_0 における水吸収線量校正定数 N_{D,W,Q_0}，電子線の線質指標である深部線量半価深 R_{50} における線質 Q の線質変換係数 k_{Q,Q_0} を乗じる．線質指標 R_{50} 測定の基準条件を**表3.9**に示す．

ファントムは原則水ファントムであるが水吸収線量測定と同様に $R_{50} < 4 \text{ gcm}^{-2}$ ではスケーリング係数を使用することにより固体ファントムが使用可能である．SSD（線源－表面距離）100 cm，照射野は $R_{50} \leq 7 \text{ gcm}^{-2}$ のとき $10 \times 10 \text{ cm}^2$ 以上，$R_{50} > 7 \text{ gcm}^{-2}$ のとき $20 \times 20 \text{ cm}^2$ 以上が推奨されている．電離箱は $R_{50} < 4 \text{ gcm}^{-2}$ では平行平板形，$R_{50} \geq 4 \text{ gcm}^{-2}$ では平行平板形または円筒形が使用され，基準点は平行平板形では電離箱空洞内前面の中心，円筒形では電離箱空洞の幾何学的中心から $0.5 r_{cyl}$ 線源側である．この基準条件で深部電離量百分率（PDI）を測定し，PDIが最大値の50％になる深さである深部電離量半価深

I_{50} gcm^{-2} から次式により深部線量半価深 R_{50} を算出する．

$$R_{50}=1.029\,I_{50}-0.06\ \text{gcm}^{-2}\quad(I_{50}\leq 10\ \text{gcm}^{-2}) \quad (3.29)$$

$$R_{50}=1.059\,I_{50}-0.37\ \text{gcm}^{-2}\quad(I_{50}>10\ \text{gcm}^{-2}) \quad (3.30)$$

固体ファントムを使用する際のスケーリング係数は製品ごとに標準計測法12の付表から確認することができるが，製造ロットごとに異なることがあるため，使用するファントムごとに面積質量または密度を測定し，相対電子濃度等を算出しておくことが望ましい．電子線測定において固体ファントム使用の際には，深さスケーリング係数 c_{pl} と固体ファントム中の深さ d_{pl} との関係から水等価深さ d_w は次式で表される．

$$d_w=d_{pl}c_{pl} \quad (3.31)$$

また固体ファントム中の電離箱線量計の指示値 $M_{\text{raw,pl}}$ からフルエンススケーリング係数 h_{pl} により次式により水中の指示値 M_{raw} を算出できる．

$$M_{\text{raw}}=M_{\text{raw,pl}}h_{pl} \quad (3.32)$$

3.2.3 密封小線源の吸収線量計測法

密封小線源による放射線治療では使用する線源データを利用し，線源位置と線量評価点との位置関係等と半減期による減弱補正から線量計算を行う．仮に線源強度等のデータが誤った値であった場合，誤った放射線治療を実施することになる．線源強度は出荷時に線源業者において計測した線源強度検定書等により確認可能であるが，不良線源や線源強度が公称値と異なった線源の納入等の事例も報告されている．したがって線源強度測定の目的は，出荷時に線源業者において計測した線源強度検定書とユーザーによる線源強度の測定の結果を比較し，密封小線源治療の安全性を向上させるためである．

線源強度の測定はウェル形電離箱やファーマ形電離箱によって計測できるが，ウェル形電離箱は有感電離体積が大きく，井戸の凹型構造の中に線源を留置して計測するため立体角 4π sr に近い幾何学的に電荷収集効率の高い測定が可能である．このため特に低線量率線源ではウェル形電離箱が用いられる．

また密封小線源は，線源自体や密封容器による吸収，減弱，低エネルギー成分の除去，制動放射線の発生の影響を受けた測定を行うことになるため，これらを考慮した明示放射能（A_{app}：ApparentActivity）という元々の放射能 A とは異なる表記が用いられることがある．

(1) 高線量率（HDR）密封小線源の線源強度計測

高線量率（HDR）密封小線源の測定は，ウェル（井戸）形電離箱，ファーマ形電離箱によるサンドイッチ法，固体ファントムを用いた方法等がある．線源ホルダ内での線源位置による測定値の変化，線源ホルダ内への線源移送・格納時にも電荷量が積算カウントされるタイマ端効果を考慮した線量計測が必要となる．

a ウェル形電離箱による測定

ウェル形電離箱は，図 3.11 に示すような線源ホルダに線源移送用のカテーテルを挿入・固定し，線源強度の計測を行うため，線源ホルダ挿入部の計測はできないが，井戸内の線源から 4π sr 方向に放出される放射線に対して幾何学的効率の非常に高い計測が可能である．計測の際には散乱線による影響を抑えるため，壁や天井から十分な距離を離した位置にウェル形電離箱を設置する．また電離箱内の空気と室温を均衡させるために計測開始の数時間前には計測室内に準備する．測定および計算手順を以下に示す．

① 最大レスポンス距離の決定

ウェル形電離箱の測定では井戸状の凹型構造内の深さで感度が異なるため，線源の移送位置を変化させながら計測を行い，計測値が最大感度となる移送位置を探す必要がある．線源位置と線量率計測値の一例を図 3.12 に示す．この例では移送距離 1464 mm にて線量率計測値は最大値を示しており，以降の計測では線源の移送距離を 1464 mm とする．

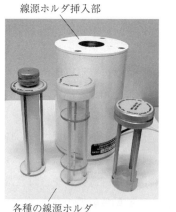

図 3.11 ウェル形電離箱の外観および線源ホルダの一例

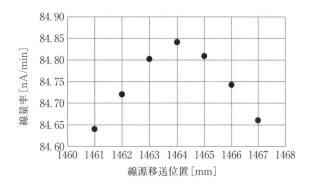

図 3.12 ウェル形電離箱の最大レスポンス距離測定の一例

② イオン再結合補正係数の計測

電離箱内でのイオン対の再結合による損失を補正する係数であり，2点電圧法が用いられる．通常使用する印加電圧 V_1 での電位計の表示値 M_1，V_1 の 1/2 以下の印加電圧 V_2 での電位計の表示値 M_2 としたとき，補正係数は次式で算出する．

$$k_s = \frac{1}{1-ax-bx^2} \tag{3.33}$$

$$a = \left[\frac{V_1}{V_2}-1\right]^{-1}, \quad b = \frac{V_1}{3V_2}\left[\frac{V_1}{V_2}-1\right]^{-2}, \quad x = \frac{M_1}{M_2}-1 \tag{3.34}$$

通常使用する印加電圧 V_1 の 1/2 の印加電圧 V_2 で測定した場合 Attix 式によりイオン収集効率 f は次式により近似的に算出もでき，イオン再結合補正係数はその逆数となる．

$$f = 4/3 - M_1/(3M_2) \tag{3.35}$$

$$k_s = 1/f \tag{3.36}$$

③ 極性効果補正係数の計測

印加電圧の極性の正負によって電位計の表示値が異なることを補正する係数であり，正および負の印加電圧でのそれぞれの表示値 M_{raw}^+, M_{raw}^-, 通常使用する極性での表示値を M_{raw} としたとき次式により算出する．

$$k_{\text{pol}} = \frac{|M_{\text{raw}}^+|+|M_{\text{raw}}^-|}{2|M_{\text{raw}}|} \tag{3.37}$$

④ 温度・気圧，計測開始時間の記録

温度と気圧により電離箱空洞内での空気の密度（質量）が変化する．計測開始時の温度・気圧と計測終了時の温度・気圧の平均から補正を行うため，それぞれを記録する．また工場出荷時に線源業者において計測・作成された線源強度との比較を行うため，ユーザーによる計測日時

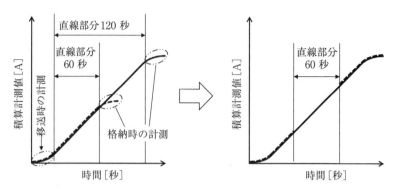

図 3.13 タイマ端効果を除いた測定の一例

情報が必要となるため,計測開始時間を記録する.

⑤ タイマ端効果の影響を補正した計測

　積算電荷量の計測では,電離箱内への線源移送・格納時に計測値がそれぞれ積算カウントされるため,タイマ端効果の影響を除いた計測値の処理が必要である.治療装置で設定する照射時間を t としたときの電荷量の積算値 M_1 には照射時間 t の計測値に線源移送・格納時の計測値が加わった計測値となる.次に照射時間を 2 倍の $2t$ としたときの電荷量の積算値を M_2 には $2t$ の計測値に,t のときと同じ線源移送・格納時の計測値が加わった計測値となる.したがってタイマ端効果の影響を除外した照射時間 t 当たりの計測値 M は次式で算出することができる.

$$M = \frac{M_2 - M_1}{t} \tag{3.38}$$

タイマ端効果の影響を考慮した積算計測値の一例を**図 3.13** に示す.照射時間を 60 秒と設定した場合,点線の積算計測値が示すように線源の移送が開始され,電離箱内に線源が入り始めると計測値が上昇し始める.線源が最大レスポンス距離に到達すると線源は停止状態であるため計測値は 60 秒間直線的に増加する.照射時間 60 秒経過後は線源が格納されるため,計測値の上昇度合が直線状態から徐々に減る計測カーブとなる.ここまでの電荷量の積算値が M_1 となる.

　次に照射時間を倍の 120 秒と設定した場合,実線の積算計測値が示すように,60 秒と同じ線源が電離箱に入り始める計測カーブの後に,最大レスポンス距離に線源が到達し 120 秒間直線的に増加し,線源格納時には 60 秒と同じカーブにて計測値の上昇度合が徐々に減り,ここまでの電荷量の積算値が M_2 となる.図 3.13 の右図に示すように 120 秒の計数カーブ M_2 より 60 秒の計数カーブ M_1 を減算することにより 60 秒

間の直線部分の計測値のみ残すことができ，照射時間で除することにより単位時間当たりの計測値を求めることができる．

⑥ 温度・気圧，計測終了時間の記録

計測終了時の温度・気圧および事前に記録した開始時間より，平均温度 T[℃]，平均気圧 P[kPa] を算出し，基準状態の気温 22.0℃，気圧 101.33 kPa として次式により温度気圧補正係数を算出する．

$$k_{TP} = \frac{273.2 + T}{273.2 + 22.0} \frac{101.33}{P} \tag{3.39}$$

また後述の工場出荷時の線源強度検定書との比較に利用するため，計測終了時を記録し，計測開始時と終了時の中間の時間を減弱補正の日時とする．

⑦ 基準空気カーマ率（RAKR：Reference Air-Kerma Rate）の算出

線源から 1 m の距離における基準空気カーマ率（RAKR）$\dot{K}_R$[mGy·h^{-1} at 1 m] は次式により算出できる．

$$\dot{K}_R = \dot{M} \cdot N_K \tag{3.40}$$

ここで N_K は国家標準とのトレーサビリティのとれた線源・線量計ごとの固有の空気カーマ校正定数 [mGy·m^2·h^{-1}·A^{-1}] であり，2016 年に国立研究開発法人産業技術総合研究所により ^{192}Ir の空気カーマ校正定数の国家標準が整備されている．$\dot{M}$ は単位時間当たりの平均電荷量 [A] であり，イオン再結合補正係数 k_s，極性効果補正係数 k_{pol}，温度気圧補正係数 k_{TP} で補正した値であり，次式により算出できる．

$$\dot{M} = \dot{M}_{raw} \cdot k_s \cdot k_{pol} \cdot k_{TP} \cdot k_{elec} \tag{3.41}$$

ここで k_{elec} は電位計校正定数であり，電離箱と電位計が一体校正された場合は 1 である．

^{60}Co 線源の場合，ウェル形電離箱の国家標準とのトレーサビリティのとれた空気カーマ校正定数は供給されていないため，不確かさを低減させるためには後述するファーマ形電離箱による測定が望ましい．

⑧ 線源強度検定書との比較

工場出荷時に線源業者において計測・作成された線源強度検定書の日時からユーザーによる基準空気カーマ率計測までは日数が経過しているため，出荷時から計測日時までの半減期による減弱補正した線源強度との比較を行う．密封小線源治療では線源強度の減弱補正により照射時間の計算が行われるため，線源強度検定書と実測値との大幅な差は医療事故となる．この差はほとんどの場合 2% の範囲内となるが，差が大きい

場合は測定配置等も含め再測定を行う．さらに3％を超える乖離がある場合は線源供給業者等に連絡して原因を究明する必要がある．

b ファーマ形電離箱による測定

ファーマ形電離箱による測定では線源を2本のファーマ形電離箱で挟んだサンドイッチ法，円柱状の固体ファントムを用いた方法等がある．タイマ端効果の補正やイオン再結合補正係数 k_s，極性効果補正係数 k_{pol}，温度気圧補正係数 k_{TP}，電位計校正定数 k_{elec} による補正が必要であることはウェル形電離箱と同様である．ファーマ形電離箱による計測で問題となるのは校正定数である．現在，国立研究開発法人産業技術総合研究所により ^{192}Ir のファーマ形電離箱の校正定数は供給されておらず，^{60}Co に関しては国家標準として供給されている $N_{D,W}$ は水吸収線量校正定数であるため基準空気カーマ率（RAKR）の算出には ^{60}Co 線源にて校正された $N_{D,W}$ であっても使用することはできない．基準空気カーマ率（RAKR）の算出のためには，標準測定法86,01で使用されていた照射線量から校正するコバルト校正定数 N_C が必要となる．N_C の算出方法として，標準測定法01で採用されていた校正定数比 $k_{D,X}$ は次式で表される．

$$k_{D,X} = N_{D,W}/N_C \quad (3.42)$$

したがって，水吸収線量校正定数 $N_{D,W}$ を校正定数比 $k_{D,X}$ で除することによりコバルト校正定数 N_C を算出でき，$k_{D,X}$ が既知の電離箱および ^{60}Co にて校正された $N_{D,W}$ を有するファーマ形電離箱であれば，基準空気カーマ率（RAKR）の算出に利用できる．

① 固体ファントムによる測定

アクリル（PMMA：Poly Methyl Methacrylate）製円柱ファントムが固体ファントムとして用いられ，計測器メーカー等から市販されている．一例として PTW 社製 T9193 Afterloading calibration phantom の模式図を図3.14に示す．このファントムでは，直径20 cm，高さ12 cm のアクリル製円柱ファントムの中心部に線源用アプリケータ挿入用の穴，中心から8 cm 離れた外周部の0°，90°，180°，270°方向4か所に電離箱等の検出器用アプリケータ挿入用の穴があり，ファーマ形電離箱使用時にはファーマ形用アプリケータを使用し，この外周部の穴に挿入し，計測する．使用しない穴にはダミー用のアクリル柱を挿入して使用する．

基準空気カーマ率 $\dot{K}_R$ [mGy·h^{-1} at 1 m] の算出手順はウェル形電離箱と同様であるが，固体ファントム材質による補正係数であるファントム

3.2 吸収線量計測法

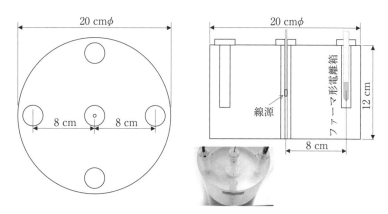

図 3.14 固体ファントムを用いたファーマ形電離箱による線源強度測定の一例

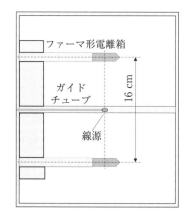

図 3.15 ファーマ形電離箱のサンドイッチ法による線源強度測定の配置図の一例

係数 k_{ph}，ファントムの穴に挿入するアプリケータに金属材質のものが使用されている場合はアプリケータの吸収補正係数 k_{ap} による補正項を乗じる．固体ファントムの保管場所と計測室の温度差がある場合，ファントム内部の温度が室温と均衡するには時間を要するため，電離箱を含め計測開始の数時間前には計測室内に準備する．

② 水ファントム中でのサンドイッチ法による測定

また現在，外部照射は水吸収線量計測が行われており，密封小線源も水吸収線量計測に移行することが考えられる．その際は水ファントム中での計測となるため，水ファントム中での2本のファーマ形電離箱にて線源を挟み込んだ状態で測定するサンドイッチ法による測定についても，特徴と注意点についても次に述べる．

図 3.15 にサンドイッチ法による線源，ファーマ形電離箱の計測配置

図の一例を示す．線源に対し，2本のファーマ形電離箱が同一距離 8 cm で配置してあり，計測値は左右の電離箱の平均値を用いる．水中での測定となるため，水吸収線量校正定数が $N_{D,W}$ が使用できるが，外部照射とは照射条件が大幅に異なる．特に線源-電離箱間距離が小さく，電離箱の擾乱補正係数も含めて線質変換係数はモンテカルロ法によって，使用線源の種類，電離箱の型番，線源-電離箱間距離の因子ごとに計算する必要がある．タイマ端効果による補正や温度気圧等の補正はウェル形電離箱を使用した際と同じである．

(2) 低線量率（LDR）密封小線源の線源強度計測

線源ごとに専用の線源ホルダに線源を固定し，ウェル形電離箱に挿入し，積算電荷量を測定する．積算時間は 30 秒から 120 秒程度まで各施設の判断で選定するが，長い方が測定誤差は小さくなる．60 秒での積算電荷量の読値 Rdg [C] を計測した場合の基準空気カーマ率 $\dot{K}_{\delta,R}$ は次式による算出する．

$$\dot{K}_{\delta,R} = N_k \cdot \frac{Rdg}{測定時間} \cdot k_{TP} \cdot k_{pol} \cdot k_s \cdot k_{elec} \tag{3.43}$$

ここで，N_k は校正機関より与えられた空気カーマ校正定数 [μGy·m^2·h^{-1}·C^{-1}]，温度気圧補正係数 k_{TP}，極性効果補正係数 k_{pol}，イオン再結合補正係数 k_s，電位計校正定数 k_{elec} は高線量率と同様の方法で得る．低線量率線源は前立腺癌の ^{125}I 永久刺入では 100 個近い線源が治療に用いられる．理想的には線源 1 個ごとに線源強度計測を行うことが望ましいが，複数個の線源がカートリッジ内に滅菌された状態で納品されるような場合では，そのままの状態で計測を行うことになる．

3.2.4　陽子線の吸収線量計測法

陽子線治療は主に拡大ビーム法とスキャニング法の 2 つが存在する．前者は主に 150 MeV 以上のエネルギー，後者は 70〜250 MeV の範囲のさまざまなエネルギーを用いて治療が実施されている．本章では標準計測法 12[7)] に従い 50〜250 MeV までの標準的な水吸収線量計測法について述べる．2024 年現在では，拡大ビーム法とスキャニング法で同じ計測方法が採用されている．スキャニング法において拡大ビーム法と同じ手法で差がないことを調査する研究は，現在も盛んに行われている．また，FLASH 照射と呼ばれる超高線量率ビームを用いた照射[8)] において，同様の傾向を示すかどうかは未解明であり，今後明らかにされていくだろう．

3.2 吸収線量計測法

陽子線の吸収線量計測の手順として，線質指標を定義し，次に線質変換係数を求める．最終的な基準深における水吸収線量を求めるために，電位計の表示値に対して補正係数を乗じたものを使用する必要がある．

(1) 電離箱線量計

治療用陽子線ビームを校正するためのリファレンス線量計として，円筒形あるいは平行平板形の電離箱線量計の使用が推奨される．しかし，平行平板形線量計は ^{60}Co γ 線に対する壁補正係数（P_{wall}）の不確かさが大きいため，円筒形の線量計の使用が望ましい．ただし，円筒形線量計の使用は，後述される残余飛程 R_{res} が $0.5\,\text{g cm}^{-2}$ を満たす陽子線に限定される．$R_{\text{res}} < 0.5\,\text{g cm}^{-2}$ の陽子線を用いて測定を行う場合は，平行平板型電離箱を使用しなければならない．また，電離箱の基準点が使用する線量計の種類で異なっており，円筒型は電離空洞の幾何学的中心，平行平板型は電離空洞内前面の中心で定義されることに注意が必要である．

(2) 線質指標

陽子線の線質指標を求めるためには $10\,\text{cm} \times 10\,\text{cm}$ の照射野における任意の幅をもつ拡大ブラッグピーク（SOBP）を形成したビームを用いる．**図 3.16** に線質指標決定のための定義を示す．また，**表 3.10** および**図 3.17** に線質指標と水吸収線量測定のための基準条件と水ファントムの配置図を示す．

線質指標は残余飛程 $R_{\text{res}}\,(\text{g cm}^{-2})$ にて定義されている．残余飛程は実用飛程 $R_p\,(\text{g cm}^{-2})$ と基準深 $z_{\text{ref}}\,(\text{g cm}^{-2})$ を用いて式 (3.44) に導かれる．

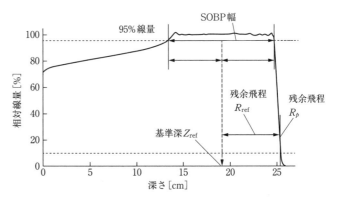

図 3.16 陽子線ビームの残余飛程の定義

表3.10　陽子線の水吸収線量計測の基準条件

項目	基準値または基準条件
使用ファントム	水を推奨
電離箱	円筒形，平行平板形（$R_{res} \geq 0.5\,\mathrm{g\,cm^{-2}}$）
	平行平板形（$R_{res} < 0.5\,\mathrm{g\,cm^{-2}}$）
基準深 ref	SOBP の中心
	※スキャニングはプラトー領域の場合あり
電離箱の基準点	円筒形：電離空洞の幾何学的中心
	平行平板形：電離空洞内前面の中心
SSD	治療で使用する距離
照射野 A_0	$10\,\mathrm{cm} \times 10\,\mathrm{cm}$
	または出力係数の基準とする照射野

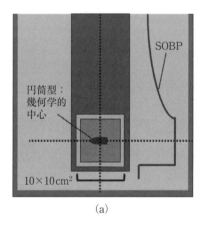 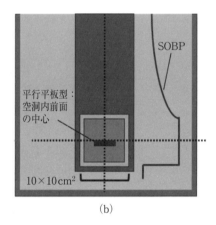

図3.17　円筒型（a）と平行平板型（b）の電離箱線量計の配置

$$R_{res} = R_p - z_{ref} \qquad (3.44)$$

SOBP 幅は最大線量に対して 95% の線量間の領域で定義される（図3.16）．実用飛程 R_p は SOBP の深い領域で線量が低下している部分において，SOBP 内の最大線量に対して 10% の線量までの深さと定義される．基準深 z_{ref} は SOBP 幅の中心の深さで定義される．残余飛程は SOBP 幅の大きさによって変化する．同じエネルギーで SOBP 幅が大きなものを用いた方が，基準深が浅くなるため，残余飛程は大きくなる．残余飛程は表3.10のような基準条件で測定した中心軸上の深部線量分布から計算される．この測定には平行平板型電離箱の使用が推奨される．

3.2 吸収線量計測法

(3) 線質変換係数

線質変換係数 k_Q は，基準線質 ^{60}Co γ 線に対して陽子線の線質へと変換する係数として用いられる．線質変換係数は平均制限質量衝突阻止能比 $(\bar{L}/\rho)_{w,\text{air}}$ と陽子線に対する空気の W 値 (W_{air})，および擾乱補正係数 P_Q を用いて以下で定義される．

$$k_{Q,Q_0} = \frac{D_{w,Q}}{D_{w,Q_0}} = \frac{\left[(\bar{L}/\rho)_{w,\text{air}} W_{\text{air}} P\right]_Q}{\left[(\bar{L}/\rho)_{w,\text{air}} W_{\text{air}} P\right]_{Q_0}} \qquad (3.45)$$

陽子線に対する水/空気の平均制限質量衝突阻止能比 $(\bar{L}/\rho)_{w,\text{air}}$ は残余飛程を用いて式 (3.46) のように求められる．また，W_{air} は IAEA TRS-398[9]に従い，$(W_{\text{air}})_Q/e = 34.23\,\text{J}\cdot\text{C}^{-1}$ の値が採用された．さらに，陽子線に対する擾乱補正係数の詳細は研究が十分になされていないため，$P_Q = 1.0$ で定義された．

$$(\bar{L}/\rho)_{w,\text{air}} = 1.137 - 4.265 \times 10^{-5} \times R_{\text{res}} + \frac{1.84 \times 10^{-3}}{R_{\text{res}}} \qquad (3.46)$$

(4) 水吸収線量の決定

線質 Q の陽子線の基準深 z_{ref} に対する水吸収線量 $D_{w,Q}$ は以下の式で求める．基準深は SOBP の中心で定義される．

$$D_{w,Q} = M_Q N_{D,w} k_Q \qquad (3.47)$$

ここで，$N_{D,w}$ は基準線質 ^{60}Co γ 線による水吸収線量校正定数で，使用する電離箱ごとに決定される．さらに，k_Q は線質変換係数であり，上述の設定された条件により異なる．また，M_Q は電位計の表示値 M_Q に対して各種補正係数を乗じたものである．M_Q は電位計の表示値の平均値 $\overline{M_{\text{raw}}}$ を用いて以下のように導かれる．

$$M_Q = \overline{M_{\text{raw}}}\, k_{TP}\, k_{\text{elec}}\, k_{\text{pol}}\, k_s \qquad (3.48)$$

ただし，k_{TP} は温度気圧補正係数，k_{elec} は電位計校正定数，k_{pol} は極性効果補正定数，k_s はイオン再結合補正係数を示し，これらの補正係数は基本的に光子線で用いるときと同様の手法を用いて求められる．

(5) 陽子線の基準条件における不確かさについて

陽子線の線量計測の不確かさは，線量標準機関での各施設の電離箱線量計の $N_{D,w}$ 校正時の不確かさと（ステップ 1），校正後の電離箱線量計を用いて各施設が水吸収線量を計測する際に生じる（ステップ 2）．$D_{w,Q}$ の相対合成標準不確かさはステップ 1 と 2 の両方で生じる不確かさであり，円筒型で 2.0%，平方平板型で 2.4% に上る[7]．

3.2.5 炭素線の吸収線量計測法

炭素線治療も陽子線治療と同じく，拡大ビーム法とスキャニング法の2種類が臨床運用されている．標準計測法12[7)]では100 MeV/uから450 MeV/uまでの炭素線の水吸収線量の標準的な計測法について述べられている．炭素線は，ビームモジュレーターや水中，人体組織を通過すると，入射粒子やターゲット原子核から核破砕片が生じる．これにより，ブラッグピークより後方の深さにおいて低線量の線量分布を生じる．これをフラグメンテーションテールと呼ぶ（図3.18）．炭素線は，深さによって生物学的効果比が変化するため，物理線量分布に生物学的効果比を掛けた生物学的線量分布が均一なSOBPを形成するように物理線量分布を照射する必要がある（図3.18）．炭素線の吸収線量計測は物理線量で実施され，基準条件において線質変換係数を求める必要がある．

(1) 電離箱線量計

治療用炭素線ビームを校正するためのリファレンス線量計として，円筒形あるいは平行平板形の電離箱線量計の使用が推奨される．しかし，平行平板形線量計は^{60}Coγ線に対する壁補正係数（P_{wall}）の不確かさが大きいため，円筒形の線量計の使用が望ましい．ただし，円筒形線量計の使用は，SOBP幅が$2.0\,\mathrm{gcm^{-2}}$以上である必要がある．炭素線は，SOBP内の深部物理線量分布が平坦ではなく，さらに，電離箱の基準点が使用する線量計の種類で異なる（円筒型は電離空洞の幾何学的中心，平行平板型は電離空洞内前面の中心）ことに注意が必要である．

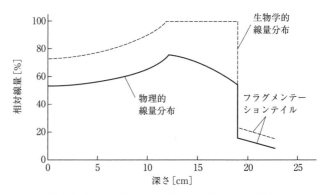

図3.18 炭素線の物理的線量分布と生物学的線量分布

3.2 吸収線量計測法

表 3.11 炭素線の水吸収線量計測の基準条件

項目	基準値または基準条件
使用ファントム	水
電離箱	円筒形, 平行平板形 (SOBP 幅 $\geq 2\,\mathrm{g\,cm^{-2}}$)
	平行平板形 (SOBP 幅 $<2\,\mathrm{g\,cm^{-2}}$)
基準深 z_{ref}	SOBP の中心
	※スキャニングはプラトー領域の場合あり
電離箱の基準点	円筒形：電離空洞の幾何学的中心から $0.75\,r_{\mathrm{cyl}}$ 線源側
	平行平板形：電離空洞内前面の中心
SSD	治療で使用する距離
照射野 A_0	$10\,\mathrm{cm}\times 10\,\mathrm{cm}$

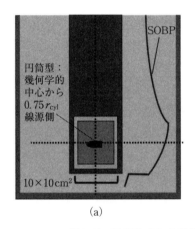
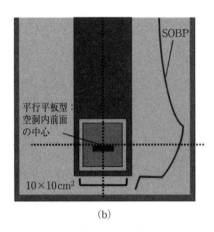

図 3.19 円筒型 (a) と平行平板型 (b) の電離箱線量計の配置

　基準深における水吸収線量は，線質変換係数と水吸収線量校正定数，および電位計の表示値に対して補正係数を乗じたものを使用する必要がある．表 3.11 および図 3.19 に水吸収線量計測のための基準条件と水ファントムの配置図を示す．

(2) 線質変換係数

　線質変換係数 k_Q は，基準線質 ^{60}Co γ 線に対して炭素線の線質へと変換する係数として用いられる．線質変換係数は平均制限質量衝突阻止能比 $(\bar{L}/\rho)_{w,\mathrm{air}}$ と炭素線に対する空気の W 値 (W_{air})，および擾乱補正係数 P_Q を用いて以下で定義される．

$$k_{Q,Q_0}=\frac{D_{w,Q}}{D_{w,Q_0}}=\frac{\left[(\bar{L}/\rho)_{w,\mathrm{air}}W_{\mathrm{air}}P\right]_Q}{\left[(\bar{L}/\rho)_{w,\mathrm{air}}W_{\mathrm{air}}P\right]_{Q_0}} \qquad(3.49)$$

炭素線に対する水/空気の平均制限質量衝突阻止能比 $(\bar{L}/\rho)_{w,\text{air}}$ は一次線および減速中に生じる核種の平均を取る必要がある．この計算を正確に行うためには，炭素線フィールドの核種ごとのエネルギースペクトルが必要である．しかしながら，現時点では正確に計算を行うことは不可能であるため，平均制限質量衝突阻止能比は $((\bar{L}/\rho)_{w,\text{air}})_Q = 1.130$ で定義されている．また，W_{air} は IAEA TRS-398（引用）に従い，$(W_{\text{air}})_Q/e = 34.50\,\text{J}\cdot\text{C}^{-1}$ の値が採用された．さらに，炭素線に対する擾乱補正係数の詳細は研究が十分になされていないため，$P_Q = 1.0$ で定義された．

(3) 水吸収線量の決定

線質 Q の炭素線の基準深 z_{ref} に対する水吸収線量 $D_{w,Q}$ は以下の式で求める．基準深は SOBP の中心で定義される．

$$D_{w,Q} = M_Q\, N_{D,w}\, k_Q \tag{3.50}$$

ここで，$N_{D,w}$ は基準線質 $^{60}\text{Co}\,\gamma$ 線による水吸収線量校正定数で，使用する電離箱ごとに決定される．さらに，k_Q は線質変換係数であり，上述の設定された条件により異なる．また，M_Q は電位計の表示値 M_Q に対して各種補正係数を乗じたものである．M_Q は電位計の表示値の平均値 $\overline{M_{\text{raw}}}$ を用いて以下のように導かれる．

$$M_Q = \overline{M_{\text{raw}}}\, k_{TP}\, k_{\text{elec}}\, k_{\text{pol}}\, k_s \tag{3.51}$$

ただし，k_{TP} は温度気圧補正係数，k_{elec} は電位計校正定数，k_{pol} は極性効果補正定数，k_s はイオン再結合補正係数を示す．

(4) 炭素線の基準条件における不確かさについて

炭素の線量計測の不確かさは，X 線や陽子線よりもかなり大きい．線量計測法 12 に基づく線量変換係数 k_Q の計算値の不確かさは主に阻止能比と W 値の不確かさによる．$D_{w,Q}$ の相対合成標準不確かさは円筒型で 3.0%，平方平板型で 3.5% にのぼる[7]．

3.2.6 相互校正法

リファレンス線量計は年 1 回の校正によって水吸収線量校正定数を有するが，施設で所有するすべての線量計を校正センターにおいて校正を行うことは予算面からも現実的ではない．この場合，水吸収線量校正定数を有さないフィールド線量計と水吸収線量校正定数を有するリファレンス線量計をユーザー線質 Q_{cross} の測定場において測定することでフィールド線量計の水吸収線量校正定数を得ることができる．このとき，線質 Q_{cross} における測定では，加速器からの照射される線量の変動を考慮する必要があるため，外部モニタ（external monitor）用線量計を校正

3.2 吸収線量計測法

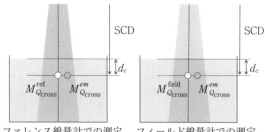

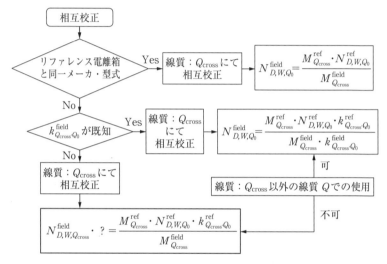

図 3.20　フィールド線量計相互校正時の配置図の一例

図 3.21　光子線のフィールド線量計の相互校正フローチャート

深に設置する（図 3.20）．仮に，リファレンス線量計での測定時の $M_{Q_{\mathrm{cross}}}^{em}$ と比較し，フィールド線量計での測定時の $M_{Q_{\mathrm{cross}}}^{em}$ が 2% 低い測定値を示した場合，$M_{Q_{\mathrm{cross}}}^{\mathrm{field}}$ は 2% 測定値を増やすように補正する．

光子線における相互校正のフローチャートを図 3.21 に示す．フィールド線量計の k_Q が既知の場合は，リニアック装置における校正線質 Q_{cross} での相互校正によりフィールド線量計の水吸収線量校正定数 $N_{D,W,Q_0}^{\mathrm{field}}$ を得ることができ，他の線質 Q でも使用できるが，k_Q が不明なフィールド線量計では $N_{D,W,Q_0}^{\mathrm{field}}$ を得ることができない．この場合，不明な k_Q の因子を含んだ $N_{D,W,Q_0}^{\mathrm{field}}$ となるため，線質 Q_{cross} 以外の線質 Q での使用はできないため，線質ごとに相互校正を行う必要がある．

電子線ではさらに複雑になり，平行平板形電離箱では特に低エネルギー電子線で P_{wall} や個体差により擾乱補正係数が大きくなり，不確かさ

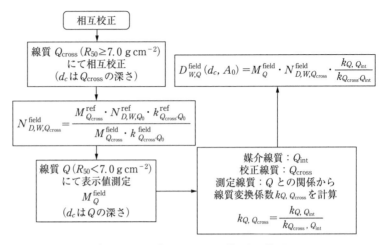

図 3.22 線質 $Q\,(R_{50}<7\,\mathrm{g\,cm^{-2}})$ における電子線の相互校正のフローチャート

が増す．線質 Q_0 で平行平板形電離箱を直接校正し，相互校正を行う場合よりも，線質 Q_0 で校正されたファーマ形電離箱を用いて平行平板形電離箱の相互校正を行う方が，実際の相互校正線質 Q において線質変換係数内の P_{wall} の不確かさが抑えられ，不確かさを低減できることから，校正線質 Q_{cross} は $R_{50}\geqq7\,\mathrm{g\,cm^{-2}}\,(E_0\geqq16\,\mathrm{MeV})$ が推奨されている．
実際に測定に使用したい線質 Q が $R_{50}\geqq7\,\mathrm{g\,cm^{-2}}$ のみであるとき，光子線における相互校正のフローチャートと同様の流れで相互校正でき，リニアック装置における校正線質 Q_{cross} の電子線を使用し，Q_{cross} の校正深 $(d_\mathrm{c}=0.6\,R_{50}-0.1)$ に電離箱および外部モニタ用線量計を設置した配置にて相互校正を行う．得られたフィールド線量計の水吸収線量校正定数 $N^{\mathrm{field}}_{D,W,Q_0}$ は，$R_{50}\geqq7\,\mathrm{g\,cm^{-2}}$ の他の線質 Q でも使用できる．しかし，線質 Q が $R_{50}<7\,\mathrm{g\,cm^{-2}}$ の水吸収線量測定を行いたい場合，$R_{50}\geqq7\,\mathrm{g\,cm^{-2}}$ の校正線質 Q_{cross} で相互校正を行う必要がある．線質 $Q\,(R_{50}<7\,\mathrm{g\,cm^{-2}})$ における電子線の相互校正のフローチャートを**図 3.22** に示す．実際の水吸収線量測定は $R_{50}<7\,\mathrm{g\,cm^{-2}}$ で行うが，一旦，$R_{50}\geqq7\,\mathrm{g\,cm^{-2}}$ の校正線質 Q_{cross} で相互校正水吸収線量校正定数である $N^{\mathrm{field}}_{D,W,Q_{\mathrm{cross}}}$ を求め，媒介線質 Q_{int} における電子線で相互校正された電離箱に対する線質変換係数 $k_{Q,Q_{\mathrm{int}}}$ の表から校正線質 Q_{cross} に該当する線質変換係数 $k_{Q_{\mathrm{cross}},Q_{\mathrm{int}}}$ および測定線質 Q に該当する線質変換係数 $k_{Q,Q_{\mathrm{int}}}$ を読み取り $k_{Q,Q_{\mathrm{cross}}}=k_{Q,Q_{\mathrm{int}}}/k_{Q_{\mathrm{cross}},Q_{\mathrm{int}}}$ として線質変換係数を計算し使用する．

3.3 外部光子線の線量計算

外部光子線の線量計算に関連する主な要因は深部線量関数（深部量百分率，組織空中線量比，組織最大線量比，組織ファントム線量比），照射野形状，モニタユニット値および線量計算アルゴリズムがあげられる．

3.3.1 深部量百分率（PDD）

深部量百分率（percentage depth dose：PDD）は，放射線治療（放射線物理学）で使用される重要な概念である．PDDは，図3.23に示すように，線源表面間距離（source to surface distance：SSD）を一定の条件下で，任意の深さ d における測定点 Q_2 の吸収線量 $D(d, A_0)$ を，ビームの中心軸に沿った線量最大深 d_{max} における Q_1 の線量最大深吸収線量 $D(d_{max}, A_0)$ で除した比率として定義される．通常，SSDは定格治療距離である100 cmで設定され，照射野サイズ A_0 はファントム表面で規定される．

$$PDD(d, A_0) = 100 \cdot \frac{D(d, A_0)}{D(d_{max}, A_0)} [\%] \qquad (3.52)$$

PDDは，エネルギー，深さ，照射野サイズ，SSD等，多くの要因に影響される．PDDは深さとともに減少し，エネルギーが高いほど増加する．高エネルギー光子線は透過力が高いため，低エネルギー光子線と比較して同一の深さでは，高いPDDが得られる．また距離逆二乗則と散乱線の影響を考慮しなければ，深さに対するPDDの変化は，指数関

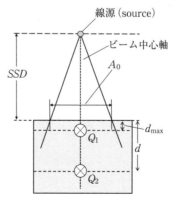

図3.23 深部量百分率（PDD）の測定方法

数的に減少する．

(1) ビルドアップ領域

図 3.24 (a) に示すように，PDD は最大線量の深さを超えると深さとともに減少する．低エネルギー光子線の場合では，線量は表面またはその近傍で最大となる．しかし高エネルギー光子線の場合では，線量が最大になる深さは組織やファントムの奥深くとなる．表面から線量が最大になる深さまでの領域をビルドアップ領域と呼ぶ（図 3.24 (b)）．ビルドアップの物理現象は以下のように説明できる[10]．

(a) 高エネルギー光子線が患者またはファントムに入射すると，表面およびその近傍から高速電子が放出される．

(b) これらの電子は，その領域から離れた下流で停止するまでエネルギーが蓄積される．

(c) (a) と (b) の結果，電子フルエンスと吸収線量は深さとともに

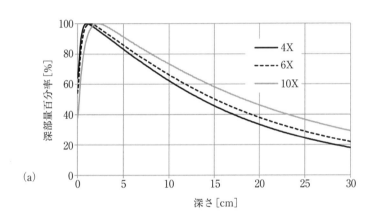
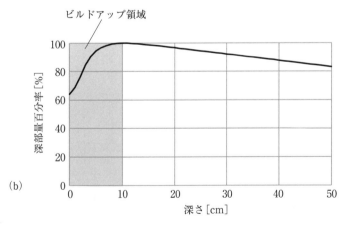

図 3.24　深部量百分率

最大になるまで増加する．しかし光子エネルギーのフルエンスは深さとともに連続的に減少し，その結果，電子の生成量も深さとともに減少する．したがって，ある深さを超えると，線量は最終的に深さとともに減少し始める．

(2) 照射野サイズの影響

PDDは，照射野サイズが大きくなるとともに増加する．

照射野サイズ A_0 とPDDの関係において，SSD，光子エネルギー E，および測定深 d を一定とし，照射野のみを変化させた場合，照射野が非常に小さい場合には，散乱線成分の寄与する割合が少ないことから，吸収線量は主に一次線成分からの影響を受ける．これは照射野サイズが大きくなるに従って，吸収線量に対する散乱線成分の寄与が深さとともに大きくなるためである[11]．さらに，照射野サイズが大きくなると照射野の端で発生した散乱線が線束中心の測定点に到達することが困難となるため，照射野の増大に伴うPDDの増加率が小さくなり，ほぼ一定となる[11]．

放射線治療領域のエネルギーでは水との相互作用はコンプトン散乱が主であり，クライン-仁科の式から光子エネルギーが高くなるに従って前方により多く散乱される．したがって，PDDの照射野サイズ依存性は低エネルギー光子線では，高エネルギー光子線と比べて顕著になる傾向がある．

(2) SSDの影響

光子エネルギー E，照射野サイズ A_0 と測定深 d を同一として，SSDのみを変化させた場合，PDDは距離逆二乗則の結果として，SSDとともに増加する．ある点における実際の吸収線量は線源からの距離の増加

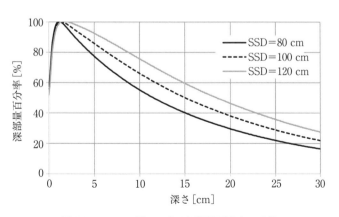

図3.25　SSDの違いによる深部量百分率の変化

とともに減少するが，PDD（参照点に対する相対線量）はSSDとともに増加する．医療用直線加速器の線源表面間距離に伴うPDDの変化を図3.25に示す．

3.3.2 組織空中線量比（TAR）

組織空中線量比（tissue air ratio：TAR）は，図3.26に示すように，ビームの回転軸（アイソセンタ）上に線量計を設置する．線源と評価点間距離（source-chamber distance：SCD）または線源回転軸間距離（source-axis distance：SAD）を一定の条件下で，任意の照射野サイズにおける空中の微小質量点 Δm の測定点 Q_1 の吸収線量の $D_{\Delta m}(A)$ に対する水中の深さ d の測定点 Q_2 の吸収線量の $D(d, A)$ の比率として定義される．$D_{\Delta m}(A)$ は，ビルドアップキャップを装着した状態での空中計測量である．線源から測定点までの距離はSADまたはSCDで定義する．照射野サイズ A は深さ d で規定される．

> ビルドアップキャップとは，高エネルギー光子線の d_{max} に相当する厚さ（ビルドアップキャップの密度×ビルドアップキャップの厚さ）のキャップである．ビルドアップキャップは電離箱線量計の電離箱部分を覆うように装着する．

$$TAR(d, A) = \frac{D(d, A)}{D_{\Delta m}(A)} \tag{3.53}$$

ただし，$D(d, A)$：水ファントム中の任意の測定点での線量，$D_{\Delta m}$：ビルドアップキャップを装着した測定点での空中線量とする．

TARは同一点における2つの線量（$D_{\Delta m}$ と D）の比であるため，光子フルエンスの距離依存性は除外される．したがって，TARは空中に設置されたビルドアップキャップ装着済みの線量計と同一点におけるファントム中の線量とを比較し，ファントム内でのビームの減衰と散乱のみによるある点の線量の変化を表す．TARは深部線量の一次成分と散乱成分の両方を含み，線源距離に依存しない．

> 現在，TARは臨床のMU値計算に用いられることはない．しかしPDDから組織最大線量比（tissue maximum ratio：TMR）を導く場合には，概念的に用いられる関数である．

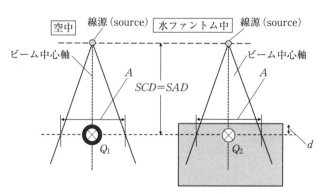

図3.26 組織空中線量比（TAR）の測定方法

3.3.3 組織最大線量比（TMR）

組織最大線量比（tissue maximum ratio：TMR）は，図 3.27 に示すように，水ファントム中で SAD 上に線量計を設置し，この位置における照射野サイズを A と定義する．測定点 Q_1 と Q_2 を同じモニタユニット値（MU）で照射した際，$TMR(d, A)$ は照射野サイズ A，深さ d の測定点 Q_2 の吸収線量 $D(d, A)$ と照射野サイズ A，線量最大深 d_{max} における測定点 Q_1 の吸収線量 $D(d_{max}, A)$ の比として定義される．照射野サイズ A は深さ d で規定される．

$$TMR(d, A) = \frac{D(d, A)}{D(d_{max}, A)} \tag{3.54}$$

ただし，式（3.54）の分母と分子に対する線源検出器間距離は同じであり，PDD の場合とは異なる．したがって，線量評価点までの距離は，深さによって変化しない．治療装置に固有の定格距離は，SAD＝100 cm となる．定格距離（通常 100 cm）で取得した TMR は 100 ± 20 cm 程度の範囲では距離に依存しない[12]．

[線源表面間距離，光子エネルギー，照射野，測定深が及ぼす影響]

SSD が TMR に及ぼす影響は，TAR と同様である．SSD が変化した場合でも，光子エネルギー E，照射野サイズ A，測定深 d が同一であれば TMR は変化しない．そのため高エネルギー光子線による多門照射法や回転照射法における深部線量計算には，多くの場合で TMR が用いられる．高エネルギー光子線が TMR に及ぼす影響は，照射野サイズ A と測定深 d が一定であり，これらが変化しない場合では，光子エネルギー E が大きいほど TMR は大きくなる．照射野サイズ A が TMR に

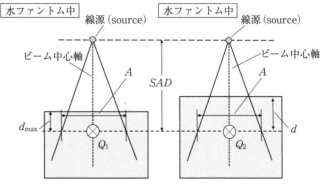

図 3.27 組織最大線量比（TMR）の測定方法

第3章 吸収線量の評価

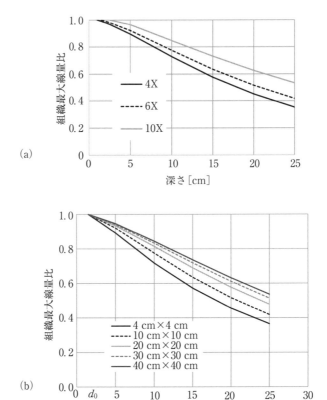

図3.28 最大線量深を超えた組織最大線量比
(a) 高エネルギー光子線の特性 (b) 光子エネルギー6Xにおける照射野サイズの特性

及ぼす影響は，光子エネルギー E と測定深 d が一定であり，これらが変化しない場合では，照射野サイズが大きいほどTMRは大きくなる（図3.28）．

式（3.53）のTARの定義からファントム中の任意の測定点での線量は

$$D(d, A) = TAR(d, A) \cdot D_{\Delta m}(A)$$

であり，上式を式（3.54）のTMRの式に代入した場合

$$TMR(d, A) = \frac{TAR(d, A) \cdot D_{\Delta m}(A)}{D(d_{\max}, A)}$$

と変換できる．ここで，深さ $d_{\max}$ における

$$TAR(d_{\max}, A) = \frac{D(d_{\max}, A)}{D_{\Delta m}(A)}$$

であることから，これを上式に代入すると

$$TMR(d, A) = \frac{TAR(d, A)}{TAR(d_{max}, A)} \quad (3.55)$$

と変換できる．したがって，照射野 A，測定深 d と最大線量深 d_{max} の TAR の比と照射野 A，測定深 d の TMR は等しい．

3.3.4 組織ファントム線量比（TPR）

組織ファントム線量比（tissue phantom ratio：TPR）は，ファントム中においてビームの回転軸上（アイソセンタ）に線量計を設置する．SCD または SAD を一定とし，ファントム中の測定点 Q_1 と Q_2 を同じモニタユニット値（MU）で照射した際，$TPR(d, A)$ は照射野サイズ A，深さ d の測定点 Q_2 の吸収線量 $D(d, A)$ と照射野サイズ A，ビーム軸上の目的に応じて定める特定の深さである基準深 d_r における測定点 Q_1 の吸収線量 $D(d_r, A)$ の比として定義される．照射野サイズ A は深さ d で規定される．

$$TPR(d, A) = \frac{D(d, A)}{D(d_r, A)} \quad (3.56)$$

TPR において基準深である d_r が最大線量深 d_{max} の場合には，TMR と等しくなる．

3.3.5 照射野，等価照射野，出力係数（OPF）

放射線治療では，正方形の照射野が用いられることは少なく，多くの症例では，矩形照射野または不整形照射野が用いられている．放射線治療における照射野形成は，セカンダリコリメータとマルチリーフコリメータ（multi-leaf collimator：MLC）を組み合わせて行われる．本項においては，矩形照射野や不整形照射野のビーム中心軸上における標準（円形や正方形）照射野と等価な等価照射野サイズの算出方法について述べる．

(1) 等価照射野

等価照射野とは，任意の形状の照射野と同じ深部線量特性を有する標準（円形や正方形）照射野を指す．臨床現場では，通常，矩形照射野または不整形照射野が使用されるが，一方で，治療計画装置（treatment planning system：TPS）に入力されるビームデータや手計算に利用する基礎データの測定には，正方形照射野に限定して測定が行われる．したがって，正方形照射野から任意の形状の照射野における出力や深部線

量関数を導出しなければならない．いい換えれば，等価照射野を理解する必要がある．

放射線治療において，さまざまな形状の照射野を用いる際，その照射野形状は患者に投影された照射野の形状に対応する．吸収線量の評価には，投影照射野の形状のみでは判断できないパラメータが必要となる．照射野が上段や下段のセカンダリコリメータによって形成されたものか，あるいは，鉛ブロック，低融点金属またはMLCなどの補助的なビーム整形器具を使用して形成されたものかが重要な要素となる．

照射野 s のビーム中心軸上の深さ d の線量 $D(d, s)$ は

$$D(d, s) = D_0(d_0, 10\times10) \cdot MU \cdot Sc(c) \cdot Sp(s) \cdot TMR(d, s) \cdot (\text{others})$$
(3.57)

ただし，D_0：基準深における基準照射野での1 MU当たりの線量（基準線量），MU：モニタユニット値，Sc(c)：コリメータ散乱係数，Sp(s)：ファントム散乱係数，TMR：組織最大線量比，others：その他のパラメータで与えられる．線量評価には，出力係数，深部線量関数，透過率が必要となる．これら3つの要素には，主としてエネルギー，照射野サイズ，深さが変数となる．

等価照射野における「等価」とは出力と深部線量特性が同一である照射野であるため，その条件を満たす等価正方形または等価円形照射野を導出し，その辺や半径の長さを用いて出力係数や深部線量関数の変数として利用されてきた．

照射野形状が正方形または円形であれば，照射野は一辺の長さや半径の一次元の大きさとなる．長軸が a，短軸が b の矩形照射野の任意の深さにおけるビーム中心軸上の深部線量（PDD，TAR，TMR）と近似される等価正方形照射野の同じ深さにおける深部線量との関係を等価正方形と呼び，次式で与えられる．

$$\frac{A}{P} = \frac{2(a \cdot b)}{a+b}$$
(3.58)

ただし，A：正方形照射野の面積，P：正方形照射野の四辺の長さの合計，a：矩形照射野の一辺の長さ（長軸），b：矩形照射野の一辺の長さ（短軸）である．

式（3.58）は，A/P法（area/perimeter method）とも呼ばれ，Sterling等[13]がコンピュータにて照射野の面積と四辺の周囲長を因子として深部線量を計算させた際に用いた一部であり，計算式は長軸と短軸の比が1.0に近い正方形に近い形状の矩形照射野では正方形照射野の

深部線量と比較的一致するが，長軸と短軸の比が大きい矩形照射野ほど深部線量の不確かさが大きくなる傾向にある．

半径 r の円形照射野のビーム中心軸上の深部線量関数（PDD，TAR，TMR）と等しい正方形照射野の深部線量の関係を等価円と呼び，次式で与えられる．

$$\frac{A}{P} = \left(\frac{\sqrt{\pi}}{4}\right) \cdot r \tag{3.59}$$

ただし，A：正方形照射野の面積，P：正方形照射野の四辺の長さの合計，r：円形照射野の半径である．

(2) 出力係数（OPF）

加速器からの出力は，セカンダリコリメータ開口部の大きさに応じて変化する．ただし，加速器における出力制御はモニタ線量計によって行われている．したがって，高エネルギー光子線出力が，セカンダリコリメータ開度のみに依存しないこととなる．近年では，出力係数を，2つの因子に分離した形式で定義する．

$$S_{cp}(s) = S_c(c) \cdot S_p(s) \tag{3.60}$$

ただし，$S_{cp}(s)$：全散乱係数，$S_c(c)$：コリメータ散乱係数，$S_p(s)$：ファントム散乱係数である．

出力係数に対して，$S_c(c)$ と $S_p(s)$ は出力に対して独立に寄与する．測定点に到達する光子は電子が制動放射線を起こすターゲットからの一次線のみではない．プライマリコリメータ，平坦化フィルタ，セカンダリコリメータなどの加速器ヘッド内部の構造からの散乱線も考慮する必要がある．特に，平坦化フィルタは光子線源として捉えることもできる．本来，光子線ターゲットは点であるが，平坦化フィルタを線源と捉えた場合では，面線源となる．これらの部分における相互作用による結果，生じた電子もファントム中の深い領域まで到達する．

その他，上段のセカンダリコリメータからのモニタ線量計への後方散乱線の寄与がある．この効果をコリメータ反転効果と呼ぶ．このような患者に到達する以前の現象に伴う出力変化を表現する関数としてコリメータ散乱係数が存在する．一種のターゲットとして見なすことが可能な平坦化フィルタは，加速器ヘッド内の構造物の位置関係よりアイソセンタ平面に投影された照射野サイズから見込まれる面積に相違が生じる．

平坦化フィルタに近い，上段のセカンダリコリメータは，アイソセンタ平面で照射野が正方形であったとしても，平坦化フィルタを遮蔽する面積が下段のセカンダリコリメータと比べて多い．そのため，鉛ブロッ

クや第3段MLCによる遮へいはほとんど測定点に寄与する影響は少ないといえる．保科[14]上段と下段のセカンダリコリメータを20 cm×20 cmと一定とし，第3段MLCによる照射野が半分程度の面積となる場合までは，S_cが不変であることを報告した．

一方，ファントム散乱係数S_pは照射される容積，深さと光子線エネルギーに依存する．したがって，S_pは患者に投影された照射野から評価することとなる．

以上のことから，出力係数は，S_cとS_pに分離して評価する必要がある．

3.3.6 モニタユニット（MU）

モニタ設定値（monitor unit値：MU値）とは，医療用直線加速器（linear accelerator：linac）からの放射線出力の尺度であり，Nと表記される．MU値はモニタ線量計で制御される．基準照射野サイズ（10 cm×10 cm）における基準深での水吸収線量（$D(d_0, A)$）をMU値（N）で除した値をDMU（dose monitor unit）と呼び，通常はDMU＝1.000 cGy/MUとする．国内においては，基準深は最大線量深d_0（最大線量深＝d_{max}）が採用されている．ただし，linacの出力（モニタ線量計の制御）は，温度，気圧など影響を受けるため，実際にはDMU＝0.995〜1.005 cGy/MUなどの値をとることがある．そのため，ユーザーは定期的に，DMU＝1.000 cGy/MUに近づけるようにモニタ線量計の調整を実施する[15]．

(1) MU算出の計算式

放射線治療の品質管理の重要な項目の一つにMU検証がある．MU値は放射線治療における処方線量を決定する重要な単位である．近年の放射線治療では，TPSで計算したMU値を臨床現場で採用する場合がほとんどである．しかし，TPSの計算精度は登録されたビームデータ（PDD，OPFなど）に依存し，入力データに間違いがある場合には，計算精度の高い線量計算アルゴリズムによる計算結果においても不適切なMU値を算出する可能性がある．そのため，TPSを使用する前にはコミッショニングと呼ばれる作業が必要となる[16]．コミッショニングとは，ユーザーが臨床でlinacを使用する上で十分な性能，精度，安全性を有しているかを確認する試験であり，臨床現場で想定できるさまざまな条件下で試験を実施する作業である．しかし，コミッショニングでは臨床で将来，実施するすべての条件下でTPSの挙動をテストすること

は不可能である．そのため臨床開始後においても，TPSの入力データ等の検証を継続的に実施する必要がある．したがって，患者ごとにTPSから算出したMU値をTPSとは独立した計算システムで検証する必要がある．これが，MU検証をする目的となる．

MU計算式を以下に示す．

$$MU = \frac{処方線量}{DMU \cdot TMR \cdot S_c(c) \cdot S_p(s) \cdot \text{others}} \quad (3.61)$$

ただし，DMU：基準深（線量最大深）における基準照射野での1MU当たりの線量（基準線量），TMR：組織最大線量比，$S_c(c)$：コリメータ散乱係数，$S_p(s)$：ファントム散乱係数，others：その他のパラメータである．

(2) MU検証

MU検証の具体的な方法として実測，手計算，スプレッドシート，市販のMU検証ソフトウェア，他の種類のTPSの5つがあげられる．

実測は，linacを用いて治療ビームをファントムに照射し，電離箱線量計を用いて測定する手法である．利点は，水吸収線量を直接評価することができる点と，臨床の照射野をそのまま使用することで，等価照射野を算出しなくてもよい点である．欠点は，測定前の準備や測定の手間が煩雑である点である．実測の検証は，TPS導入時の検証や高精度放射線治療と呼ばれる強度変調放射線治療（intensity modulated radiation therapy：IMRT）の線量検証に利用される．

手計算は，上記で示した各種パラメータを使用し，式（3.61）にて計算する手法である．利点は，各要因とMUとの関係性を把握しやすい点である．しかし手作業での計算を実施するため，作業が煩雑になる点と不整形照射野への対応が困難な点が欠点である．これらは放射線治療に携わる技術者として修得すべき技術ではある．しかし日常臨床で，すべての症例の検証を実施するのは困難である．したがって実務ベースでの運用を考慮する際には，MU検証の必要性だけではなく，効率的な運用を模索することが重要である．近年では，MU検証を簡便に利用可能な方法が導入されている．

その一つが，スプレッドシートを用いた検証方法である．表計算ソフトウェアを利用し，手計算を簡便に実施できるようにしたものである．手計算を半自動的に行うことで，不整形照射野にも対応が可能である．ただし不均質への対応は困難である．また計算シートの作成に時間を要する点が課題である．

次に市販のMU検証ソフトウェアを使用する方法である．これはスプレッドシートと同様に簡便に検証が可能である．現在，複数のメーカーからMU検証ソフトウェアが販売されている．その中には，CT画像から水等価深を算出可能なソフトウェアも存在する．計算を自動化することで，効率的な運用が可能であるが，計算方法の理解がなくても検証作業を実施できてしまうという欠点もある．

最後に，他の種類のTPSを使用する方法がある．これは臨床で使用しているTPSから別のTPSに治療計画データとしてCT，輪郭，プラン情報を転送し，再計算する手法である．利点は，MU検証時に，統一した幾何学的情報を利用することで，同一条件下での計算が可能な点である．しかし，この検証方法は，使用する線量計算アルゴリズムの特徴に影響される点と同一条件のビームデータ取得を行っていない場合がある点を留意しなければならない．したがって，使用する線量計算アルゴリズムの特徴を理解して適切に利用する必要がある．またTPSへ入力されているビームデータの違いや取得した線量計の特徴を理解することも必要である．さらに線量計算方法に関する専門的な知識を修得していなくても検証作業が実施できるため，特異的な結果を見落とす可能性がある点が欠点である．

3.3.7 線量計算アルゴリズム

放射線治療における線量計算アルゴリズムは，患者の体内に照射される吸収線量を正確に計算するための手法である．現在，臨床現場で使用されている線量計算アルゴリズムには，Collapsed cone convolution法，Superposition法，Anisotropic analytical algorithm（AAA）法，Monte Carlo法，Boltzmann transport equation法などがある．これらの線量計算アルゴリズムは，それぞれ独自の特徴を有している．

これらの線量計算アルゴリズムを利用して吸収線量を計算するには，患者の体内の線源弱係数と線衝突阻止能を取得する必要がある．しかし線量計算アルゴリズムの種類によって，これらのデータ取得方法は異なる．例外的なケースもあるが，Superposition法やAAA法は水の線源弱係数と線衝突阻止能が用いられる．これは，人体の70から80％は水分で構成されており，骨を除く体内物質の組成が水と類似しているためである．

放射線治療で利用される高エネルギー光子線の相互作用では，人体においてコンプトン効果が支配的である．そのため光子線においては，水

3.3 外部光子線の線量計算

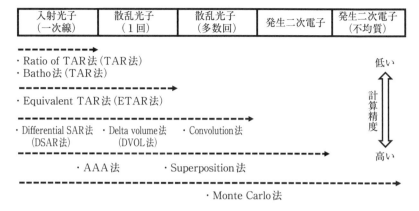

図 3.29 線量計算アルゴリズムの変遷

に対する体内物質の質量減弱係数比と質量衝突阻止能比は骨以外では 1.0 に近いため，Dose to water（水の吸収線量）として計算される．一方，Monte Carlo 法，Boltzmann transport equation 法では，体内物質自体の線減弱係数と線衝突阻止能が用いられる．これにより物質の吸収線量（Dose to medium）が計算される．

線量計算アルゴリズムを選択する際には，それぞれの線量計算アルゴリズムが計算の対象とする吸収線量の対象物質が異なることを理解することが重要である．放射線治療に従事する技術者は，自施設で使用されている線量計算アルゴリズムの特性を理解した上で使用する必要がある．線量計算アルゴリズムの変遷を図 3.29 に示す．

Superposition 法や AAA 法における吸収線量における線量分布の計算では，一次線と物質との相互作用により放出されるエネルギー分布の関数（Total energy released per unit mass：TERMA）と一次線と散乱線のエネルギー分布の拡がりを表す Kernel と呼ばれる関数を利用している．これらの関数は，放射線が物質との相互作用した際にどのようにエネルギーが分布するかを数学的に表現している．そして，これらの関数（TERMA および Kernel）を畳み込み積分することで，吸収線量の線量分布が導出される．

実際には，水とは異なる密度をもつ肺や骨においても，水の TERMA が使用されるため，不均質補正が必要となる．現在の TPS では，この不均質補正に密度尺度理論が用いられている．コンプトン効果の発生確率は，線源弱係数が関連しており，線減弱係数は，物質の電子濃度に比例する．そのため，相対電子濃度を補正係数として，物質の TERMA

を水との相対値として算出することとなる．またKernelにおいても，同様に密度尺度理論が使用され，物質内の電子飛程が補正される．Collapsed cone convolution法，Superposition法，AAA法の違いは，Kernelの補正の有無に関するものである．

Mote Carlo法では，乱数サンプリング技術を利用して粒子と物質との相互作用を計算することが可能である．この手法は，Superposition法，AAA法よりも高い精度で体内の吸収線量の線量分布を計算できることが知られている．またBoltzmann transport equation法では，Mote Carlo法と同等の線量計算精度を有している．Mote Carlo法やBoltzmann transport equation法では，物質の物理密度と構成元素の種類と重量比から線減弱係数と線衝突阻止能を算出することが可能である．また，これらの手法では，CT値から物理密度に変換することで，物質を割り当てることができる．

3.3.8　インバースプランニング

インバースプランニングは，従来のフォワードプランニングとは異なる治療計画手法である．フォワードプランニングでは，治療計画の立案者が，照射門数や照射野形状，ガントリ角度，カウチ角度などの照射条件を設定し，その結果から線量分布を算出して最適な治療計画を選択する．一方，インバースプランニングは，逆のアプローチを取る．

インバースプランニングでは，治療計画の立案者が望む線量分布やリスク臓器（Organ at risk：OAR）に対する線量制約を入力し，それを達成するための最適な照射野形状の組合せをTPSで導出する．この手法では最適化計算が行われ，複数の照射野形状を組み合わせた超多門照射が使用される．また，計算された照射野では，計画標的体積（planning target volume：PTV）の大部分を覆う照射野が選択されることが一般的である．

IMRTでは，インバースプランニングが使用され，さまざまな照射野の組み合わせを用いて，治療計画の立案者が望む線量分布と臓器の線量制約を達成する最適な治療計画を作成する．IMRTの治療計画では，PTVへの高い集中性と均一性を担保しつつ，OARに対する副作用を極力低減するために用いられている．

3.4 外部電子線の線量計算

電子線は空気中で散乱されやすいため，ガントリヘッド内の絞りやMLCにより照射野を整形したとしても，ガントリヘッドのビーム射出口から患者体表面へ到達するまでの間にさらに連続的に空気中で散乱し，患者体表面に届いた時点では半影部が大きくなり，照射野形状が明確でなくなる．このため電子線照射では照射野を限定するため体表面近傍まで位置するアプリケータ（ツーブス）をガントリに取り付けた照射が基本となる．したがって光子線のようなSTD法による照射ではなく，SSD法により患者のセットアップを行う照射が基本となる．このため外部光子線照射とは異なった注意点がある．

3.4.1 吸収線量評価点

一般的に電子線外部照射時の有効深は80%線量の深さであり，電子線エネルギー選択も80%の等線量曲線内に腫瘍が含まれるように選択されるため，80%線量となる深さの点が吸収線量評価点であると誤った解釈をされることがあるが，外部電子線照射のICRU線量基準点は最大線量深（100%線量）が基準点である．術中照射（IORT：intraoperative radiation therapy）等で有効深である80%線量の深さまで確実に投与線量を照射したい等，ICRU線量基準点以外の場所に特別に線量評価点を設定した際には，カルテにICRU線量基準点とは異なる線量評価点を採用して照射を行った理由を記載しなければならない．

3.4.2 吸収線量計算法

電子線照射はSSD法による患者のセットアップが基本となるため，吸収線量計算にはPDDが用いられる．また電子線ではアプリケータを用いた照射を行い，アプリケータ内での散乱による影響や平坦度を既定以内にするためにアプリケータの大きさ，電子線エネルギーごとにガントリ内の絞りサイズの変更することがある．したがって光子線のように基準照射野よりも照射野が狭くなると出力係数（OPF）が小さく，広くなるとOPFが大きくなるとは限らず，電子線照射では基本的に使用するアプリケータごとにOPFが決まる．またアプリケータ先端に脱着式のブロックを設置して照射野を限定することもあり，この場合はOPFも変化するため，吸収線量の計算においては注意が必要である．

3.4.3 深部量百分率（PDD）

深部量百分率（PDD：percent depth dose）は，SSD 一定でファントム表面での照射野 A_0 のとき，ビーム軸上での線量最大深 d_{max} での水吸収線量 $D(d_{max}, A_0)$ と深さ d での水吸収線量 $D(d, A_0)$ の百分率であり，次式で表される．

$$PDD(d, A_0) = 100 \cdot \frac{D(d, A_0)}{D(d_{max}, A_0)} \tag{3.62}$$

また深部電離量百分率（PDI：percent depth ionization）は，ビーム軸上での最大の電離量となる深さ d_{max} での電離量に対する深さ d での電離量の百分率である．深さ d での電離量は，電位計の表示値 M_{raw} に，温度気圧補正係数 k_{TP}，極性効果補正係数 k_{pol}，イオン再結合補正係数 k_s，電位計校正定数 k_{elec} を乗じて算出するため，PDI は次式で表される．

$$PDI(d, A_0) = 100 \cdot \frac{[M_{raw} k_{TP} k_s k_{pol} k_{elec}]_d}{[M_{raw} k_{TP} k_s k_{pol} k_{elec}]_{d_{max}}} \tag{3.63}$$

電子線は，深さごとの電子線平均エネルギーの変化が無視できないため，PDD とするためには，深さごとの電離量に空気に対する水の平均制限質量衝突阻止能比 $(\bar{L}/\rho)_{w,air}$，電離箱壁と水との不等価補正係数 P_{wall}，媒質と空洞の相違による電子フルエンスに対する空洞補正係数 P_{cav}，変位係数 P_{dis}，円筒形電離箱中心電極の空気不等価性の補正係数 P_{cel} を乗じて算出する．

$$PDD(d, A_0) = 100 \cdot \frac{[M_{raw} k_{TP} k_s k_{pol} k_{elec} (\bar{L}/\rho)_{w,air} P_{wall} P_{cav} P_{dis} P_{cel}]_d}{[M_{raw} k_{TP} k_s k_{pol} k_{elec} (\bar{L}/\rho)_{w,air} P_{wall} P_{cav} P_{dis} P_{cel}]_{d_{max}}}$$
$$\tag{3.64}$$

ここで，電子線測定では電離箱の基準点を平行平板形では電離空洞内前面の中心，円筒形では電離空洞の中心から $0.5\,r_{cyl}$ 線源側の点とする変形変位法を用いるため $P_{dis}=1$ とする．また標準計測法 12 では，壁補正係数の影響は無視できる程度であるため $P_{wall}=1$ を採用している．空洞補正係数 P_{cav} に関しても十分な保護電極をもつ平行平板形では $P_{cav}=1$ を採用している．また円筒形の場合は，空洞径の大きいファーマ形等の電離箱の使用は推奨されておらず，小さい円筒形では擾乱が小さいことから $P_{cav}=1$ が採用されている．中心電極補正係数 P_{cel} も平行平板形はそもそも中心電極がなく，円筒形の場合も不確かさが 0.2% 以内となる

ため補正が不要となる．したがって，PDIからPDDを算出する際には，補正項として深さごとの空気に対する水の平均制限質量衝突阻止能比 $(\bar{L}/\rho)_{w,\mathrm{air}}$ のみが残る．電子線に対する $(\bar{L}/\rho)_{w,\mathrm{air}}$ は線質指標である深部線量半価深 R_{50} と深さ d の関数で表される次式より算出できる．

$$\left(\frac{\bar{L}}{\rho}\right)_{w,\mathrm{air}}(R_{50}, d) = \frac{a_0 + a_1 x + a_2 x^2 + a_3 y}{1 + a_4 x + a_5 x^2 + a_6 x^3 + a_7 y} \tag{3.65}$$

ここで，$x = \log_e R_{50}$，$y = d/R_{50}$ であり，回帰式の各係数は

$a_0 = 1.0752$, $a_1 = -0.50867$, $a_2 = 0.088670$, $a_3 = -0.08402$,

$a_4 = -0.42806$, $a_5 = 0.064627$, $a_6 = 0.003085$, $a_7 = -0.12460$

となる．エネルギー範囲 $1\,\mathrm{g\,cm^{-2}} \leq R_{50} \leq 19\,\mathrm{g\,cm^{-2}}$，深さ $0.02 \leq d/R_{50} \leq 1.2$ で有効となり，有効範囲外の $d/R_{50} < 0.02$ では $d/R_{50} = 0.02$ における $(\bar{L}/\rho)_{w,\mathrm{air}}$，$d/R_{50} > 1.2$ では $d/R_{50} = 1.2$ における $(\bar{L}/\rho)_{w,\mathrm{air}}$ を適応する．また深部線量半価深 R_{50} はPDIを測定し，PDIが最大値の50%になる深さである深部電離量半価深 $I_{50}\,\mathrm{g\,cm^{-2}}$ から次式により深部線量半価深 R_{50} を算出する．

$$R_{50} = 1.029\,I_{50} - 0.06\,\mathrm{g\,cm^{-2}} \quad (I_{50} \leq 10\,\mathrm{g\,cm^{-2}}) \tag{3.66}$$

$$R_{50} = 1.059\,I_{50} - 0.37\,\mathrm{g\,cm^{-2}} \quad (I_{50} > 10\,\mathrm{g\,cm^{-2}}) \tag{3.67}$$

電子線のPDD測定手順を以下に示す．

① 深さごとの電位計の表示値 M_raw 測定

（通常使用する印加電圧，イオン再結合補正係数算出用の印加電圧1/2以下，極性を変えた印加電圧にて測定）

② 深さごとの温度気圧補正係数 k_{TP}，極性効果補正係数 k_pol，イオン再結合補正係数 k_s，電位計校正定数 k_elec により，補正後の電離量 M を算出

③ 最大電離量となる深さ d_max での電離量を分母，深さ d での電離量を分子とし，百分率であるPDIを算出

④ PDIよりを深部電離量半価深 I_{50} から読み取り，深部線量半価深 R_{50} を算出

⑤ 深さごとの $(\bar{L}/\rho)_{w,\mathrm{air}}$ を算出し，PDIに乗じ，百分率としたPDDを算出

（補正後の電離量 M に乗じて算出することも可能）

3.4.4 モニタユニット（MU）

放射線治療装置からの出力線量を設定するモニタユニットは，次式よ

り算出される.

$$MU = \frac{1門ごとの投与線量 [cGy]}{DMU \cdot PDD \cdot OPF \cdot \text{other factor}} \quad (3.68)$$

ここで，DMU は基準照射野における基準深（ほとんどの施設が線量最大深）での吸収線量を MU 値で除した値で，通常は $DMU=1$ cGy/MU となるようにモニタ線量計の校正を行っている．PDD は，電子線照射における ICRU 線量基準点は最大線量深が基準点であるため，特別に線量評価点までの深さを設定しない限り $PDD=1.00$（100％）を使用する．出力係数 OPF は電子線の場合はアプリケータ（ツーブス）に依存する．other factor としてはアプリケータ先端に脱着式のブロックを設置して照射野を限定することもあるため，この補正として係数を使用することがある．照射野を限定する場合は，患者個々により形状が異なるため，基本的に実測値による補正係数が用いられる．この際の実測値は OPF と other factor が合算された係数として測定する．

3.4.5 線量計算アルゴリズム

電子線の線量計算アルゴリズムは Pencil Beam Convolution 法が長年用いられてきたが，線量計算精度が高くなく，近年は不均質物質の補正等で精度の高い線量計算が可能なモンテカルロ法をベースとした線量計算アルゴリズムが使用されている．

3.5 密封小線源 γ 線の線量計算

放射線治装置から照射される光子線や電子線等と異なり，密封小線源から放出される放射線はエネルギーの変化がないため，使用する線源と形状，密封材質および線源強度が既知であれば線量計算を行う任意点との位置関係によって吸収線量を計算することができる．

AAPM TG43 更新版[17]，線状線源モデルにおいて2次元モデルとして線源中心からの距離 r [cm]，長さ L [cm] の線源長軸中心と任意点 $P(r,\theta)$ のなす角度 θ での吸収線量率 $\dot{D}(r,\theta)$ として次式が与えられている．

$$\dot{D}(r,\theta) = S_K \cdot \Lambda \cdot \frac{G_L(r,\theta)}{G_L(r_0,\theta_0)} \cdot g_L(r) \cdot F(r,\theta) \quad (3.69)$$

ここで，S_K は空気カーマ強度 [cGy cm^{2}h^{-1}] または 1 U＝1 cGycm^{2}h^{-1} であり，放射能 A_{app} と空気カーマ率定数 Γ_δ の積で表される．

3.5 密封小線源γ線の線量計算

$$S_K = A_{app}\, \Gamma_\delta \tag{3.70}$$

Λ は線量率定数 [cGyh^{-1} U^{-1}] であり，水中の基準点 $P(r_0, \theta_0)$ における線量率 $\dot{D}(r_0, \theta_0)$ と空気カーマ強度 S_K の比で表され，放射性核種の種類や線源モデルにより異なる定数である．

$$\Lambda = \frac{\dot{D}(r_0, \theta_0)}{S_K} \tag{3.71}$$

$G_L(r,\theta)$ および $G_L(r,\theta)$ は幾何学的関数，$g_L(r)$ は放射状線量関数，$F(r,\theta)$ は非等方性関数である．$r = 1\,\mathrm{cm}$，$\theta = 90°$ の位置を基準点として $P(r_0, \theta_0)$ と表す．線源から放出された光子の散乱条件が均一な水の場合，任意点 $P(r,\theta)$ における吸収線量率 $\dot{D}(r,\theta)$ は以下の手順により算出する．

① S_k および Λ より基準点 $P(r_0,\theta_0)$ に対する水の吸収線量率を計算
② 基準点 $P(r_0,\theta_0)$ の水の吸収線量率に対して，$P(r,\theta)$ までの幾何学的な距離を $G_L(r,\theta)/G_L(r,\theta)$ により補正
③ 媒質中の吸収，散乱を $g_L(r)$ により補正
④ 有限の大きさをもった線源周囲の線量分布は非等方性となるため $F(r,\theta)$ により補正

小型の線源で配置される線源がさまざまな方向の場合，θ が不明で2次元モデルである前述の式(3.69)を用いて線量計算ができない．このため1次元点状線源として次式が与えられている．

$$\dot{D}(r,\theta) = S_k \cdot \Lambda \cdot \left(\frac{r_0}{r}\right)^2 \cdot g_P(r) \cdot \varphi_{an}(r) \tag{3.72}$$

また1次元線状線源として次式が与えられている．

$$\dot{D}(r,\theta) = S_k \cdot \Lambda \cdot \frac{G_L(r,\theta_0)}{G_L(r_0,\theta_0)} \cdot g_L(r) \cdot \varphi_{an}(r) \tag{3.73}$$

ここで，$\varphi_{an}(r)$ は非等方性係数である．

3.5.1 線源位置取得

密封小線源の線量・線量分布計算には線源および線量評価点の三次元座標情報が必要となる．三次元座標情報は2方向以上のX線画像等の二次元画像があれば計算可能であり，最も単純な2方向画像は正面・側面像等の直交画像（図3.30）であるが，骨盤部等の側面画像は体厚が厚いため，線源位置情報の読取りが困難なことが多い．この場合は異なった撮影角度の2方向画像（図3.31）から三次元座標情報を計算する．2方向画像から撮影時の焦点座標および投影された座標より交点を算出

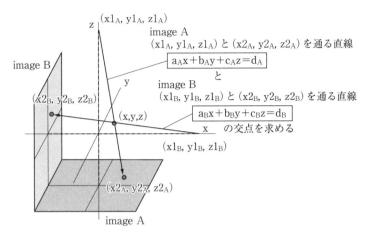

図3.30　直交2方向画像からの三次元座標情報取得

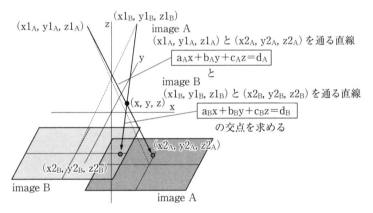

図3.31　異なった撮影角度の2方向画像からの三次元座標情報取得

することで三次元座標情報を取得することができる．しかしX線画像による二次元画像では腫瘍や臓器等の情報を得ることが困難であるため，X線CTやMRI等の画像を用い線源の三次元座標情報に腫瘍や臓器等の情報を加えることで，より正確な線量投与や周囲臓器の線量評価が可能な画像誘導小線源治療（IGBT：Image Guided Brachytherapy）を実施できる．

3.5.2　線量計算アルゴリズム

AAPM TG43更新版による線量計算は人体が均一な水と仮定して計算を行っているため，肺や骨等不均質物質に対する補正が行われておらず，正確な線量・線量分布計算とはいい難い．特にX線CTやMRI等

を用い三次元的な治療計画を行う画像誘導小線源治療（IGBT）においても均一な水と仮定した線量計算では画像情報が活かされない．密封小線源治療の線量計算に対応したモデルベース型線量計算アルゴリズム（MBDCAs：model-based dose calculation algorithms）が開発され，より精度の高い線量計算アルゴリズムとして放射線治療計画装置に採用されている．MBDCAs には

・光子輸送の格子（グリッド）に沿って線量積分核（カーネル）の角度離散（円錐）化するコラプスドコーン型重畳積分（CCS）による方法
・細密要素（メッシュ）系に離散化された位相空間の制限下で，真実となる連続的な線形ボルツマン輸送方程式の近似解を算出し，粒子の平均的な振舞いを取得する微積分型の線形ボルツマン輸送方程式の徹底論的解法
・放射線の各粒子をヒストリの事象ごとに1つ1つ乱数を発生し，この乱数を利用して粒子の散乱角，粒子が衝突するまでの行程長に対する適切な確率分布を標本抽出し，物質中の振舞いを物理現象に従い順に追跡するモンテカルロシミュレーション等がある．

　AAPM TG186 レポート[18]では，MBDCAs と AAPM TG43 更新版による計算結果の差が 10 倍を超える可能性があることを報告しており，MBDCAs と AAPM TG43 更新版を並行して使用することが推奨されている．

3.6　粒子線の線量計算

　放射線治療において患者に対して正確な線量を投与するためには，放射線治療計画装置と呼ばれるシミュレーションソフトを搭載したコンピュータを用いて線量計算を行う必要がある．粒子線治療装置は主にパッシブ法とスキャニング法の2つの照射法があり，多くのビームライン機器を用いて，患者へより良い治療を提供する（図 3.32）．体内の粒子線の線量分布を精度良く評価するためには，放射線と物質との相互作用を理解し，物質内でどのようなビームの動態を示すかを正確に計算する必要がある．

粒子線治療装置の照射方法については，4.3 節参照.

　現在，粒子線治療計画において，臨床的な実績をもつ線量計算方法は主に，ペンシルビームアルゴリズム（以下，PBA）法と，モンテカルロ（以下，MC）法が存在する．それぞれの計算に特徴があり，計算にかかる時間も異なる．また，粒子線の照射方法や治療部位によっても，

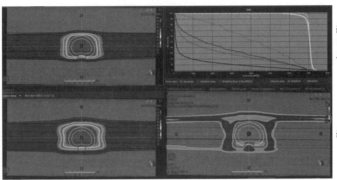

図 3.32 前立腺ファントムに対するスキャニング法 (a) とパッシブ法 (b) 線量分布の一例

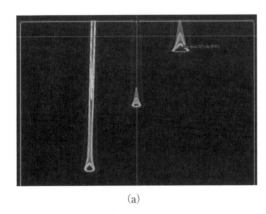
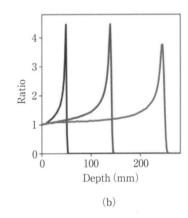

図 3.33 深さの異なる陽子線ペンシルビームの線量分布 (a) と深さ線量分布 (b)

選択する計算アルゴリズムが異なる.

　荷電粒子と物質との相互作用は，主に物質中の原子核とのクーロン散乱と，クーロン力を介した原子や分子の電離・励起である．その他に，核反応による一次粒子の減衰や二次粒子の生成も起こる．物質中に入射した荷電粒子は，多重クーロン散乱によりビーム進行方向に対して垂直に広がりつつ，クーロン力によって物質が電離・励起される．粒子は物質との相互作用によってその運動エネルギーを徐々に失う．荷電粒子の速度が遅くなるほど，さらに物質中の電子との相互作用の時間が増加し，より多くの電離・励起によってエネルギーを失う．その結果，荷電粒子の停止直前に急激なピーク（ブラッグピーク）を発生し，その後，直ちに線量を失う（図 3.33）．陽子線は，特にブラッグピーク後方の正常組織の線量をゼロにできるため，X 線よりも優れた物理特性を示す．

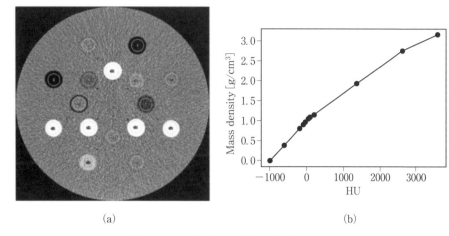

図 3.34 CT 値ファントム撮影画像 (a) と物理密度変換テーブル (b)

これにより，腫瘍に対する局所制御率の向上やリスク臓器への有害事象の低減が期待できる．

　治療計画における線量分布の計算は，水中で測定したビームデータを患者などの不均質な媒体に対して計算するものであるが，患者体内での治療ビームの飛程の決定には，媒質内を通過するビームの水等価長に換算する必要がある（実効密度法）．実効密度は物質と水の衝突阻止能比で示される．患者内の実効密度分布は，CT 画像の画素値である CT 値から算出した変換テーブルを利用して相対電子濃度もしくは物理密度へと置換される（図 3.34）．

　粒子線治療では，X 線を基準とした生物学的効果が得られるのに必要な生物学的効果比（RBE）を用いて臨床線量（生物線量）として表される．生物線量とは物理線量に RBE を掛けて算出した線量が，X 線で照射した場合と同等の生物学的効果が得られることを意味する．一般的には生物線量のことを GyRBE と表記して用いる．陽子線は低 LET 放射線に分類され，X 線よりもわずかに大きな RBE≒1.1 という固定値が用いられている．一方，炭素イオン線は高 LET 放射線であり，RBE も大きな値をもち，ビームエネルギーやブラッグピークの深さによっても異なる RBE（ブラッグピーク付近で約 3.0）をもつことが知られており，陽子線と比較して，細胞殺傷能力が高いことを意味する．

3.6.1 パッシブ法の線量計算

　パッシブ法では，多くのビームライン機器を用いて拡大ブラッグピー

ク（SOBP）を形成する必要があり，複雑な線量計算を必要とする．治療計画では，腫瘍に対して均一に照射でき，さらに周辺のリスク臓器の線量を最小限にできるビーム角度を決定する．次に，CT値から変換した相対電子濃度を用いて阻止能へ変換し，媒質中の水等価長に近く，その深さよりも深い飛程をもつエネルギーを選択する．エネルギーは体内の飛程で約 30 cm までの深さを照射できるように数種類のエネルギーを搭載しており，1 mm 間隔の細かい飛程の調整はレンジシフタの厚みを変えて行う．横方向の照射野の設定にはマルチリーフコリメータを使用し，腫瘍に対してフィッティングさせる．最後に，腫瘍の体積に応じて十分に線量を投与できるように SOBP 幅を設定する．このように，パッシブ法の治療計画はフォワードプランニングで行われる．パッシブ法の計算アルゴリズムは主に PBA 法が使用されている（3.6.3 項参照）．

3.6.2 スキャニング法の線量計算

スキャニング法の線量計算には，治療計画装置を用いて，使用するペンシルビームのエネルギーと，そのビームの照射位置とその強度を最適化して SOBP を形成する（図 3.35）．それぞれの位置に照射されるビームのことをスポットと呼ぶ．現在の陽子線治療装置では，40 mm より浅い領域に対して，技術的に照射可能な粒子線ビームを加速器で調整することが難しいとされる．そのような症例に対しては，飛程を意図的にシフトさせるために，レンジシフタと呼ばれるポリエチレン樹脂製の専用の機器を治療ノズル先端に取り付けて飛程をシフトさせる必要がある．レンジシフタは飛程をシフトさせるだけでなく，側方方向へビームを散乱させることが知られており，計算精度に影響を与える（3.6.3 項参照）．

スキャニング法の治療計画は，X線の強度変調放射線治療と同じく最適化計算を用いたインバースプランニングを用いる．インバースプランニングでは，ターゲットやリスク臓器の領域に対して，それぞれ目的関数を設定し，それらを同時に満たす解をコンピュータが導き出す計算方法である．ターゲット内での計画線量 $D(r,w)$ は設定線量 D_T との残差平方和と，リスク臓器内での計画線量 $D(r,w)$ と耐容線量 D_R との残差平方和の合計から得られる（式 (3.74)[19]）．最適化計算に用いられる計算アルゴリズムは PBA 法と MC 法が存在する．不均質な領域における最適化は，MC 法を用いた方が最適化時と最終計算時の結果の乖離

3.6 粒子線の線量計算

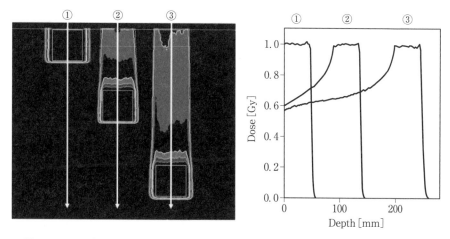

図 3.35 さまざまな深さに SOBP をもつ陽子線スキャニング法の線量分布と深部線量分布

が少ない[20]．

$$f(w) = \sum_{r \in T} \frac{Q_T}{n_T} \{D(r,w) - D_T\}^2 + \sum_{r \in R} \frac{Q_R}{n_R} \{D(r,w) - D_R\}^2 \quad (3.74)$$

最適化計算によって，ターゲットへの線量を投与しつつ，リスク臓器の耐容線量を満たすようなビームフルエンスが決定すると，最終的な線量計算を行う．最終計算に用いる計算アルゴリズムは PBA 法と MC 法の両方が存在し，治療計画装置ごとに使用できるアルゴリズムが異なる．一般的に，PBA 法が以前より臨床に用いられており，広く普及している．MC 法は高い計算精度が得られるが，計算コードの複雑さから，専用の計画装置を開発・導入する必要があり，利用できる施設が限定的である．

3.6.3 線量計算アルゴリズム

(1) ペンシルビームアルゴリズム法

ペンシルビームアルゴリズム（PBA）法は，水中で測定した深さ方向および側方方向のデータを用いてモデリングしたカーネルを足し合わせることで線量分布を計算する．このような計算手法を解析的計算法と呼ぶ．PBA 法は，解析的計算法の中で高い精度の線量計算が可能であり，人体の中で組織密度の不均質性が比較的低い水中の領域では短時間で精度の高い線量分布が得られる．PBA 法は水中で測定した実測データに基づいて計算したカーネルの相互作用を中心パスのペンシルビームに代表させ，物質を通過する際に起こすエネルギー損失および散乱をカ

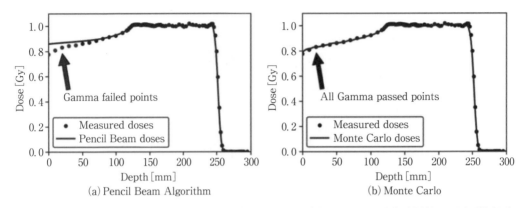

図3.36 レンジシフタを使用した場合のPBA法（a）とMC法（b）のSOBPの計算（実線）と測定（散布図）の比較．(a) 深さ0〜80 mmで測定結果（点）と計算結果（実線）のズレが生じている（3%/3 mmのガンマ解析）

ガンマ解析
線量分布評価法の一つ．評価点を中心とした設定範囲内で，dose differenceとDTAを複合した指標（ガンマ値）を計算し，計算したすべてのガンマ値の最小値を指標として評価を行う方法であり，dose differenceとDTAに判定基準を設定し，3% dose difference/3 mm DTAなどが用いられる．

DTA（distance to agreements）
計画線量分布と測定線量分布について等しい線量を示す点の位置のずれを検出することを目的とした線量分布評価法のひとつ．

ーネル全体の相互作用として近似し，畳み込み積分によって重ね合わせることによって線量分布を計算する．

しかし，①体表面の腫瘍へ治療を行う場合に飛程をシフトするために使用するレンジシフタを挿入した場合，②患者の体表面と治療ノズルの距離を大きくして照射する場合，③患者体表面に対して斜めにビームが入射する治療角度のビームなどでは，ビームハローと呼ばれる影響を受け，中心軸から離れた位置の多くのスポットの低線量成分の重ね合わせモデリングの不足により，中心軸付近の計算精度が低下する（図3.36(a)）．また，肺や頭頸部など組織の不均質性が高い領域や金属製のインプラントが挿入され，CT画像にアーチファクトが発生している領域においても計算精度が低下することが課題である．

PBA法では治療ビームをコリメータ位置で2次元的に再分割して，そのそれぞれにガウス分布形状のペンシルビームを配置する．各ペンシルビームから患者体内への線量寄与を散乱計算とビーム輸送モデルに従って計算し，それらを重ね合わせることで，各計算点での線量が求められる．ある深さzの面内でペンシルビームjが通過する位置を$r_j=(x_j, y_j, z)$，その位置までの水等価深を$t(r_j)$，コリメータ位置$z=z_c$でのフルエンス$\Phi=(x, y, z_c)$とした場合に，計算点$r=(x, y, z)$での線量は$w_j=\Phi(x_j, y_j, z_c)$として以下の式で与えられる[19]．

$$D(r)=\sum_j d_j(r) \cdot w_j \tag{3.75}$$

$$d_j(r)=d_z(t(r_j))\frac{1}{2\pi\sigma^2(z)}\exp\left(-\frac{(x-x_j)^2+(y-y_j)^2}{2\sigma^2(z)}\right) \tag{3.76}$$

$$t(r_j) = \int_0^1 \rho(r_0 + [r_j - r_0]s)ds \tag{3.77}$$

各ペンシルビームの側方への線量付与範囲に対しては，物質が均一であるという仮定によるので，$\sigma(z)$ はペンシルビームの入射方向の延長線上にある物質要素の散乱に対して，その位置から線量計算点までの距離を掛けて積分して計算している．よって，側方に大きな不均質があるときには計算精度が制限され，またコリメータでの表面散乱による線量寄与を無視しているため，精度上の弱点はあるものの，計算速度が速く，水中に近い組織では，臨床的に許容できる精度を得ることができる．

(2) モンテカルロ法

モンテカルロ（MC）法はビームを構成する粒子を個別に考慮し，媒質との相互作用を確率分布に従う乱数を用いて線量分布の計算を行う．これはサイコロを振って，出たサイコロの目に従って，粒子の挙動を決定するような方法である．MC 法では PBA 法では計算精度が悪化する条件に対しても高い計算精度を実現することができるが，複雑な計算過程によって PBA 法に比べて計算時間が非常に長くなることが課題とな

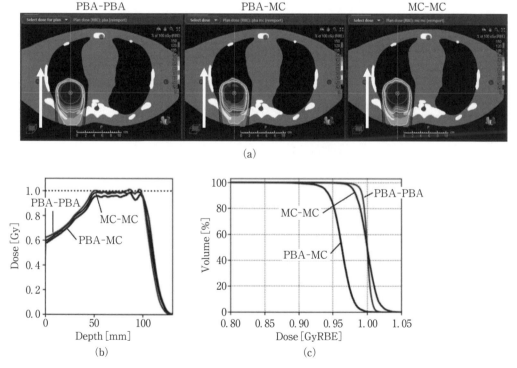

図3.37 アルゴリズムの違いによる不均質な領域の線量計算（a），深さ線量分布（b），および線量体積ヒストグラム（c）の比較．（a）の矢印のがそれぞれの深さ線量分布に対応している．

っている[21]．MC 法では確率的に粒子の輸送を計算する際のパラメータの1つである統計的不確かさ（以下，不確かさ）を設定し線量分布を計算する．不確かさの値を変化させることで計算された線量分布の線量や均一性が大きく異なり，また，あまりにも小さな不確かさを設定してしまうと計算時間も大きく増加する．

　PBA 法は特に肺などの不均質領域において MC 法よりも計算精度が悪化することが明らかになっている[22]．図 3.37 のような肺がんのファントムの肺野内に腫瘍が存在する場合，最適化と最終計算を PBA 法で行ったプランでは線量分布と線量体積ヒストグラム（DVH）では高い均一性が確認できるが（図 3.37, PBA-PBA の項目），PBA 法で最適化したプランを MC 法で最終計算すると，平坦度が悪化していることがわかる（図 3.37, PBA-MC の項目）．最適化と最終計算に MC 法を用いると，線量分布と DVH の均一性が改善した（図 3.37, MC-MC）．このように，不均質な領域に対しては MC 法を用いることが良いとされているが，MC 法を利用できない粒子線施設も存在する．また，近年では GPU を用いた高速モンテカルロ計算も実用化され，MC 法が積極的に臨床利用され始めている[23]．

3.7　投与線量の空間分布

　治療計画の良し悪しは，放射線治療計画装置（RTPS）を用いた空間的線量分布で評価する．治療計画のために CT を撮影し，治療計画装置にその画像を転送する．治療計画担当者は治療計画装置を操り，エネルギーや照射方向，各ビームパラメータ，アクセサリー（ウェッジフィルタ等）などを入力し，理想の線量分布を作成していく．空間的線量分布とは CT の画像にカラーで等高線を描くように線量の差を表示したものである．線量分布の表示には基本的にアイソセンタを通る水平断，冠状断，矢状断の3面がある．多くの場合これらの断面内に GTV，CTV，ITV，PTV，OAR，PRV などの輪郭が表示されるため，各標的体積の線量分布を確認することができる．

3.7.1　線量分布検証

　RTPS で作成された線量分布は，事前に放射線治療装置で照射し線量分布が再現可能であるかの検証を行う必要がある．事前検証は，線量評価と線量分布評価が行われる．本項では線量分布検証について記載す

GPU
Graphics Processing Unit の略．画像や映像を高速かつ精彩に映すために必要不可欠なコンピュータの画像処理用プロセッサ．この装置を用いて線量計算を行うことで，高速な MC 計算を実現した．

放射線治療計画装置(RTPS)
radiotherapy (radiation) treatment plannning (RTP) system

3.7 投与線量の空間分布

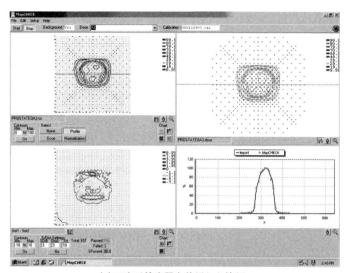

(a) 二次元検出器を使用した検証

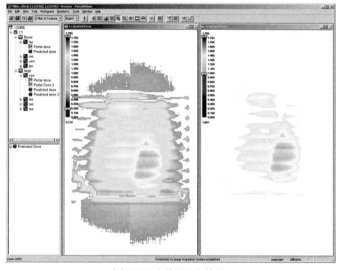

(b) EPID を使用した検証

図 3.38 線量分布検証の一例

る．線量分布検証ではフィルムや二次元，三次元検出器が用いられる．いずれの場合でも固体ファントムに患者の照射条件を置き換えて RTPS で再計算を行い，再計算結果の線量分布とファントムに照射した線量分布との比較により，検証を行う（図 3.38）．

3.7.2 深部線量分布

PDD，TMR はビーム軸での評価が行われる．ビーム軸以外の側方向

<u>CT 値</u>
水は 0 HU，空気は −1000 HU であるが，その他の物質は，CT 装置および管電圧により変化するため使用する CT 装置および管電圧での変換テーブルを作成する必要がある．

<u>CT 値-相対電子濃度変換テーブル</u>
モンテカルロ法を使用した線量計算アルゴリズムでは，物質の組成が必要となるため CT 値 - 物質密度変換テーブルとして CT 値を使用する．

への広がりも含めた分布は，深部線量分布として評価される．深部線量分布は，放射線の種類，エネルギー，照射野，焦点-患者櫃表面間距離，照射門，入射角度等の因子によって複雑に変化する．RTPS では CT 画像の CT 値を元に体内での放射線の挙動を計算し，深部線量分布を表示する．

3.7.3　等線量曲線，軸外線量比

深部線量分布に地図の標高が同じ高さを表現する等高線と同じように，線量が同じ領域を結んだ線が等線量曲線である（図 3.39）．深部線量分布を計算し，等線量曲線を表示するためには，RTPS へのビームデータの登録が必要である．ビームデータとしては出力に関係したデータ（非スキャンデータ）とビームの形状に関係したデータ（スキャンデータ）である．非スキャンデータは，散乱係数，出力係数やウェッジ係数等がある．スキャンデータは，PDD や軸外線量比（OAR：off-axis ratio, OCR：off-center ratio）等がある．PDD や TMR はビーム軸上のビーム形状の変化であるのに対し，OAR はビーム軸に直交する平面でのビーム形状の変化である．

　照射野 A において，ビーム軸上の深さ d の吸収線量 $D(A, x_0, y_0, d)$ に対して直交する同一平面上の任意の点 (x, y) における線量 $D(A, x, y, d)$ との比（図 3.40，図 3.41）を測定する．通常は x 軸または y 軸方向 2 方向に線量計を移動させて測定するため，$D(A, x, y, d)$ の x 軸方向測定

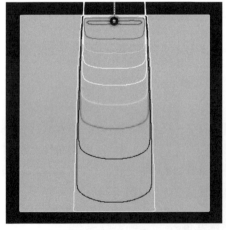 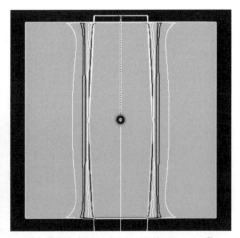

(a) 1門照射 (4MV X線 10×10cm²)　　(b) 前後対向照射 (10MV X線 10×10cm²)

図 3.39　等線量曲線の一例

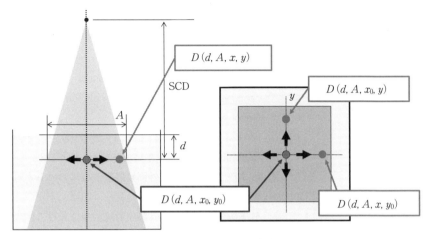

図 3.40　軸外線量比測定方法

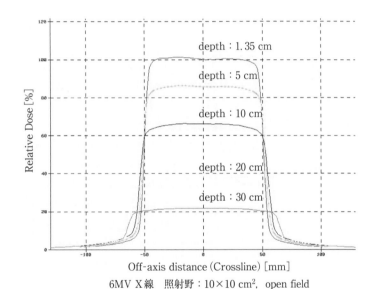

6MV X線　照射野：10×10 cm², open field

図 3.41　OCR 測定結果の一例

時 y は y_0，y 軸方向測定時 x は x_0 となる．

$$OAR(A, x, y, d) = \frac{D(A, x, y, d)}{D(A, x_0, y_0, d)} \quad (3.78)$$

軸外線量比から平坦度，対称性を測定することが可能であり，定期点検項目となっている．また照射野の対角を測定する対角軸外線量比（OCD：diagonal off-center ratio）もある．

〔参考文献〕

1) ICRU：Determination of Absorbed Dose in a Patient Irradiated by Beams of X or Gamma Rays in Radiotherapy Procedures. 1976, ICRU
2) Mijnheer BJ, Battermann JJ, Wambersie A：What degree of accuracy is required and can be achieved in photon and neutron therapy?. Radiother. Oncol. 8：37-52, 1987
3) AAPM Task Group 24 and 22：Physical Aspects of Quality Assurance in Radiation Therapy（AAPM Report 13）. 1984, AAPM
4) 日本医学物理学会：外部放射線治療における水吸収線量の標準計測法—標準計測法12, 通商産業研究社, 2012.
5) 日本医学物理学会：外部放射線治療における水吸収線量の標準計測法—標準計測法12, 通商産業研究社, 2012
6) 日本医学物理学会：密封小線源治療における吸収線量の標準計測法（小線源標準計測法18）, 通商産業研究社, 2018
7) 外部放射線治療における水吸収線量の標準計測法, 日本医学物理学会編, 2012
8) Physics and biology of ultrahigh dose-rate（FLASH）radiotherapy：a topical review, Phys. Med. Biol., 2020
9) IAEA TRS 398, Absorbed Dose Determination in External Beam Radiotherapy, 2000.
10) Gibbons JP：Gibbons Khan's The Physics of Radiation Therapy, p.143, Lippincott Williams & Wilkins, 2019.
11) Khan FM, Sewchand W, Lee J, et al.：Revision of tissue-maximum ratio and scatter-maximum ratio concepts for cobalt 60 and higher energy x-ray beams, Med. Phys., 7（3）, 230-7, 1980
12) 保科正夫：放射線治療技術の標準, 日本放射線技師会出版会, p.79, 2007
13) Sterling TD, Perry H, Katz L：Automation of radiation treatment planning. iv. derivation of a mathematical expression for the percent depth dose surface of cobalt 60 beams and visualisation of multiple field dose distributions, Br. J. Radiol., 37, 485-564, 1964
14) 保科正夫：直線加速器での線量計算における光子線の出力線量の評価, 日本放射線技術学会雑誌, 56巻（4号）, 559-571, 2000
15) Klein EE, Hanley J, Bayouth J, et al.：Task Group 142, American Association of Physicists in Medicine, Task Group 142 report：quality assurance of medical accelerators, Med. Phys. 36（9）, 4197-212, 2009
16) 岡本裕之, 黒岡将彦, 宮浦和徳, 他：詳説 放射線治療の精度管理と測定技術, p.7, 中外医学社, 2012
17) Rivard MJ, Coursey BM, DeWerd LA, et al.：Update of AAPM Task

Group No. 43 Report：A revised AAPM protocol for brachytherapy dose calculations, Med. Phys., 31, 633-674, 2004

18) Beaulieu L, Carlsson Tedgren A, Carrier JF, et al.：Report of the Task Group 186 on model-based dose calculation methods in brachytherapy beyond the TG-43 formalism：current status and recommendations for clinical implementation, Med. Phys., 39, 6208-6236, 2012

19) 荒木不二雄編：放射線治療物理学, 2016

20) A comprehensive. dosimetric study of Monte Carlo and pencil-beam algorithms on intensity-modulated proton therapy for breast cancer. J. Appl. Clin. Med. Phys., 2019

21) Comparison of Monte Carlo and analytical dose computations for intensity modulated proton therapy, Phys. Med. Biol., 2018

22) Pencil Beam Algorithms Are Unsuitable for Proton Dose Calculations in Lung, Int. J. Radiat. Oncol. Biol. Phys., 2017

23) Clinical validation of a GPU-based Monte Carlo dose engine of a commercial treatment planning system for pencil beam scanning proton therapy, Phys. Med., 2021

24) ICRU Report No. 50, No. 62

25) 西条長宏, 加藤治文：肺がん, p.39, 医療ジャーナル社, 2001

26) 日本放射線技術学会監修, 熊谷孝三編著：放射線治療技術学 改訂2版, オーム社, 2016

4 照射術式

　放射線治療では，患者の腫瘍の進展範囲，ステージ，状態等を考慮し，放射線治療の方法が選択される．この際，施設の保有する放射線治療装置・器具等によって最適な照射方法（術式）が変わる．本章では，X線・電子線の照射術式から，電子線，粒子線，中性子線，密封小線源の照射の特徴，および臓器移動対策について解説する．

4.1 X線，γ線

4.1.1 SSD法

　SSD法は線源から患者またはファントム表面までの距離を一定にして照射する方法である．電子線照射ではツーブス（アプリケータ，照射筒）を使用するため線源から患者までの距離が一定でセットアップを行うため一般的に使用される方法であるが，複数方向から照射するX線照射ではあまり使用されない方法である．線量計算を行う際はPDDを使用する．固定照射では使用できるが，運動照射では線源から患者までの距離が変化するため使用できない．

4.1.2 SAD法（STD法）

　SAD法（STD法）は線源からターゲット中心（アイソセンタ）までの距離を一定にして照射する方法である．線量計算を行う際はTMRを使用する．通常型のリニアックでは，アイソセンタを中心にガントリ，コリメータ，寝台が回転するため，ターゲット中心をアイソセンタに一

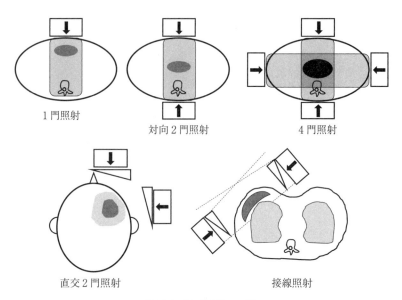

図 4.1 固定照射の一例

致させた多門照射を行うことで，ターゲット中心に線量分布を集中させることができる．固定照射，運動照射ともに使用できる．

4.1.3 固定照射

放射線治療の基本的な照射法．主な照射法は 1 門照射，対向 2 門照射，直交 2 門照射，非対向 2 門照射，接線照射，3 門照射，4 門照射，多門照射など照射方法はさまざまである（**図 4.1**）．

多門照射
何門以上が多門になるかの明確な基準はない．

4.1.4 運動照射

固定照射とは逆にリニアックのガントリを動かしながら照射する方法である．回転照射や振子照射がある（**図 4.2**）．回転角度が 360°に近いほど，アイソセンタの線量集中性が高まる．

振子照射
何度未満の運動照射が振子照射になるかの明確な基準はない．

4.1.5 原体照射

MLC 等により病巣の形状に合わせて運動または多門照射にて立体的に放射線を当てる照射法である（**図 4.3**（a））．「複雑な病巣の広がりに，できる限り一致した高線量領域を形成するとともに，病巣周囲の正常組織への被ばくを，最小限度に抑えるように工夫された照射法」と定義される．2 次元的に照射する場合（コプラナー照射）と 3 次元的に照射する場合（3D-CRT，ノンコプラナー照射等）がある．あくまでも病

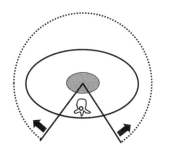
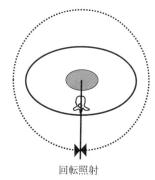

振子照射　　　　　　　　　　　回転照射

図4.2　運動照射の一例

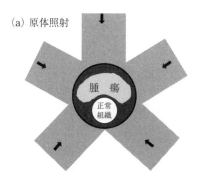
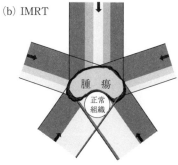

(a) 原体照射

腫瘍の形に照射野形状を合わせてさまざまな方向から照射する

(b) IMRT

腫瘍の形に照射野形状を合わせるだけでなく，照射野形状の中で強弱をつけて照射する

図4.3　原体照射，IMRTの一例

巣周囲の形状に限られるため病巣の体積すべてが同じ線量となるわけではない．

4.1.6　全身照射

　白血病や悪性リンパ腫などの血液の悪性腫瘍の治療として骨髄移植が行われるが，その前処置としてX線による全身照射や皮膚T細胞リンパ腫である菌状息肉症に対する全身電子線照射が行われる．骨髄移植に対する全身照射の目的は腫瘍細胞の根絶とドナー細胞生着のため宿主の免疫による拒絶反応防止（免疫抑制）である．

　X線による全身照射は人体の各部分に均等に放射線を照射する必要があり，Long-SSD法（図4.4）や寝台移動式照射法などがあるが，準備や照射が煩雑な割には均等に照射することが困難である．近年，回転型および寝台移動式の放射線治療装置の出現によりCTを使った治療計画が可能になり，全身への均等な照射はもとより肺への線量制限による

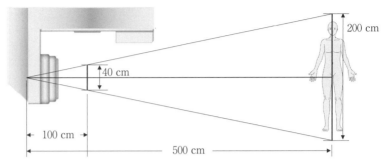

焦点から患者までの距離を離すことで全身を覆う照射野を得る

図 4.4 Long-SSD 法の概念図

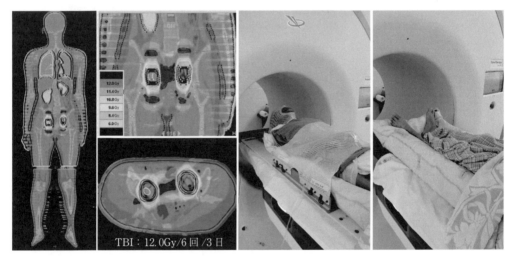

図 4.5 回転型強度変調放射線治療専用装置（Tomotherapy）を用いた全身照射の一例（文献 1））

肺炎防止や水晶体や腎臓などの有害事象を抑えることが容易にできるようになってきた（**図 4.5**）．また出産可能年齢の女性の妊孕性の維持も期待される．

4.1.7 定位放射線照射

腫瘍に合わせて最大限に照射野を絞り，複数の門数による多軌道照射（ノンコプラナー照射）により正常組織を避けながら大線量で短期間に照射を完了する方法である．定位放射線照射（STI：stereotactic irradiation）は，1 回の照射の定位手術的照射（SRS：stereotactic radiosurgery）と分割照射で行う定位放射線治療（SRT：stereotactic radiotherapy）に分類される（**図 4.6**，**図 4.7**）．

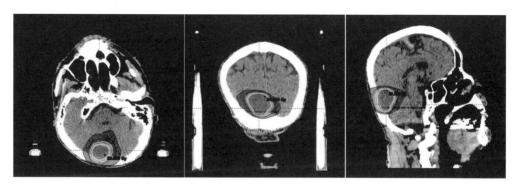

図 4.6 脳の定位放射線治療用治療計画（8 Gy×4 Fr.）の一例（文献 2））

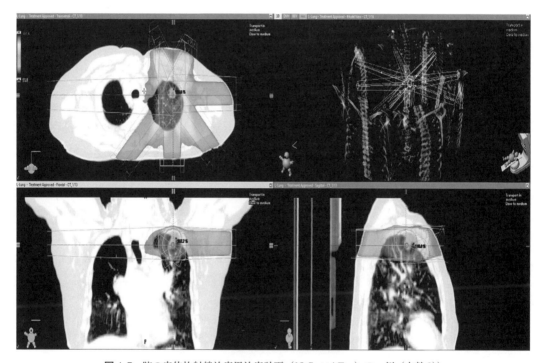

図 4.7 肺の定位放射線治療用治療計画（12 Gy×4 Fr.）の一例（文献 3））

　　肺や肝臓，腎臓等の体幹部限局性の腫瘍や頭頸部腫瘍，また脊椎への照射も対象となる．1 回の照射線量が多いため位置合わせは重要となる．また治療中の患者の体動が問題となるため，通常の照射より強固な固定具を使用し，かつ照射中の患者の動きを X 線等により監視するシステムもある．さらに呼吸による動きがある場合は，呼吸移動対策を行う場合がある．

4.1.8 ノンコプラナー照射

コプラナーとは「同じ平面にある」という意味でコプラナー照射とは単一軌道で行う照射である．CTの横断面を想像するとイメージしやすい．一方，ノンコプラナーとは「同じ平面にはない」ということでノンコプラナー照射とは多軌道で行う照射である．しかし，通常のリニアックは基本的に単一軌道でアイソセンタを中心にガントリが回転するため，多軌道にするためには，寝台を回転させないといけない．コプラナー照射は同一面で回転するので，その面内にある臓器は常に照射されてしまうが，ノンコプラナー照射では，寝台に角度を付けることにより3次元的な照射が可能となり，腫瘍への集中性や正常組織への線量を制限することが可能になる．

4.1.9 強度変調放射線治療（IMRT）

強度変調放射線治療（IMRT：Intensity Modulated Radiation Therapy）とは，多分割コリメータ（MLC：Multi Leaf Collimator）や補償フィルタなどを用いて照射野内のビームの強度を変調させ，腫瘍の体積に応じた線量を投与する方法である（図4.3（b））．多方向から強度変調ビームを照射することで腫瘍と正常組織に対して急峻な線量差を作ることが可能になり，腫瘍には線量増加，正常組織には線量を制限することが可能になった．

放射線治療計画装置のコンピュータの精度や処理速度が向上し，インバースプランニングにより実施可能となった照射法である．IMRTにはMLCが停止した状態で形状の異なった複数の照射野を重ね合わせて照射を行うSegmental MLC（SMLC）法とMLCが連続的に移動しながら照射を行うDynamic MLC（DMLC）法がある．現在では多く種類のがんに対して照射が行われている．

> SMCL法はstep and shoot法，DMLC法はsliding window法とも呼ばれる．

IMRTは高精度放射線治療であるため，放射線治療計画，線量検証，照射手技などが大変複雑であり，装置の精度管理が重要である．法的な管理方法は，線量（MU値）で管理すると線量率の変動により短時間で照射が終わる可能性があるが，IMRTはMLCの動作が終了するまで照射が完了しないため，照射時間での管理が必要である．

4.1.10 強度変調回転放射線治療（VMAT）

強度変調回転放射線治療（VMAT：Volumetric Modulated Arc

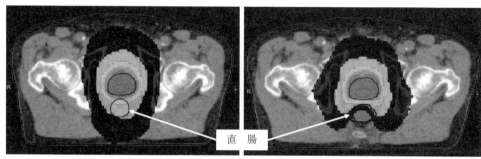

図 4.8 3D-CRT と強度変調回転放射線治療の違い（前立腺症例）（文献 4））

Therapy）は強度変調放射線治療の進化系であり，従来，ガントリを固定して数門を組み合わせた照射が主流であったが，放射線治療計画装置のコンピュータや放射線治療装置本体の進化によりガントリを回転しながら，Dynamic に MLC を動かし，線量率も変化させながら照射を行うことが可能となった．

固定した数門の照射を組み合わせる IMRT や回転原体照射よりも VMAT の方が線量集中性も高まり（**図 4.8**），かつ正常組織の線量低減が可能であるため副作用も減り，照射時間も短縮できる．インバースプランニング時には，たとえば片方の肺の病変を治療する際，反対の肺にビームが入射しない角度を選ぶこともできる．近年では強度変調回転放射線治療に特化した専用装置も開発されて標準的に VMAT が可能になっている．

4.1.11　画像誘導放射線治療（IGRT）

画像誘導放射線治療（IGRT：image-guided radiotherapy）は，照射の直前に画像を撮影し，治療計画時に使用した画像と照合し，3 次元的に位置のずれを寝台にて補正して照射を行う方法である（**図 4.9**）．従来では患者の皮膚にマーキングを行い，そこを治療室内に設置されたレーザーに一致させ照射を行っていたが，直前に画像を確認して照射が行えるため，位置精度が格段に上昇した．

IMRT や定位放射線照射を行う際には，線量分布が急峻なため，少しの位置のずれにより投与線量にズレが生じ，期待される治療効果を得られないことがある．したがって，患者のセットアップは大変重要であるが，IGRT の出現により，精度がかなり良くなった．また体表面の動きを解析しながら位置合わせが可能な体表面画像誘導放射線治療

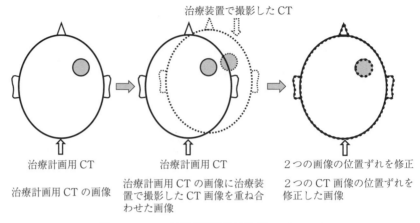

図 4.9 IGRT（画像誘導放射線治療）のイメージ

（SGRT：Surface Guided Radiation Therapy）も使われるようになってきた．

SGRT では赤外線などを用いて患者の体表面形状をリアルタイムに 3 次元画像再構成を行う．これによりマーカーレス（患者の体表にマーキングしない）を導入する施設もある．またリアルタイムで再構成画像が作成され続けるため，治療中に患者の体動などで情報が変化した場合は照射を停止することも可能である．

4.1.12　画像誘導小線源治療（IGBT）

従来から実施されてきた密封小線源治療では，2 方向以上の X 線画像から線源座標および線源評価点の座標を取得し，線量分布および線源位置・時間を計算していたが，2 次元画像からは軟部組織の把握が困難なため，腫瘍や周辺臓器の正確な大きさ・位置情報が不足し，正確な線量評価とはいえない状況であった．

IGBT（Image Guided Brachytherapy）では，アプリケータを挿入した状態で CT, MRI 等の 3 次元情報をもつ断層画像を使用し，外部照射の標的体積と同様に GTV, CTV, OAR 等の体積を設定し，腫瘍に対して最適な線量が投与可能な治療計画を行う密封小線源治療である．放射線治療計画装置を使用し，標的の $D_{98\%}$, $D_{90\%}$ やリスク臓器の $D_{0.1cm^3}$, D_{2cm^3} 等の線量指標を設定し，線源の停留位置，停留時間等の最適化計算を行うことが可能である．

一例として子宮頸がんの腫瘍サイズによる腫瘍線量の関係を図 4.10 に示す．マンチェスター法による A 点へ目標線量を投与することを考

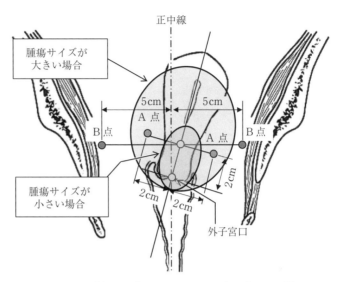

図 4.10　腫瘍サイズとマンチェスター法 A 点との関係

えた場合，腫瘍サイズが小さい場合は過剰線量に，腫瘍サイズが大きい場合は A 点よりの遠位の箇所には過少線量となるが，IGBT では腫瘍サイズに合わせた最適化計算を行うことが可能である．

IGBT 実施時にはアプリケータ留置後に CT，MRI 等の断層画像を取得するため，CT 装置等が同室設置されていない場合は，患者搬送を行うことになる．搬送時にはアプリケータの位置が変位しないよう十分な固定，アプリケータの位置移動による組織の損傷等に十分に注意する必要がある．

FPD を使用した X 線透視装置で CBCT（コーンビーム CT）を撮影する場合もある．

4.2　電子線

汎用型の直線加速器では光子線と電子線を用いた外部放射線治療が実施可能であり，治療対象となる腫瘍によって使い分けがされている．光子線は主に深部の腫瘍に対して利用されるが，電子線は主に表在性の腫瘍に対して利用される．

光子線と電子線では照射方法も異なる．光子線による治療を行う場合，照射野は照射野絞り（コリメータ）とマルチリーフコリメータ（MLC）で形成する．電子線では照射野を形成するのにツーブス（照射筒）と呼ばれるアプリケータを使用し，金属（鉛）ブロックを用いるなど光子線とは異なる照射方法が用いられる（**図 4.11**）．

232　第4章　照射術式

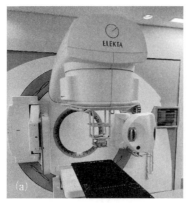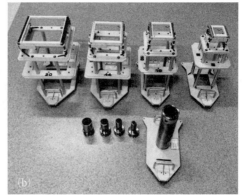

図 4.11　電子線ツーブスの一例
(a) ガントリーヘッドに装着したアプリケータ
(b) 矩形アプリケータ 5 種（$20×20\,cm^2$, $14×14\,cm^2$, $10×10\,cm^2$, $6×6\,cm^2$），円筒形アプリケータ（$5\,cm\phi$, $4\,cm\phi$, $3\,cm\phi$, $2\,cm\phi$）

4.2.1　エネルギーと飛程

(1)　電子線のエネルギー

　治療装置の電子銃から供給された電子は加速管により加速され単一エネルギーをもつが，人体に照射されるのはエネルギースペクトルをもった電子線である．これは加速された電子が人体に入射するまでにさまざまな物質と相互作用を繰り返すことでエネルギー損失を起こし，エネルギースペクトルをもつ電子線となるためである．相互作用を起こす対象は，治療装置のガントリーヘッド内の（プライマリ，セカンダリ）コリメータ，スキャッタリングホイル，モニター線量計，ガントリーヘッドに装着されたアプリケータなどがあげられる[5]．

(2)　電子と物質の相互作用

　電子は物質中を進む毎に相互作用を繰り返し，徐々に運動エネルギーを減じていく．人体中での電子と物質の相互作用は弾性散乱，非弾性散乱，制動放射があげられる．

　弾性散乱は入射電子が原子の電場と相互作用し，電子の進行方向のみが変わる散乱である．入射電子自身のエネルギー変化はない．非弾性散乱は入射電子が原子の軌道電子へエネルギーを与え，原子が励起，電離されて起こる散乱である．原子にエネルギーを与えるため励起，電離に必要なエネルギーの分だけ運動エネルギーが減少する．

　制動放射は入射電子と原子核の電場によって起こる．原子核の近くを電子が通過するとき，負電荷をもった電子は陽電荷をもった原子核の電

場によって軌道を偏向され，その進行方向を曲げられる．このとき，電子の失ったエネルギーは光子という形で放出される．放出される光子を制動放射線，あるいは制動X線と呼ぶ．制動放射線のエネルギースペクトルは連続スペクトルとなる[6]．

入射電子は物質と相互作用を繰り返す毎に進行方向を曲げられ，進んでいく．電子の運動エネルギーは非弾性衝突による電離，励起および光子の放出などに変換され損失する．電子の運動エネルギーは進行方向の変化と物質との衝突で発生する電子が加わり，エネルギースペクトルをもつ．

(3) PDD

図4.12にエネルギー毎の電子線深部線量百分率（PDD：percentage depth dose）曲線を示す．低エネルギーの電子線ではビルドアップ効果のために入射表面から線量最大深にかけて急激な線量増加を示すが，高エネルギー電子線では線量増加はなだらかになる．電子線のビルドアップ効果は入射電子の側方散乱によるものである．10 MeV 以上になると側方散乱の寄与が少なくなるためビルドアップ効果も少なくなるとされている[7]．エネルギーが高いほど電子は直進するため，線量最大深より深部の線量勾配はエネルギーが高いほど緩やかとなる．またPDD曲線より電子線の平均入射エネルギー$\overline{E}_0$を推定することができる[8,9]．

$$\overline{E}_0 = 2.33 R_{50} \tag{4.1}$$

しかし，式（4.1）は臨床の加速器では過小評価となるため，IAEA TRS 277[10] では SSD 100 cm において，次式で推定することを示している．

$$\overline{E}_0 = 0.818 + 1.935 I_{50} + 0.040 I_{50}^2 \tag{4.2}$$

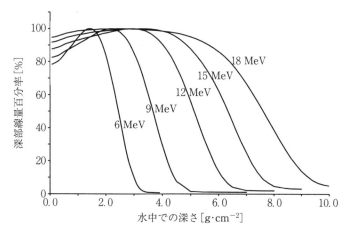

図4.12　エネルギー毎の電子線深部線量百分率曲線の一例

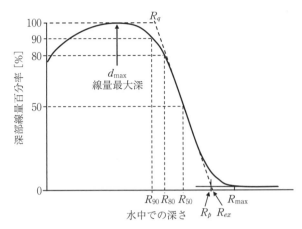

図4.13 電子線の水ファントムに対する深部線量分布曲線
R_p：実用飛程，R_{ex}：外挿飛程，R_{max}：最大飛程，R_q：外挿直線が最大線量の延長線と交わる深さ（quasithreshold range）

$$\overline{E}_0 = 0.656 + 2.059R_{50} + 0.022R_{50}^2 \qquad (4.3)$$

ただし，I_{50}：深部電離量（PDI）が 50％線量の深さ，R_{50}：PDD が 50％線量の深さである．

(4) 電子線の飛程

図 4.12 および図 4.13 示すように，電子線ではビルドアップ効果のために入射表面から線量最大深にかけて線量が増加し，線量最大深を超えたのち，急激に減衰する．この特徴を利用して皮膚近傍の腫瘍に対して高線量を投与でき，腫瘍より深部方向に存在する正常組織の線量を抑えることができる．電子線治療で臨床利用されるのは，PDD における最大線量深から 90％線量の深さ（R_{90}）もしくは 80％線量の深さ（R_{80}）までの範囲であり，治療飛程（therapeutic range）とされる[11]．

一方，電子の飛程とは入射電子が物質とのさまざまな相互作用の結果，その運動エネルギーを失い静止するまでに進んだ距離であり，PDD 曲線の勾配の直線と最大線量が交わる深さである実用飛程（R_q：practical range），勾配の直線をそのまま外挿したときの飛程を外挿飛程（R_{ex}：extrapolated range）と呼ぶ．

また電子の飛程とエネルギーの関係について，電子の連続減速近似（CSDA：continuous slowing down approximation）がある．電子の一つ一つの相互作用の過程は統計的なゆらぎをもち一様な飛跡を示さないが，巨視的な視点で見た場合，電子線の運動エネルギーは連続的に減少するものとして考えられる．これを CSDA といい，電子の運動エネ

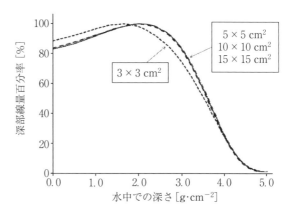

図 4.14 照射野サイズによる PDD の変化（9 MeV）の一例

第 1 章 1.4.4 荷電粒子と物質の相互作用式（1.20）参照．

ギーが連続的に減速しゼロになるまでの距離が CSDA 飛程である．

(5) 照射野サイズ依存性

図 4.14 に照射野サイズによる PDD の変化を示す．照射野サイズによる PDD の変化は側方電子散乱によるものである．側方散乱平衡が成立する照射野サイズでは PDD はほぼ変化しない．側方散乱平衡の成立する照射野半径 r_{ep} は最頻入射エネルギー $E_{p,0}$ との関係式から求める[9]．

$$r_{ep} \cong 0.88\sqrt{E_{p,0}} \qquad (4.4)$$
$$E_{p,0} = 0.22 + 1.98R_p + 0.0025R_p^2 \qquad (4.5)$$

ただし，R_p は実用飛程である．

4.2.2 照射方法

(1) 治療計画

現在の放射線治療計画は CT 画像を用いた 3 次元治療計画が基本だが，CT 画像では表在性の腫瘍範囲を把握することが困難な場合がある．肉眼的に照射範囲を把握可能な場合は CT 撮影時にマーキングするなどして，計画時に参照できるようにする．

照射野の設定は所有するアプリケータで決定される．アプリケータは $5 \times 5\,\mathrm{cm}^2$ から $25 \times 25\,\mathrm{cm}^2$ までのサイズの正方形照射野や円筒形アプリケータなどがある（図 4.11（b））．

使用するエネルギーの選択には治療飛程と照射野サイズを考慮しなければならない．また，図 4.15 に示す 9 MeV 電子線の等線量曲線のように中心軸からの線量の広がりは，90-80% の等線量曲線は深部方向で狭くなるが，30-10% の等線量曲線では深部にかけて広がる．等線量曲線の形状は，照射野サイズに依存するため，等線量曲線を考慮して選択し

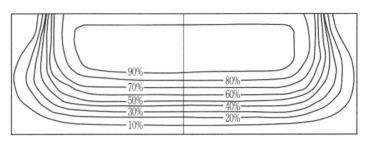

図 4.15 電子線の等線量曲線（9 MeV）の一例

なければならない．

治療範囲が既存のアプリケータサイズを超える場合，複数の照射野をつなぎ合わせて治療を行うことになり，照射野間のつなぎ部分でコールドスポットもしくはホットスポットが生じることがある[9]．照射野間の距離を決定するためにフィルム等で線量分布を確認するなど事前検証が必要である．

(2) 不整形照射野と内部遮へい

電子線の遮へいに高原子番号の鉛を使用すると制動放射線が発生する可能性があるため，理想的には線源側に低原子番号の遮へい体を配置し，次に高原子番号の遮へい体の配置である．しかし腫瘍の形状に合わせた不整形照射野の遮へい体の作成は難しく，簡易的に低融点鉛等が使用されている．遮へい体に必要な鉛の厚さは，事前の測定によって求める必要があるが，簡易的には公称電子線エネルギーを2で除した厚さ MeV/2 [mm] で求められるとされている[12]．

正常組織の保護に内部遮へいを用いる場合がある．口腔癌の治療において頬部皮膚側から口腔内腫瘍に照射する場合に歯肉と頬粘膜間に遮へい体を挿入する[14]．鉛などの金属を遮へい体として用いると，電子線の後方散乱によって金属と入射側組織の境界の線量が急激に増加する．後方散乱による線量増加は電子線エネルギーと金属の原子番号に依存するため，電子線の後方散乱による線量増加の影響を抑えるために，遮へい体の表面に低原子番号の物質を挿入する．

(3) ボーラスの使用

電子線のエネルギーは治療飛程をもとに選択されるが，腫瘍の位置や進展範囲によっては，適当なエネルギーが選択できない場合がある．皮膚直下もしくは皮膚面に腫瘍がある症例に対して電子線を用いた場合，ビルドアップによって入射表面にはコールドスポットが生じるため，皮膚表面にボーラスを用いてビルドアップ領域をボーラス面に持ち上げる

ことで，皮膚表面近傍の線量低下を改善できる．

　また皮膚表面から隆起している腫瘍や皮膚表面に凹凸がある場合など，照射野内に空気と人体組織を含む不均一な領域を治療する症例もあり，同一照射野内で高線量域と低線量域が混じる不均一な線量分布となるため，不均一な線量分布を解消するために，ボーラスを皮膚上に設置する，もしくは腫瘍の形状に合わせてボーラスを作成するなどして線量分布を補正することができる．

> 第2章 図2.6.10と同じボーラスを電子線でも用いる．

(4) 実効 SSD の算出

　電子線の校正条件は一般的に線源表面間距離（source surface distance：SSD）100 cm が用いられるが，頭頸部領域への照射などではアプリケータと肩が干渉し，幾何学的に配置できない場合がある．患者とアプリケータの衝突を避けるために SSD を 110～130 cm 程度に拡大して治療を行うことがある．

　放射線量と距離の関係は一般的には距離の逆二乗則に従うが，治療装置から照射される電子線の線量は逆二乗則と異なる．これは装置で規定される標準 SSD と実効 SSD が異なるためである．実効 SSD とは実効線源位置から入射表面までの距離であり，実効 SSD を用いた場合，逆2乗則が適応可能となる．

　Khan らは測定によって実効 SSD を求める方法を提示している[14]．標準 SSD 時の最大線量深 (d_m) における線量 (I_0) と標準 SSD からファントム表面の距離 (g) を離したときの線量 (I_g) を測定により求める．このとき，電子が逆二乗則に従うとすると I_0, I_g には下記の式が成り立つ．なお，実効 SSD は f とする．

$$\frac{I_0}{I_g} = \left(\frac{f + d_m + g}{f + d_m}\right)^2 \tag{4.6}$$

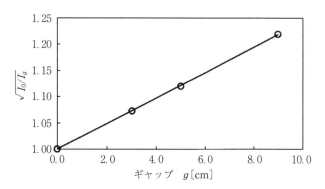

図 4.16　実効 SSD 算出のための測定結果の一例

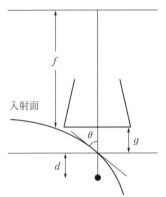

図 4.17 斜入射の模式図

$$\sqrt{\frac{I_0}{I_g}} = \frac{1}{f+d_m}g + 1 \tag{4.7}$$

求めた $\sqrt{I_0/I_g}$ をギャップ g の関数として図 4.16 にプロットすると，傾きが $1/(f+d_m)$，切片が 1 の直線となる．ギャップ g を変化させて I_g を測定することにより得られる線形回帰式の傾き（slope）より実効 SSD（f）は次式で求められる．

$$f = \frac{1}{\text{slope}} - d_m \tag{4.8}$$

ただし，実効 SSD はエネルギーや照射野サイズによって変化するため，種々のエネルギーと照射野サイズに対して実効 SSD を求める必要がある．

(5) 斜入射における補正

電子線治療では皮膚表面に対してビーム中心軸を斜めに入射することがある．斜入射による PDD の変化は，最大線量深での側方散乱増加，最大線量深が表面に移動，治療飛程の縮小とされている[15]．これは中心軸上における電子フルエンスが空気散乱などにより増加するためである．斜入射を行う場合の線量は下記の式で求められる．模式図を図 4.17 に示す．

$$D(f+g, d) = D_0(f, d)\left(\frac{f+d}{f+g+d}\right) \times \text{OF}(\theta, d) \tag{4.9}$$

ここで，g：中心軸上の標準 SSD と入射表面の距離（ギャップ），$D(f+g, d)$：実効 SSD を f，ギャップを g としたときの深さ d の線量，$D_0(f, d)$：入射角 $\theta=0$，実効 SSD を f，深さ d における線量，$\text{OF}(\theta, d)$：深さ d，入射角 α における補正係数である．

(6) 出力係数

出力係数は光子線と同様に照射野サイズ $10 \times 10\,\text{cm}^2$ のアプリケータ

使用時の最大線量深の線量と任意のアプリケータ使用時の最大線量深の線量比で求められる．光子線と異なる点は，電子線の出力係数は，上下絞りと電子線アプリケータに影響を受ける．治療装置はアプリケータごとに上下絞りの開度が設定されることが多いため，出力係数をアプリケータごとに求める必要がある．

4.3 粒子線治療装置

　粒子線治療装置は加速器と照射装置の2つから構成される（図4.18）．水素やメタンから取り出された粒子はサイクロトロンやシンクロトロンなどの加速器を用いて加速され，偏向電磁石や収束電磁石を用いて照射装置へと輸送される．輸送された粒子は回転ガントリなどを用いてさまざまな方向から照射を行うことができる．腫瘍へ均一に線量を投与するためには，腫瘍の深さと形状に合わせて粒子線のビームを調整する必要がある．近年ではさまざまな照射方法が開発され，臨床の治療に導入されてきた．粒子線治療の照射方法は，主にパッシブ（拡大ビーム）法とスキャニング（ペンシルビームスキャニング）法の2種類が存在する．以下にそれぞれの照射方法の概要を説明する．

4.3.1 パッシブ（拡大ビーム）法

　パッシブ（拡大ビーム）法は，腫瘍の深さに応じて決定された1種類のエネルギーを加速し，ビームを側方方向と深さ方向へ散乱させて腫瘍体積へ均一な照射を実現する方法である．側方方向および深さ方向へ陽子線を散乱（拡大）させる代表的な照射方法として，ワブラー法と二重

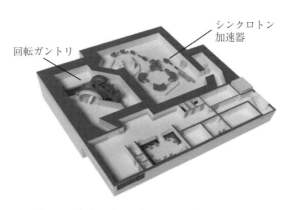

図 4.18 加速器室と回転ガントリ照射室の鳥瞰図

第4章 照射術式

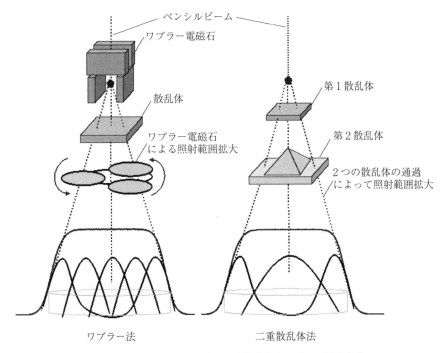

図4.19 ワブラー法，二重散乱体法のビーム拡大方法

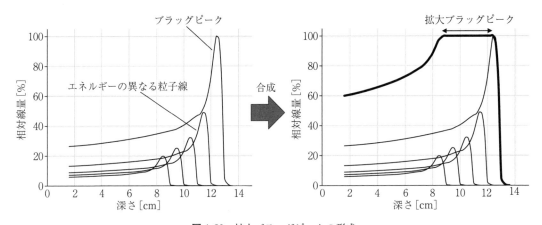

図4.20 拡大ブラッグピークの形成

散乱体法がある．図4.19にそれぞれの概念図を示す．

ワブラー法は，垂直および水平方向へ陽子線を走査する機能をもつ偏向電磁石によって側方方向へビームを広げることで，ドーナツ形状のビームを形成する．ドーナツ形状のビームと拡大しないビームを重ね合わせることで円形に均一な照射野を形成する照射技術である．

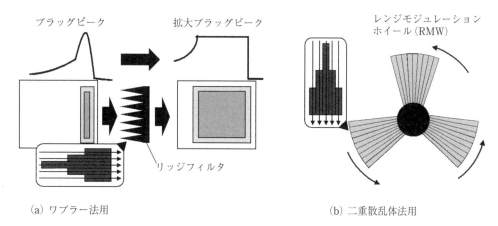

図 4.21　拡大ブラッグピークの形成方法

　一方，二重散乱体法は，ビームの散乱に 2 種類の散乱体を用いる．ビームは，第 1 散乱体へのビームの通過によってガウス分布形状に広げ，さらに下流に配置された第 2 散乱体への通過によってビームの中心部分をさらに散乱させて均一な線量分布を実現する方法である．

　粒子線の深さ方向の幅の狭いブラッグピークを病巣の深さ方向の大きさに合わせて，粒子線を均一に照射するためには，複数のブラッグピークを最適に重ね合わせ，拡大ブラッグピーク（Spread Out Bragg Peak：SOBP）を形成しなければならない（図 4.20）．

　SOBP の形成には，ワブラー法にはリッジフィルタ（図 4.21（a）），二重散乱体法にはレンジモジュレーションホイール（RMW）と呼ばれる散乱機器が用いられる（図 4.21（b））．

　リッジフィルタには，アルミニウムや真鍮製の金属で設計された楔形のエネルギー吸収体が用いられており，1 種類のエネルギーの陽子線ビームの飛程を変化させるために，さまざまな厚みの金属を通過することで SOBP を形成する．一般的に約 2〜15 cm の範囲を 1 cm 間隔で形成できるように設計されており，治療を実施する際には，腫瘍の厚さに合わせてリッジフィルタを選択して照射を行っている．一方，RMW は，勾配をもつエネルギー吸収体を高速回転させてビームを通過させ，ビームの飛程を変化させることで深さ方向へ SOBP を形成する．側方方向と深さ方向へ散乱させたビームは円柱形の線量分布しか形成できない．腫瘍形状に合わせた照射を行うには，患者コリメータ，多葉コリメータ，ボーラスコリメータを用いて患者のビームごとに整形しなければならない．

拡大ビーム法は，スキャニング（ペンシルビームスキャニング）法に比べて広い照射体積を短時間で照射可能であり，大きな腫瘍体積や呼吸性移動のある治療部位の照射がしやすい特徴をもつが，さまざまな機器を用いて散乱させることによる散乱放射線による被ばくの影響が大きい．

4.3.2 スキャニング（ペンシルビームスキャニング）法

スキャニング（ペンシルビームスキャニング：PBS）法は，加速器から輸送されたビームを散乱させずにそのままのペンシルビームを用いて腫瘍に照射する技術である．このビームのことをスポットと呼ぶ．コンピュータによって最適化計算された数十種類のエネルギーをスキャニング（偏向）電磁石によって側方方向に走査させてスポットを照射する（図 4.22）．

高いエネルギーから段階的に切り替えて層状に照射を行うことで，深さ方向へ SOBP を形成することができる（図 4.23）．PBS 法で形成されたビームの照射野は，スポットの照射位置とビーム強度の設定によって照射範囲と厚さを決定するため，拡大ビーム法で使用された散乱体，リッジフィルタ，RMW，コリメータなどの散乱機器を必要としない．よって，拡大ビーム法に比べて散乱線が軽減できる利点をもつ．

さらに，PBS 法は，拡大ビーム法に比べて均一性が高い特徴をもつ．

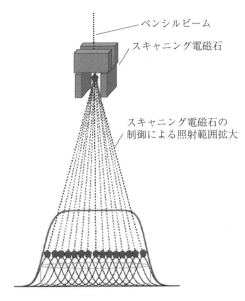

図 4.22　スキャニング法のビーム拡大方法

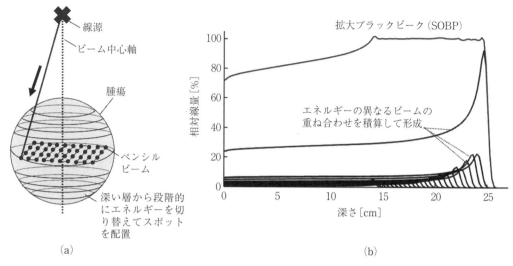

図 4.23 側方方向のスポット配置 (a) と深さ方向のビームの積算 (b)

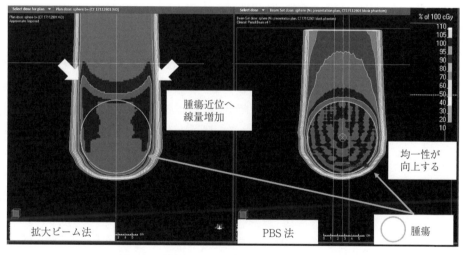

図 4.24 拡大ビーム法と PBS 法の線量分布の違い

拡大ビーム法は，深さ方向に拡大したビームの形状を，コリメータを用いて整形する過程で，腫瘍の手前の領域に高線量が照射されてしまうことが課題とされる（**図 4.24**）．一方，PBS 法を用いると，腫瘍の手前の線量を減少させ，均一な照射を実現できる．

PBS 法の中でもスポットの照射方法が異なっている．スキャン方法はスポットスキャニング法，ラインスキャニング法，ラスタースキャニング法の 3 種類が存在する（**図 4.25**）．

スポットスキャニング法は，各スポットを照射するときに照射を中断

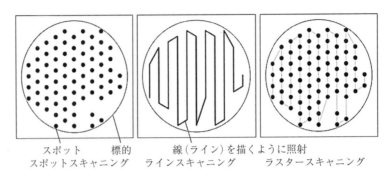

図 4.25　PBS 法の照射方法

し，次のスポット位置へ移動してから照射を再開する方法である．

ラインスキャニング法は，スポットを特定の座標に照射する概念がなく，照射されるビームが中断されることなく連続的に移動しつつ，強度を変えながら照射を行う．ビームを中断しない照射は，照射時間の高速化を期待できるが，加速器からのビーム制御に高い安定性が求められることから技術的に難しい照射法である．

ラスタースキャニング法は上記 2 つを組み合わせた方法である．スポット位置の概念をもちながらスポットの移動中に照射を中断しない．ビーム照射の中断がないことで，スポットスキャニング法よりも高速スキャンを実現できる．陽子線治療装置は，依然として機能面にばらつきが大きな治療技術であるため，施設毎の治療方針を決定し，安全な治療を実施するために，さまざまな品質管理を実施しなければならない．

一方，PBS 法は課題もいくつか存在する．肺や肝臓などの呼吸性移動を有する部位に治療を行う場合は，拡大ビーム法と異なり，照射中に同一強度のビームを照射しないため，タイミング毎に強度の異なるビームが腫瘍へ照射されている．照射標的となる臓器が移動している場合は，ビームと臓器の相互作用によって線量分布の均一性が劣化することが報告されている．このような問題を解決するために，呼吸同期照射や息止め照射などの技術が開発されているが，安全な照射を実施するには高度な技術を必要とするために，現在も研究開発が進められている．

さらに，PBS 法は拡大ビーム法に比べて，照射時間が長くなることが課題としてあげられる．照射時間を短くするためには，ビームの線量率を上げるための技術開発が必須であり，ソフトとハードの両方の面からさらなる機能のアップデートが要求される．

4.4 中性子線

中性子線の治療として，速中性子線は線量の集中性が通常の光子線と同程度であるが，生物学的効果比，酸素増感比ともに炭素線よりも優れ，放射線抵抗性がんに対する効果は高い特徴がある．日本国内でも1970年代から1980年代に研究が進められたが，皮膚障害などの副反応が強く，かつ大型の装置が必要であること，他の治療装置の実用化が進んだことから，現在，速中性子線は使用されていない．

中性子線の治療として，現在行われているのは，熱中性子とがん組織に取り込まれた中性子断面積の大きい元素との核反応によって発生する粒子放射線によって，選択的に腫瘍細胞を治療する方法であり，化合物としては ^{10}B，^{157}Gd 等が考えられているが，現在はホウ素化合物のみが用いられている．

4.4.1 ホウ素中性子捕捉療法

ホウ素中性子捕捉療法（Boron Neutron Capture Therapy：BNCT）は，中性子との反応断面積の高いホウ素を腫瘍に取り込ませてから熱中性子の照射を行い，^{10}B(n, α)^{7}Li 反応により生成される α 線と ^{7}Li による放射線治療である（図4.26）．α 線と ^{7}Li の生体内での飛程は，細胞の大きさの約 10 μm よりも短く，原理的には腫瘍のみに線量付与を行うことができる．

中性子源を原子炉に依存していたことから普及させることが難しかったが，加速器を利用した中性子源が実用化されたことによって，施設数は少ないが研究的な治療から臨床へと移行し，「切除不能な局所進行ま

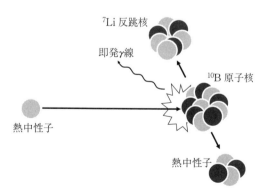

図 4.26　^{10}B(n, α)^{7}Li 反応概念図

たは局所再発の頭頸部癌」のみではあるが保険診療（2024年時点）も可能である．

中性子源の加速器には直線加速器またはサイクロトロンが使用されており，ベリリウム等のターゲットに陽子を照射することで中性子を発生させ，その後，減速材により治療に適した熱および熱外中性子領域のエネルギーまで減速させている．主に熱中性子が頭頸部腫瘍の治療に使用されるが，深部の腫瘍の治療には熱外中性子が使用されることがある．熱外中性子は体内で熱中性子に変化しホウ素と反応する．

ホウ素（^{10}B）薬剤は，500 mg/kgを1時間当たり200 mg/kgの速度で2時間点滴静注後，病巣部位への中性子線の照射を開始する．照射中は1時間当たり100 mg/kgの速度でホウ素（^{10}B）薬剤を点滴静注する方法であり，臨床試験では口腔，咽頭または喉頭粘膜線量として12 Gy-Eqの中性子線を最大60分間単回照射している．

ホウ素（^{10}B）薬剤には主に以下の性質が求められる[16]．

・がん細胞に選択的かつ，正常組織と比べて数倍以上のホウ素が蓄積すること
・それ自身は薬効をもたず，ホウ素送達分子としての機能のみを有すること
・一定時間滞留した後，速やかに排泄されること

中性子発生反応として ^{7}Li(p,n)^{7}Be反応，^{9}Be(p,n)^{9}B反応などがある．

4.5 密封小線源

密封小線源治療に使用される代表的な線源を**表4.1**に示す．外部放射線治療装置と比較し，低エネルギーであるため，線源から離れると線量は急減する．このため線源近傍に線量を集中させることができ，空間的

表4.1 放射線治療に使用する主な密封小線源

線源	半減期	平均エネルギー [MeV]
^{60}Co	5.3 y	1.25
^{125}I	60 d	0.028
^{137}Cs	30 y	0.662
^{192}Ir	74 d	0.37
^{198}Au	2.7 d	0.41
^{90}Sr （β線源）	28.79 y	0.546 ^{90}Y(64 h)：2.28
^{106}Ru （β線源）	373.6 d	0.039 ^{106}Rh(29.8 s)：3.30

線量分布の高い照射が可能である．子宮や食道，気管等の管腔臓器を対象とした腔内照射，管腔臓器以外に対しアプリケータ針刺入等の処置を必要とする組織内照射，口腔，皮膚等の表面性の腫瘍に対し線源を貼り付けるモールド照射，これらの照射方法を組み合わせるハイブリッド照射等があり，治療部位に適したアプリケータを使用することでさまざまな部位への照射が可能である．

4.5.1 高線量率密封小線源治療

高線量率密封小線源を使用するため，ピンセット等で術者が線源を取り扱うことができないため，遠隔操作式後充填システム（RALS：Remote After Loading System）が使用される．74 GBq の ^{60}Co または 370 GBq の ^{192}Ir の高線量率密封小線源がワイヤの先端に溶接されており，RALS 装置の線源貯蔵容器に格納されている．治療部位へのアプリケータ留置後，接続用チューブを介しアプリケータと RALS 装置を接続し，ワイヤ駆動によって線源停留位置および停留時間を変化させながらアプリケータ内を線源が移動し，目的の投与線量および線量分布を得ることができる治療法である．

アプリケータ内での線源の停留位置，停留時間は，放射線治療計画装置で最適化を図ることが可能であるため，アプリケータが目的の位置に留置できれば，術者の技量による影響が少ない線量投与が可能である．しかし図 4.27 に示すように腔内照射単独では，腔内から離れた腫瘍への線量投与は正常組織への線量増加にも繋がるため，腔内照射と組織照射を併用した組織内照射併用腔内照射（ハイブリッド小線源治療）も実施されている．

一例として，子宮頸癌の腔内照射では子宮内線源（タンデム）と腔内線源（オボイド）のみでは，腫瘍全体に十分な線量を投与しつつ，リス

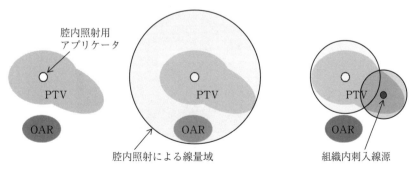

図 4.27 組織内照射併用腔内照射（ハイブリッド小線源治療）の一例

ク臓器の線量増加を回避することが困難な場合があるため，ハイブリッド小線源治療が行われる．組織内への刺入となるため，腔内照射と比較し侵襲的ではあるが組織内照射を併用することで，リスク臓器の線量増加を回避しながら，腫瘍に目標線量を投与可能となる．

4.5.2 低線量率密封小線源治療

密封小線源をアプリケータ内に留置もしくは治療部位に直接挿入する治療方法である．線源を一定時間留置後に取り出す一時挿入治療と線源治療部位に直接挿入したまま留置する永久刺入治療がある．一時挿入治療による腔内照射では，子宮内腔や食道等の管腔内にアプリケータを挿入し，アプリケータ内に線源を挿入する．組織内照射では針状の線源を直接挿入する方法やガイド用針を刺入し，その中に線源を挿入する方法がある．

γ線源は^{192}Irシングルピン，ヘアピン等がある（図4.28）．^{137}Csの線源もあったが供給停止になっており新規購入はできない．またβ線源として網膜芽細胞腫や脈絡膜悪性黒色腫の眼腫瘍治療を目的として使用される^{106}Ruがある．翼状片の治療に使用される^{90}Srもあったが供給停止になっている．永久刺入による組織内照射では，^{198}Auを使用した舌癌，^{125}Iを使用した前立腺癌の治療がある．

低線量率密封小線源治療では，放射線治療計画装置によるアプリケータ内での線源の停留位置，停留時間の最適化を図ることが困難である．特に組織内照射では線源挿入後の線源位置の調整が困難であるため，目的の線量分布を得るには術者の技量に左右されやすい．

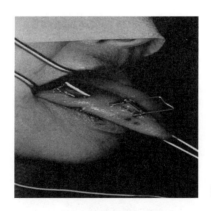

図4.28　^{192}Irヘアピン組織内刺入

4.5.3 退室基準

RALSによる高線量率密封小線源治療および低線量率密封小線源による一時挿入治療では,照射後には線源を体内から抜去するが,永久刺入治療では線源が体内に残るため,公衆被ばくを低減させるために一定期間は適切な防護措置が取られた放射線治療病室から退室することはできない.

退出基準として,「診療用照射器具を永久的に挿入された患者の退出及び挿入後の線源の取扱いについて」(令和5年3月29日医政地発0329第1号厚生労働省医政局地域医療計画課長通知)があり,ICRP 2007年勧告から,一般公衆及び患者を訪問する子供の線量限度として1年間につき実効線量で1 mSv,介助者及び介護者の線量拘束値として1行為あたり実効線量で5 mSvとし,これらを確保できる患者の退出基準として,適用量又は体内残存放射能及び1 cm線量当量率の基準を定めている.以下に退出基準を示す.

[放射能及び1 cm線量当量率による基準]

患者が病院内の診療用放射線照射器具使用室又は放射線治療病室等から退出する場合には,以下の①,②いずれかの基準を満たさなければならないこと.

① 適用量又は減衰を考慮した残存放射能に基づく基準

適用量又は減衰を考慮した残存放射能が下表中欄(表4.2)に示す値を超えないこと.

② 測定線量率に基づく基準

患者の体表面から1 m離れた地点で測定された1 cm線量当量率が下表右欄(表4.2)に示す値を超えないこと.

表4.2 診療用放射線放射器具を永久的に挿入された患者の退出における放射能と1 cm線量当量率(文献17))

診療用放射線照射器具	適用量及び 体内残存放射能 [MBq]	患者の体表面から1 m離れた 地点で測定された 1 cm線量当量率 [μSv/h]
ヨウ素125シード (前立腺に適用した場合)	2,000	2.8
金198グレイン	700	48.0

[診療用放射線照射器具を挿入された後の線源の取扱い]

診療用放射線照射器具の脱落に備えるため，挿入後は診療用放射線照射器具ごとに以下の対策を講じること．

① ヨウ素125シード

前立腺に挿入されたヨウ素125シードが膀胱や尿道に脱落する症例は1％程度とされている．膀胱や尿道への脱落が術中に確認された場合は，膀胱鏡による検査を施行して脱落したシードを回収すること．検査後に膀胱や尿道に脱落したシードは翌日までに尿中（体外）に排出されるため，少なくとも1日間入院させ，この間に尿中に排出された線源の有無を確認したのち退院させること．

② 金198グレイン

治療部位によっては挿入された線源が脱落することがあるが，調査によるとすべての線源脱落は挿入後3日以内であったため，少なくとも3日間入院させ，脱落に十分備えること．

また，患者が前述の放射線治療病室からの退出基準を満たし，一般病室に入院する場合は，一般病室を一時的な管理区域とする．

患者を退出させる際には，必要に応じて迅速に連絡がとれるよう，当該患者の連絡先を記録し，退出後少なくとも1年は保存すること．患者を退出させた後1年以内に，挿入された線源が脱落し，又は当該患者が死亡した場合は，脱落線源を提出させ，又は線源摘出のための剖検の手配を行う等，早急に線源を回収するための手続きを行うこと．

[患者及び患者家族等への注意事項及び指導事項]

患者の退出を許可するに当たっては，以下①～③に示す注意及び指導を患者及び患者家族等に対して口頭及び書面で行うこと．

① 退院後の第三者に対する被ばくがこの仮定を超えるおそれのないよう，必要に応じて以下に示す注意及び指導をするべきである．

ヨウ素125シード：

次の（ア）～（エ）のいずれかに該当する場合には，一定期間，防護具等でしゃへいを行う等，適切な防護措置を講じること．

（ア）患者を訪問する子供又は妊婦と接触する場合
（イ）公共の交通機関を利用する場合
（ウ）職場で勤務する場合
（エ）同室で就寝する者がいる場合

金198グレイン：

次の（ア）～（エ）のいずれかに該当する場合には，一定期間，適切な防護措置を講じること．
（ア）患者を訪問する子供又は妊婦と接触する場合
（イ）公共の交通機関を利用する場合
（ウ）職場で勤務する場合
（エ）同室で就寝する者がいる場合

② 退出後一定期間内に脱落線源を発見した場合は，直接手で触れず，スプーン等で拾い上げ，ビン等に密閉して速やかに担当医に届け出ること．

③ 患者を退出させた後，一定期間内に当該患者が死亡した場合は，当該患者の家族等から速やかに担当医に届け出ること．

[記録に関する事項]

患者を退出させる場合は，退出の根拠となった適用量又は体内残存放射能若しくは退出時に測定した線量率，退出した日時，患者への具体的な注意，指導事項等について記録し，これを年ごとに閉鎖し，閉鎖後2年間保存すること．

4.6 臓器移動対策

体内にある標的（腫瘍）は，人体の生理的な動き（呼吸や蠕動運動，腸管内容量や膀胱内尿量など）により常に動いている．放射線治療にてこの動きに対し対策できれば照射範囲を小さくでき，腫瘍に対する線量増加および正常組織に縮小した範囲で照射することができるようになる．近年，この生理的な動きに対して対策をした照射法が可能となっている．

4.6.1 呼吸移動対策法

X線透視や4DCTを使用し呼吸移動による移動範囲を確認し，移動範囲のすべてを含めると照射野が広くなる．定位放射線照射などでは呼吸移動対策法として，外圧を加えて呼吸性移動を抑制する方法（腹部圧迫法），呼吸抑制を行っているが移動範囲が広い場合には，呼吸停止法，呼吸同期法などが行われる．呼吸同期法では体表面のマーカーをカメラで追跡する方法や体内に挿入したマーカーをX線により追跡する方法などがある．また呼吸同期法は設定した呼吸位相の間に照射を行うが，

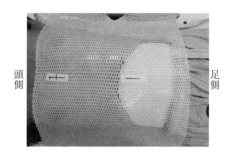 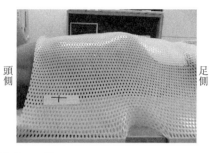

図 4.29 腹部圧迫法の一例

呼吸位相に合せて X 線の照射方向を変化させる動体追跡照射もある.

呼吸移動対策の種類として，呼吸性移動自体を小さくする方法と呼吸性移動を照射中に相対的に縮小する方法に大別される.

(1) 呼吸性移動自体を小さくする方法

　a 酸素吸入

　肺に障害がある患者は呼吸不全によって低酸素血症が引き起こされ，体内の酸素のバランスが崩れ，息苦しさを代償するために呼吸回数が増え呼吸が乱れるが，酸素を吸入させることにより呼吸が安定してくる．また心臓への負担も軽減されるため，楽に呼吸ができるようになる．

　b 腹部圧迫法

　腹部を器具（バンドやシェル，腹部圧迫板，風船状の袋など）を使って圧迫し，呼吸を抑制する方法である（図 4.29）．一般的に呼吸は横隔膜の運動による要素が大きいため腹部圧迫は呼吸抑制に有用である．適切な強さで圧迫しないと逆に苦しくなり，呼吸が乱れてしまう場合があるので注意が必要である．

　c 規則性呼吸学習

　患者に治療計画用画像取得前になるべく大きな呼吸を行わないような規則正しい呼吸ができるよう練習してもらう方法である．メトロノームのように規則正しく音を発するものや患者自身で呼吸位相を確認できるものを使用すると有用である．

　d 呼吸停止法

　患者が自発的または放射線技師からの合図により患者が受動的に，同一レベルで呼吸を停止する方法．患者や放射線技師が呼吸位相のモニタリング画面（図 4.30）を見ながら，吸気・呼気などの呼吸位相にて呼吸停止を行っている間に照射を行う．

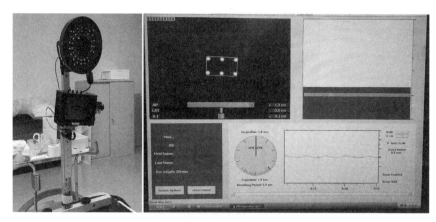

図 4.30　呼吸同期制御システムの一例（文献 24)）

(2) 呼吸性移動を照射中に相対的に縮小する方法

a　呼吸同期法

自由呼吸下の状態で，リニアック装置側の呼吸同期システム（図 4.30）が呼吸位相をモニタリングし，呼吸位相中の一定の部分の位相時のみに照射する方法である．

b　動体追跡照射法：追尾法と迎撃法

追尾法：自由呼吸の中で，呼吸位相と腫瘍の関係を分析し，呼吸位相に合わせて照射野を移動しながら照射する方法である．

迎撃法：照射中に，腫瘍または腫瘍の近傍に埋め込んだマーカーを X 線透視下に監視し，決められた位置を通過するときのみに照射する方法である．

4.6.2　腸管内容量変動対策

腸管内容量および尿量の変動対策は，排尿の時間調整（**図 4.31**（a））や排ガス（図 4.31（b）），食事量や食事時間の調整，飲水の時間や量を調整する．場合によっては投薬による事前の排便や排ガスのコントロールを行う．腸管の運動（蠕動運動，分節運動，振子運動）を抑制するためには，抗コリン薬（アセチルコリンの働きを抑える作用）を投与したりする．．

アセチルコリン
副交感神経や運動神経に働き，血管拡張，心拍数低下，消化機能亢進，発汗などを促す．

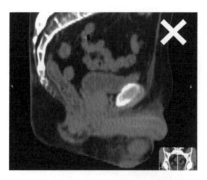 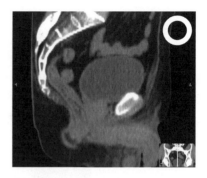

(a) 膀胱内の尿量が影響する場合

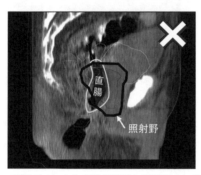 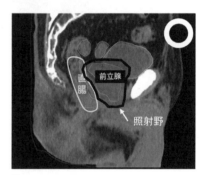

直腸ガスにより直腸が移動し照射野内に入っている

(b) 直腸内のガスが影響する場合

図 4.31 臓器移動対策の一例

〔参考文献〕

1) 原三信病院より資料提供
2) 福岡徳洲会病院症例
3) 福岡徳洲会病院症例
4) 原三信病院症例
5) Khan F.M. and Gibbons J. P.：The Physics of Radiation Therapy 5th Edition, 258-259, Lippincott Williams & Wilkins, Philadelphia, 2014
6) 西臺武弘：放射線医学物理学 第1版, 41, 文光堂, 1996
7) 西臺武弘：放射線医学物理学 第1版, 284-285, 文光堂, 1996
8) 奥村雅彦, 小口宏, 保科正夫：放射線治療技術の標準, 247-249, 日本放射線治療専門放射線技師認定機構, 2019
9) Bruce J. Gerbi, John A. Antolak, F. Christopher Deibel, et al.：Recommendations for clinical electron beam dosimetry：Supplement to the recommendations of Task Group 25, 3245-3279, Medical Physics, 36, 2009
10) International Atomic Energy Agency, Review of Data and Methods Re-

commended in the International Code of Practice, IAEA Technical Report Series No. 277, on Absorbed Dose Determination in High Energy Electron and Photon Beams, IAEA-TECDOC-897, IAEA, Vienna, 1996

11) 保科正夫編：高エネルギー電子線の線量評価の実際 実務的諸問題を中心に，76，日本放射線技師会出版，2008

12) Faiz M Khan：Clinical electron-beam dosimetry, 73-109, Report of AAPM Radiation Therapy Committee Task Group, No. 25, Med. Phys., 1981

13) 公益社団法人日本放射線腫瘍学会：放射線治療ガイドライン2020版，130-131，金原出版，2020

14) Khan F.M. and Gibbons J.P：The Physics of Radiation Therapy, 5th Edition, 272-274, Lippincott Williams & Wilkins, Philadelphia, 2014

15) Khan F.M. and Gibbons, J.P：The Physics of Radiation Therapy, 5th Edition, 275-277, Lippincott Williams & Wilkins, Philadelphia, 2014

16) 中嶌秀紀：ホウ素元素に着目した次世代粒子線治療法（ホウ素中性子捕捉療法：BNCT）―世界初のBNCT用医薬品の実用化―薬学雑誌，155-164，142（2），2022

17) 「診療用照射器具を永久的に挿入された患者の退出及び挿入後の線源の取扱いについて」（令和5年3月29日 医政地発0329第1号 厚生労働省医政局地域医療計画課長通知）表1

18) 日本放射線技術学会監修，熊谷孝三編著：放射線治療技術学 改訂2版，オーム社，2016

19) 中村 實監修：放射線治療科学概論，医療科学社，2001

20) 西臺武弘：放射線治療物理学 第2版，文光堂，2005

21) 榮 武二，櫻井英幸監修，磯辺智範編集：放射線治療基礎知識 図解ノート，金原出版，2018

22) 日本放射線腫瘍学会編：放射線治療計画ガイドライン2020年版，金原出版，2020

23) 日本放射線治療専門放射線技師認定機構監修，奥村正彦他編集：放射線治療技術標準テキスト，医学書院，2019

24) Varian社製 RPM（Real-time Position Management[TM]）System

5 臨床放射線治療学

　放射線治療とは，腫瘍と正常組織との放射線感受性の差を利用した治療方法であり，臓器の形態や機能を温存できる点が特徴である．この特徴を活かすためには疾患・部位ごとの放射線感受性や有害事象，他の治療方法との併用のメリット等の知識が必要である．

5.1　正常組織と腫瘍の放射線感受性

　放射線治療の極意は，「如何に腫瘍に放射線を集中させて，周囲の正常組織を少ない線量に抑えるか」である．しかし腫瘍は体内から発生する場合が多く，ほとんどは周囲に正常組織が近接している．

5.1.1　正常組織の耐容線量

　完全に腫瘍と正常組織を切り離すことは不可能であり，近接の正常組織には少ない線量であるが若干の照射をせざるを得ない．その際，腫瘍にどれくらいの線量投与が可能なのかの指標になってくるのが，正常組織の耐容線量である．つまり正常組織にはある程度の副作用が生じるのを覚悟で腫瘍に照射を行っていくが，正常組織の耐容線量を超えての線量投与は後の副作用を鑑みて照射を行うべきではない．表5.1，表5.2に通常分割照射における耐容線量の一例を示す．

5.1.2　腫瘍の致死線量

　腫瘍致死線量（TLD：tumor lethal dose もしくは TCD：tumor control dose）は，放射線照射により腫瘍を死に至らしめる線量であり，TLDでは80〜90％程度，TCDでは95％程度の腫瘍が致死する線量とされ

表5.1　通常分割照射における耐容線量（TD$_{5/5}$）の一例（文献1））

臓器		体積 1/3	体積 2/3	体積 3/3	判断基準
骨	大腿骨頭	—		52 Gy	壊死
	顎関節	65 Gy	60 Gy		著明な開口障害
	肋骨	50 Gy	—		病的骨折
皮膚		10 cm²	30 cm²	100 cm²	毛細血管拡張
		—		50 Gy	
		70 Gy	60 Gy	55 Gy	壊死，潰瘍
脳・神経	脳	60 Gy	50 Gy	45 Gy	壊死，梗塞
	脳幹	60 Gy	53 Gy	50 Gy	壊死，梗塞
	視神経	50 Gy 体積効果なし			失明
	視交差	50 Gy 体積効果なし			失明
	脊髄	5 cm	10 cm	20 cm	脊髄炎，壊死
			50 Gy	47 Gy	
	馬尾神経	60 Gy 体積効果なし			臨床的に明らかな神経損傷
	腕神経叢	62 Gy	61 Gy	60 Gy	臨床的に明らかな神経損傷
	水晶体	10 Gy 体積効果なし			手術を要する白内障
	網膜	45 Gy 体積効果なし			失明
頭頸部	中耳・外耳		30 Gy	30 Gy*	急性漿液性耳炎
			55 Gy	55 Gy*	慢性漿液性耳炎
	耳下腺	—	32 Gy*		口内乾燥症（TD100/5 は 50 Gy）
	喉頭	79 Gy*	70 Gy*		軟骨壊死
		—	45 Gy	45 Gy*	喉頭浮腫
胸部	肺	45 Gy	30 Gy	17.5 Gy	肺炎
	心臓	60 Gy	45 Gy	40 Gy	心外膜炎
	食道	60 Gy	58 Gy	55 Gy	臨床的狭窄，穿孔
腹部	胃	60 Gy	55 Gy	50 Gy	潰瘍，穿孔
	小腸	50 Gy		40 Gy*	閉塞，穿孔，瘻孔
	大腸	50 Gy		45 Gy	閉塞，穿孔，潰瘍，瘻孔
	直腸	100 cm³ では体積効果なし		60 Gy	高度の直腸炎，壊死，瘻孔，狭窄
	肝臓	50 Gy	35 Gy	30 Gy	肝不全
	腎臓	50 Gy	30 Gy*	23 Gy	臨床的腎炎
	膀胱	—	80 Gy	65 Gy	症候性の膀胱委縮・体積減少

*　50% 以下の体積では明らかな変化は認められない．

表 5.2 通常分割照射における耐容線量の一例（文献 2））

臓器	TD$_{5/5}$ Gy	TD$_{50/50}$ Gy	有害事象	照射野
骨髄	2.5	4.5	形成不全，汎血球減少	全体
咽頭粘膜	60	75	潰瘍，粘膜炎	50 cm^2
尿管	70	100	狭窄	5〜10 cm
精巣	1	2	不妊	全体
卵巣	2〜3	6〜12	不妊	全体（年齢依存）
軟骨（小児骨）	10	30	成長停止，低身長	全体
成熟軟骨（成人骨）	60	100	壊死，骨折，硬化	全体
	60	100		10 cm^2
角膜	50	60	潰瘍	全体
甲状腺	45	150	甲状腺機能低下	全体
副腎	60	—	副腎機能低下	全体
下垂体	45	200	下垂体機能低下	全体
末梢神経	60	100	神経炎	—
耳（前庭）	60	70	メニエール症候群	—
筋肉（子供）	20	40	萎縮	全体
筋肉（成人）	60	80	線維化	全体
リンパ節	50	70	萎縮，硬化	全リンパ節
大血管	80	100	硬化	10 cm^2
子宮	100	200	壊死，穿孔	全体
膣	90	100	潰瘍，瘻孔	全体
乳腺（子供）	10	15	発育不全	全体
乳腺（成人）	50	100	萎縮，壊死	全体

る．また腫瘍の感受性を示す指標にもなり，腫瘍の感受性を大まかに分類すると下記のようになる．

- 高感受性腫瘍（35〜45 Gy）：精上皮腫（セミノーマ），神経芽細胞腫，ホジキン病，リンパ腫，多発性骨髄腫，胚細胞腫
- 中程度高感受性腫瘍（50〜65 Gy）：子宮がん，乳がん，（低分化）扁平上皮癌
- 中程度低感受性腫瘍（70〜75 Gy）：腺癌
- 低感受性腫瘍（80 Gy 以上）：神経膠腫，骨肉腫，悪性黒色腫（メラノーマ），腎細胞がん，分化型甲状腺がん

5.1.3 放射線治療可能比

放射線治療を最も有効に行うためには，腫瘍には目的の致死線量を照射し，正常組織には有害事象が起こると考えられる線量以下で照射することが重要である．そのため放射線治療可能比（TR：Therapeutic Ratio）が，治療可能かどうかの判断の指標として用いられ以下の式で表される．

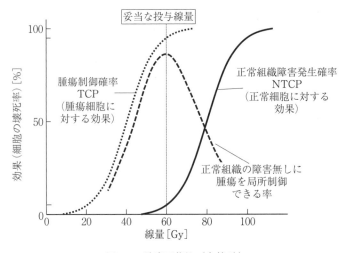

図 5.1 治療可能比（文献 3））

治療可能比＝正常組織の耐容線量/腫瘍の致死線量　　　(5.1)

腫瘍制御確率（TCP：tumor control probability）と正常組織障害発生確率（NTCP：normal tissue complication probability）は互いに S 字曲線（線量効果曲線）で示される．**図 5.1** の例では，TCP を 90％程度としたときの腫瘍の致死線量，NTCP を 5％程度としたときの正常組織の耐容線量とも 60 Gy となり，治療可能比は 1 となる．TCP と NTCP の S 字曲線の間隔が広くなると治療可能比が高くなるが，図の例ではぎりぎり許容できる妥当な投与線量となる．この線量よりも低くなると腫瘍に対する効果は低下するため過少線量となり，逆に線量が多くなると腫瘍の局所制御率は向上するが正常組織の障害が増加する過剰線量となる．この S 字曲線の間隔を広くし，治療可能比を高める方法として，分割照射の実施，空間的線量分布の改善や抗がん剤の併用などが行われる．

放射線治療可能比で腫瘍を大まかに分類すると下記のようになる．

　　治療可能比＞1　高感受性（精上皮腫，悪性リンパ腫など）
　　治療可能比≧1　中等度感受性（乳がん，肺がんなど）
　　治療可能比＜1　低感受性（悪性中皮腫，骨肉腫など）

5.2 放射線治療の目的

　がん治療は，手術，放射線治療，化学療法の 3 大治療のほか，第 4 の治療として免疫療法がある．がん対策基本法では，3 大療法に加えて緩和ケアを同列に位置付けている．放射線治療は，良性疾患も治療対象と

なるが多くががんの治療を目的としており，主に，①がんの根治を目指す，②手術・化学療法を補助する，③症状を緩和する目的で実施される．

5.2.1 根治照射

根治照射は，病巣の治癒を目的とする．適応条件は，①放射線の感受性が高い，②腫瘍が限局している，③周囲の正常組織の耐容線量が高い，④早期がんであるなどがあげられる．根治照射が可能な場合は手術も可能な場合が多く，どちらを選択するかは臨床的な判断（手術の可否など）と患者の意向と同意（インフォームドコンセント）が必要であるので，医師は治療開始前に，十分な情報提供が必要となる．根治の対象で手術が不可能な場合は，放射線治療が適応となる．

5.2.2 緩和照射（緊急照射含む）

根治は目指せないが，症状の緩和が可能な場合に行う照射である．適応には

1. 骨転移に対する疼痛緩和，麻痺の改善
2. 脳転移に対する神経症状改善
3. 進行食道癌に対する通過障害の改善
4. 肺癌や上縦郭腫瘍が起こした上大静脈症候群による気道や上大静脈の狭窄改善
5. 腫瘍出血に対する止血
6. 大腿骨頸部や長管骨の骨転移の際の骨折予防

などがある．この他にも腫瘍により引き起こされる症状の改善に用いられる．

緩和照射の場合，症状改善が目的のため早く効果を得るように，短期間で比較的大きな線量で治療を行うことが多い．この場合は晩期反応を考慮せず，また早期障害の出現もある程度，許容される．緩和照射の大きな目的は，患者のQOL（生活の質）を高めることである．基本的に再照射はできないとされてきたが，近年のIMRTの照射技術で脊髄を外すなどの技術で同部位への再照射も可能になってきている．

放射線治療は，がんの特性上，比較的緊急性もなく治療方針や治療計画をじっくり立てて行うイメージであるが，緊急照射の適応となる主な疾患として

・転移性脊椎腫瘍による脊髄圧迫
・上大静脈症候群

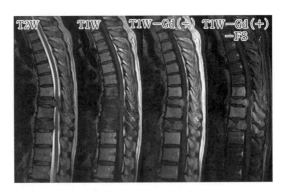

図5.2 緊急照射適応の一例（胸椎骨転移）（文献4）

- 気道狭窄
- 致死的になりうる出血
- 腫瘍の視神経圧迫等による視力障害

などがある．

　悪性腫瘍による脊髄圧迫は著しくQOLを低下させる．主な原因は脊椎の骨転移（図5.2）であるが，脊髄腫瘍，脊髄に浸潤する軟部組織腫瘍なども原因となる．病巣の憎悪により，麻痺，知覚障害，膀胱直腸障害などの脊髄神経障害を引き起こす．放射線照射により腫瘍を縮小させ脊髄の圧迫を解除し，疼痛および神経レベルを改善してQOLを改善することを目的として施行する．

　麻痺などの症状出現後，なるべく早期の治療開始が重要で，症状の改善が見込めるのは48時間以内とされているが，照射開始までの時間に関しては明確な根拠はなく，48時間以上経過した患者にも照射の適応はある．

　上大静脈症候群は，急速に進行する呼吸困難および顔面・上肢の浮腫症状の改善を目的とする．非小細胞肺癌や胸腺腫などは放射線治療を優先するが，小細胞肺癌や悪性リンパ腫であれば，化学療法により早期の症状改善が得られるため化学療法を優先する．

5.3 他の治療法との併用

　がん治療は，手術，放射線療法，化学療法が3本柱といわれる．放射線治療単独で十分な治療効果が得られる疾患もあるが，いくつかの治療方法との併用でさらに治療効果の向上を期待し，併用療法が実施される．これを集学的治療という．

5.3.1 術前・術中・術後照射

(1) 術前照射

- 手術操作によって術中に散布される恐れのある腫瘍細胞の活性を低下させる．また手術時の切除断端の腫瘍細胞の陰性化を得られやすくする．
- 腫瘍を縮小させて手術をしやすくする．
- 腫瘍抗原を誘導し，宿主の抵抗性（免疫機能）を向上させる．
- いずれの治療法を選択するかの決定が困難な場合に照射効果を確認する．

などを目的として，手術前に根治線量の約1/2程度（30〜40 Gy）照射する．

放射線治療終了から手術までの期間は，急性の組織反応が生じない照射直後から数日以内や急性組織反応が軽快し，線維化が出現しない照射終了後10日前後が望ましいとされている．期間の空け過ぎは，組織の線維化が進み手術操作が困難になることや残存腫瘍細胞の再増殖，リンパ節・遠隔転移の進行を十分に考慮する必要がある．

(2) 術中照射 (IORT：Intraoperative Radiation Therapy)

手術室で開創して主に電子線により1回で20〜30 Gy程度の大線量を照射する．切除不能膵臓癌，胃癌リンパ節転移，膀胱癌，脳腫瘍，軟部腫瘍，骨肉腫など全身の部位が適応となる．局所進行切除不能膵臓癌において腫瘍が周囲の神経を圧迫することにより生じる背部痛などの除痛効果を目的に実施されることが多かったが，現在はほとんど行われていない．

術中照射の利点は腫瘍を直接見て照射範囲を決定でき，正常組織を照射野から外すことで線量を低減できることである．また1回大線量照射であるため難治性腫瘍に対しても抗腫瘍効果があり，治療期間も短縮できる．膵臓癌では，電子線ツーブスの使用により膵臓周囲の耐容線量が低い腸管を照射野内に入らないよう保護でき，電子線ツーブス内を監視できるモニターシステムにより，腸管が照射野内に入り込んだりすれば照射を止めることも可能である（図5.3）．

(3) 術後照射

手術にて腫瘍の摘出後，がん細胞が残存している可能性がある場合や再発予防目的に同部位に照射する．また郭清していない所属リンパ節に転移が疑われる場合や精巣腫瘍（セミノーマ）の傍大動脈リンパ節など

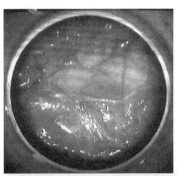
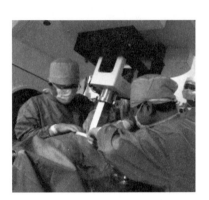
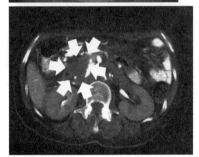

図 5.3　膵臓癌　術中照射の一例（文献 5)）

に対する照射のように手術部位と照射部位とが異なる場合もある．

5.3.2　化学療法との併用

化学療法と放射線療法の組み合わせを化学放射線療法という．目的は
1) 放射線感受性の低い腫瘍に対して，放射線と作用機序の異なった薬剤との併用にて効果の増強を期待する（増感作用：local cooperation）．
2) 照射野に含まれない遠隔の転移巣に対して，化学療法により全身的に治療する（空間的相補性：spacial cooperation）．
3) 化学療法と放射線の併用により副作用を分散し，それぞれの使用量を減少させる．

ことにある．

また放射線と薬剤の併用によって得られる効果（図 5.4）は
1) 相乗効果（synergy）：全体の効果が，放射線と薬剤のそれぞれ期待される効果を加算した値より大きくなる．最も併用価値が高い．
2) 相加（増感）効果（sensitizer）：放射線と薬剤の効果がそれぞれ独立して現れ，全体の効果が加算される．

に分けられる．重粒子線治療にて相乗効果の報告もあるが，重粒子線治

5.3 他の治療法との併用

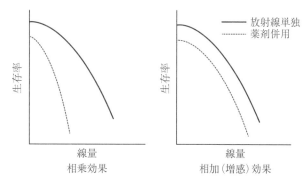

図 5.4 放射線と薬剤の併用によって得られる効果

療も含め化学放射線療法は相加効果がほとんどないとされている．

放射線と薬剤併用の時間的関係として

1) 同時併用：放射線治療効果を増強し，根治率の上昇を目指す方法である．効果の高い薬剤の最大投与量（full dose）と放射線治療を同時に行う方法では，短期間に治療を終わらせることができ，効果は最も高いが正常組織の急性反応も大きい．肺癌，食道癌などに用いられ良好な成績が得られている．一方，低用量の薬剤を放射線増感剤として用いる方法もあり，頭頸部がんで最も多く併用されており，直腸がんの術前照射にも用いられている．

2) 連続併用：放射線療法と化学療法のどちらかを先に行い，続けてもう一方を行う方法であり，導入化学療法と補助化学療法がある．

　　ⅰ) 導入化学療法（ネオアジュバンド）：化学療法に引き続いて放射線照射を行う方法である．悪性リンパ腫や小細胞肺癌など化学療法にも感受性の高い腫瘍に用いられる．

　　ⅱ) 補助化学療法（アジュバンド）：放射線治療後に残存細胞や転移細胞の根絶を目的に行う化学療法である．

3) 交互併用：放射線療法と化学療法を短期間に交互に交替しつつ投与する．放射線と薬剤の投与間隔と治療期間が短縮でき，高い治療効果が期待できる．

放射線と併用される主な抗がん剤には，以下のようなものがある．

1) アルキル化剤（エンドキサン，ニトロソウレア系，ACNU，BCNU）

核酸の塩基に対してアルキル基との共有結合を形成させることにより，正常 DNA の合成を阻害して細胞死を導く．細胞周期依存性がなく，G0 期にも有効とされている．ニトロソウレア系は脳血流関門

(BBB：blood-brain barrier) を通過し，中枢神経系腫瘍に有効である．
　2) 代謝拮抗剤（5-FU，UFT，塩酸ゲムシタビン）

　核酸やタンパク合成をその類似物質により阻害し，細胞死をもたらす．ほとんどは核酸代謝阻害剤であり，一定の濃度に長時間接触する必要（時間依存性）がある．代表的な代謝拮抗剤として 5-FU があり，放射線増感剤としても早くから使用されている．頭頸部がん，消化器がんなどに対して単独または CDDP（シスプラチン）などとの併用で用いられる．塩酸ゲムシタビンも代謝拮抗剤であり，膵臓がん，非小細胞肺癌に有効である．放射線増感作用もあり，最近は膵臓がんによく用いられている．胸部への同時併用は重篤な食道炎，肺臓炎の危険があり避けるべきである．

　3) プラチナ（白金）製剤（シスプラチン（CDDP），カルボプラチン（CBDCA））

　多くの悪性腫瘍に対して化学療法のキードラッグとして使用され，頭頸部がん，食道癌，非小細胞肺癌，小細胞肺癌，子宮頸がん，膀胱がんなど多くのがんに効果がある．放射線増感剤としても最も多く使用される．

　4) トポイソメラーゼ阻害剤（塩酸イリノデカン（CPT-11））

　作用機序は DNA の修復，複製阻害作用であり，消化器がん，非小細胞肺癌，子宮頸がん，卵巣がん，乳がん，悪性リンパ腫などに有効である．放射線増感作用もあり，肺がん，直腸がんによく用いられる．

　5) 微小血管阻害剤（タキソール，タキソテール，ビンクリスチン，ビンブラスチン）

　作用機序は有系分裂と細胞分裂に必要な脱重合の抑制作用である．タキソテールは放射線に感受性の高い G2 期で細胞をブロックすることから放射線の効果を増強する．卵巣がん，乳がん，肺がん，膀胱がんなどに効果があり，シスプチンなどの白金製剤に無効な例にも有効とされ，近年は用いられることが多くなっている．

　化学放射線療法は放射線治療単独より一般的に治療効果の増強がみられるが，同時に副作用も強くなる．したがって患者の病状や全身状態に応じた適応を決めることが大事である．特に以下のような急性期の（放射線治療中の）副作用が強くみられる．

　1) 骨髄抑制（抗がん剤による影響大）により
　　・白血球，好中球減少
　　・血小板減少
　　・貧血

2) 放射線皮膚炎，粘膜障害（照射野範囲内の放射線による影響が増強される）
3) 消化管障害により
・嘔気・嘔吐（抗がん剤の影響大であるが，照射野範囲内の放射線による影響が増強される）
・下痢（腹部が照射野範囲内に入る場合，増強されることがある）

5.3.3 温熱療法との併用

温熱療法（hyperthermia）とは，がん組織のある局所を30〜60分，42〜43℃以上に加温する（**図5.5**）．人間の細胞は42.5度以上に温度が上がると死滅する．温熱療法は温熱による作用だけではなく，放射線療法や化学療法の効果を高めるとともに，免疫療法などとも併用することができる．がん組織は温熱に対して以下のような特徴がある．

1) がん組織は正常組織に比べて熱感受性が高い

一般にがん組織内は正常組織に比べてpHが低く，低pH下の細胞は熱感受性が高いことが認められている．

2) がん組織は加温時に温度上昇しやすい

がん組織は加温に対して血流がほとんど増加しないか，逆に低下する．血流による冷却作用がないため温度が容易に上昇する．一方，正常組織は血管が拡張し，温度上昇が抑制される．

3) 温熱は放射線の効果を増強する

放射線療法は毛細血管周辺の酸素分圧の高い部分に有効であるが，血管から遠い低酸素部分では効果が低下する．温熱療法では，血管から遠

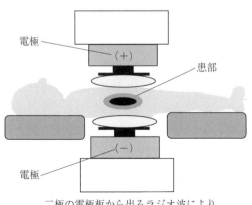

二極の電極板から出るラジオ波により生体分子を振動させ，発熱させる．

図5.5 温熱療法（ハイパーサーミア）装置の一例

いところほど血流が乏しく冷却効果が少ないので温度が上昇しやすいため，放射線効果と温熱効果が互いに補い合うことが考えられる．

　4）　温熱は多くの化学療法剤の効果を増強する

　温熱によりがん組織の細胞内に多くの薬剤が取り込まれ，抗腫瘍効果が増強されることが確認されている．

　これらの特徴は，熱ショックタンパク質（heat shock protein；HSP）を介した免疫賦活作用や腫瘍微小環境（tumor microenvironment；TME）における低酸素環境の改善，酸性環境の改善，ミトコンドリアの機能を改善しエネルギー代謝を解糖系からTCA回路へシフトする代謝適応の誘導などが原因と考えられている．またアブスコパル効果などが報告されている．

　表在性腫瘍に対しては，この熱の効果で腫瘍を死滅させることが可能で腫瘍縮小効果が期待できる．深在性腫瘍に対しては，40℃前後の温度上昇であっても，1回の治療が43℃で1分間に匹敵するような十分な温度上昇と加温時間が得られた場合，がん薬物療法（化学療法/抗がん剤治療/分子標的薬/免疫チェックポイント阻害剤）・放射線治療の増感効果を得ることができる．

　温熱療法には電磁波を用いるマイクロ波加温装置，RF誘電加温装置，RF誘導加温装置と超音波加温装置が臨床に用いられている．

　温熱療法には熱耐性が知られている．加温されタンパク質が変性すると，熱ショックタンパク70（heat shock protein 70：HSP70）が産生して，熱耐性が生じるため，治療は3日以上の間隔での実施（週1〜2回）となる．また問題点として，体外から生体内に送り込まれた電磁波は生体組織の誘電率と導電率によって影響を大きく受けて温度分布は微妙に変化する．脂肪層の部分では電磁波が吸収され，それより深部の加温が難しくなると同時に脂肪層での過熱が生じる．生体内の骨や空気の影響も大きい．また，発生した熱は血流によってどんどん運び去られる．

　放射線治療に温熱療法を併用する利点については明白であるが，研究者の減少や加温の技術がまだまだ未熟なため，その有用性を臨床に活かせていない．放射線治療計画装置のようにインバースプランにて加温時間や使用パッドの選択がされ，体内の温度分布が正確に把握できるようになり，また目的部位の温度測定や体表面の温度をコントロールできるようになれば，もっと利用が増えてくるように思われる．

5.3.4 集学的治療

(1) 集学的治療の目的

がんの治療法には，従来より治療の3本柱（標準治療）といわれる外科療法（手術），放射線治療，化学療法（抗がん剤，ホルモン療法，分子標的療法など），があり，その他免疫療法や温熱療法などがある．治療法が進歩した現在においても，がんの種類や進行度によっては，それぞれ単独の治療法では十分な効果を得られない場合がある．そこで，より高い治療効果を目指して，これらの治療法を組み合わせて治療することを集学的治療という．

(2) 集学的治療の実際

さまざまながん治療（手術，放射線治療，化学療法）の専門家が，患者本人にとっての最善の治療について話し合う会議のことをキャンサーボードという．治療法についていろいろな意見がある場合や，まれな病気などで治療法が確立されていない場合などに行われる．必要に応じて画像診断，病理診断などを専門とする医師や看護師，薬剤師なども加わる．

担当の医師は検査を行いながら，その人のがんに最も効果が期待できる治療の組み合わせを探っていく．年齢や性別，がん以外の持病，生活環境，本人の希望なども考慮して総合的に判断し，治療法を決めていく．治療の開始後も定期的に検討し，治療法を変えていくこともある．集学的治療は，主になる治療法（手術，放射線治療，化学療法）の他にも支持療法（がんそのものによる症状や，がんの治療に伴う副作用・合併症・後遺症の予防，治療，ケアのこと）や緩和ケア（生活の質（QOL）を維持するために，がんに伴う体と心のさまざまな苦痛に対する症状を和らげ，自分らしく過ごせるようにする治療法），栄養サポートなどが行われる．

5.4 放射線治療計画

放射線治療計画装置（RTPs or RTPS：radiation treatment planning system）は現在の放射線治療には必須の装置であり，「人体の中ではおそらくこうなるであろう」ということを simulation する装置（computer）である．RTPs には，放射線治療に使用する放射線治療装置のデータが登録されており，CT 画像等の患者データを取り込み，人

体内での放射線の挙動を計算することで線量分布等を評価し，作成された照射条件は放射線治療装置へデータ転送することができる．

5.4.1 治療計画の流れ

各診療科の専門医（主治医）により画像診断等で治療前の評価が行われ，施設によるが主治医より放射線治療医へ相談・協議が行われ，放射線治療医にて画像や病歴などを確認後，放射線治療の適応が判断される．適応があれば放射線治療医により患者の診察が行われる．画像や病歴を患者に説明しながら，丁寧に治療方針を説明し，治療方針に患者が了解した場合，承諾書にサイン後，放射線治療の準備が開始される．

(1) 固定具の作成

近年では高精度放射線治療の導入により，治療時の体動を抑制する目的およびセットアップの精度を向上させるため固定具を作成することが標準的となった．脳・頭頸部の場合は頭頸部用のシェル，体幹部の場合は吸引式バッグとシェルなど治療部位や治療法に適した固定具を作成する．またあらかじめ作られた固定具をうまく組み合わせることもコストダウンにつながる．毎日の照射は，固定精度は当然のことながら患者が安全かつ楽に治療を受けれるような工夫が必要である．固定精度を考慮するあまり強固な固定具を作成してしまうと患者の苦痛を引き起こしてしまう恐れがあるので，作成する場合は考慮が必要である．また固定具の必要性を事前に患者に伝えておくことも重要である．

(2) 放射線治療用 CT 撮影

放射線治療計画装置では，体内での放射線の挙動は物質の電子濃度や物理密度情報を用いて計算する．物質の電子濃度や物理密度情報はCT値から得るためCT画像は必須となる．CT撮影時には，先程，作成した固定具を用いて実際に放射線治療時に照射を行う体位で撮影を行う．この際，厳守しなければならない事項は，CTの撮影時の天板を平坦なものに付け替えることである．

診断用CT撮影の場合は，凹状の寝台に患者が臥床し検査が行われるが，現在使用されている放射線治療装置の寝台（カウチ）は天板が平坦なため，同じ条件にする必要がある．しかし，天板が平坦の場合，天板に直接患者が寝ると体に当たる部分に痛みを感じることがあるため，吸引式の固定バックを使用するか，使用しない場合は再現性を保てる範囲内で天板に放射線の吸収が少なく，やや硬めで柔軟なシート（ソフトロンボード：発砲ポリエチレンシート1cm厚など）を体と天板の間に敷

5.4 放射線治療計画

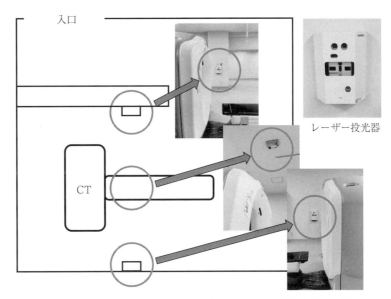

図 5.6 放射線治療計画用 CT 室外付けレーザーの設置場所の一例

くと寝たときの疼痛緩和に役立つ．また CT 装置に備わっているレーザー投光器を使用せず，ガントリから少し離れたところに設置した外付けのレーザー投光器の使用が推奨される（**図 5.6**）．

　CT 装置に備え付けられたレーザー投光器は精度管理が難しく，CT 画像との中心座標とのズレが大きい場合はメーカーに調整を依頼する必要がある．一方，外付けのレーザーは毎朝の点検でもズレの確認や調整が簡便である．また患者にマーキングする際もガントリから離れたところで行えるので作業が容易になる．

　FOV（field of view）は，体輪郭がすべて含まれることはもちろんのこと，使用する固定具，天板すべてが FOV の中に入ることが望ましいため，広めに設定する．上肢を挙上した固定具等を使用したまま撮影可能なガントリ開口径（ボア径）が大きい CT 装置もあり，通常 50 cm 程度の FOV だが，ボア径の大きい装置では 80 cm 程度まで可能な装置もある．リスク臓器の線量を正確に評価するために頭尾方向の撮影範囲も比較的広め（長め）に撮影する．たとえば肺の一部のみでは肺のリスク線量も評価が困難であるため，全肺が含まれるように撮影する．放射線治療計画装置によって違いはあるが，照射体積の上下 5 cm 程度は散乱線を計算するのに必要であり，IGRT での位置照合でも照射野に対して頭尾（上下）方向に十分な範囲の撮影が必要である．

(3) 放射線治療計画

撮影したCT画像をもとにターゲット（腫瘍）やリスク臓器（正常組織）の輪郭を描出する．輪郭抽出は，医師または診療放射線技師が単独ですべてを描出，ターゲットは医師，リスク臓器は診療放射線技師等が描出するなど，施設によって役割分担が異なる．治療目的である臨床標的体積（CTV）描出後は，体内マージンやセットアップマージンを含めた計画標的体積（PTV）を作成する．最近はAIを用いた自動輪郭作成機能（auto contouring system）が発売され，業務の効率化に貢献している．

プランの作成は，フォワードプランニングとインバースプランニングに分かれる．フォワードプランニングは，治療計画者の経験に基づいたプランを作成する方法で，あらゆる照射条件を自らが治療計画装置に設定していく．①照射門数，②ガントリ角度，③寝台角度，④コリメータ角度，⑤門ごとの線量配分（ビームウェイト），⑥ウェッジフィルタなどのビーム修飾装置の有無，⑦照射野の大きさ・形状（MLC），⑧放射線エネルギー，⑨投与線量，⑩照射回数などの条件を設定する．条件を設定後，治療計画装置に線量計算を行わせる．

計算された計画の良否の判断はDVH（dose-volume histogram：線量体積ヒストグラム）を利用して行われる．最適な治療を行えるように，照射条件を何通りも変化させ数種類のプランを作り上げ，その中から最良のものを採用する．

線量分布の評価指標にはいくつかのパラメータが存在する．たとえばPTV（およびCTV）にはD95というパラメータを目標に作成する．D95とは任意体積の95%を含む線量という意味である．また任意の臓器に対してはV20というパラメータを目標に作成する．V20とは任意体積で20 Gy以上照射される体積の割合（%）のことであり，臓器の線量制約のための指標となる．他にも線量均一性（HI：homogeneity index）や線量収束性（CI：conformity index）などの指標がある．フォワードプランニングの欠点は，最終的な照射条件を決めるまでに人が試行錯誤を繰り返すため，自ずと時間がかかることである．

インバースプランニングは治療したい部位，逆に照射をしたくない部位（危険臓器・リスク臓器，OAR：organ at risk），それぞれの線量（治療線量，制限線量）を入力し，放射線治療計画装置自体に最適な照射方法を導き出させる方法である．インバースプランニングは放射線治療計画装置自体が最適な照射方法を計算するが，ターゲット（腫瘍）や

D95
任意体積はPTVに設定されることがほとんどである．

V20
任意体積は肺のV20などOARに設定されることがほとんどである．

正常組織の描出と線量入力だけで最適な照射方法は得られない．

使用する放射線治療装置によって異なるが，フォワードプランニングと同様に照射門数やガントリ角度，放射線エネルギー等の照射条件の設定が不十分であれば，不十分な条件下の中での最適な照射方法しか得られないため，放射線治療装置の性能を考慮した照射条件の設定が必要である．

また OAR への線量を抑えつつ照射を行える強度変調放射線治療（IMRT：intensity modulated radiation therapy）はインバースプランニングの利用を前提としている．IMRT では，PTV や OAR の大きさや形，マージンをどのように設定するかが重要となる．これらの描出と線量（投与線量，線量制限）等の設定が線量分布の良し悪しの重要な要素となる．

(4) 放射線治療計画の検証

放射線治療計画後は，別の測定機器等を使用して作成した治療計画が放射線治療装置で再現した照射ができるかの検証を行う．検証の評価には線量検証と線量分布の 2 種類があり，線量検証は水吸収線量について計算値と測定値を比較し，許容できる範囲で一致しているか否かを評価することを目的として行われる．線量分布検証では，照射領域に設定した評価面について，治療計画装置とフィルム等を用いた測定のそれぞれで得られた水吸収線量の絶対または相対線量分布を比較する．

線量検証では，照射領域に設定した評価点について治療計画装置と電離箱線量計を用いた測定のそれぞれで得られた水吸収線量を比較する．正確な測定を行うため，評価点は可能な限り線量勾配が緩やかな領域に設定する．また線量勾配が急峻な領域では微小体積の電離箱線量計を使用して測定する．各門の検証では評価点を門毎に設定する必要がある．また全門検証では PTV の中心付近など標的の線量を検証するための評価点やリスク臓器に該当する領域など複数の評価点を設定することが望ましい．

線量分布検証では，フィルム，2 次元検出器，EPID，3 次元検出器等を使用して行われる．治療計画装置とフィルム等の比較は解析ソフトを使用し，線量プロファイルの視覚的比較に加え，線量差（dose difference）と等線量曲線の位置のズレ（distance-to-agreement：DTA），さらに Dose difference と DTA を併せて評価するガンマ解析法などの定量的比較を行う．

また，これらを組み合わせることで評価面の線量勾配が緩やかな領域

では線量差，線量勾配が急峻な領域では等線量曲線の位置のズレに注目して評価を行う．線量分布検証における各門検証ではフィルム，2次元検出器等に対して垂直に入射するため，深さによる影響を抑えた検証ができるなどの利点がある．一方で全門検証ではPTVに対する線量集中性やリスク臓器に対する線量低減の目標値が達成されていること，これらの境界の線量勾配を評価することなど，臨床的な評価が可能となる．

2次元検出器，EPID等のフィルムを使用しない検証も多いが，フィルムの有用性は

1) 高解像度のデータの取得：ホットまたはコールドスポットやTongue & Groove効果など，狭い領域で急激な線量変化を有する線量分布を確認するには，解像度の高いフィルムが有用である．
2) 測定断面の多様性：アキシャルやサジタル面など任意の断面の線量分布を測定できる（多次元検出器では，ソフトウェアにより再構成することが多い）．
3) ノウハウが蓄積されている：フィルムによる線量分布測定に関する参考文献が多くある．
4) 保存性：フィルム自体の保存を適正に行うことで，恒久的にデータを保存できる（ラジオクロミックフィルムは保存性が少し劣る）．
5) 低コスト：多次元検出器など他の検証機器と比較して初期導入費用が安価である．

などがあげられる．

またフィルムは，現像処理を必要とするラジオグラフィックフィルム（radiographic film）と現像処理を必要としないラジオクロミックフィルムに大別できる．近年では現像処理時の廃液の問題や診断領域においてデジタル化が進み，現像機を有しない施設が多いため，ラジオクロミックフィルムが主流となっている．

一部を除き放射線治療計画の検証を実際に患者で行うことが不可能であるため，検証はファントムを使用して行う．このため患者CTデータを用いて計画された臨床プランにおいて，患者をファントムに置き換えて検証プランを作成し，再び線量計算を行って計画線量を算出する．

検証用プランの作成後，評価点および評価面を設定して計画線量を取得する．評価点は検証用プランの線量分布を確認し，電離空洞内とその近傍で可能な限り線量が均一となる領域を選定する．評価点の計画線量は電離箱線量計の空洞体積について体積平均線量として算出する．ただし空洞体積が点と見なせる程に小さいサイズであれば，計画線量を点線

量とすることができる．また評価面の計画線量について計算グリッドサイズは小さいほど正確な検証が可能あり，計算グリッドサイズは1〜2 mm として計算することが推奨されている．

計画線量は，固体ファントムの不均質補正，臨床プランとの MU 設定値の整合性などに注意が必要である．検証プラン作成後は，放射線治療装置に照射プランを転送し，ファントム（固体，3次元など）を設置，電離箱線量計を挿入し，照射を行う．絶対線量および線量分布を解析し，結果が自施設で設定した範囲内（許容値）に収まっているか検証する．通常，許容レベルと介入レベルが設定されており，許容できる値であればそのまま治療に移行し，介入レベルを超えていれば差を生じた原因を追求し，原因に対する処置を講じる再検証を行う．誤差に対する対策を講じても許容値を超える際には再計画を検討する．通常，線量精度は許容レベルで±3%，介入レベルで±5%，線量分布位置精度（DTA）は許容レベルで 2 mm 以内，介入レベルで 3 mm 以内とする施設が多い．

(5) 記 録

作成された放射線治療計画は，必ず記録が必要である．また担当した医師の承認や作成した者の署名を必ず残しておくことも大事である．記録は再照射が必要な際には大事な情報源になる．治療計画の作成に当たっては，患者の年齢，全身状態（performance status：PS），原発巣の部位，進展範囲，病期，病理組織型，周囲のリスク臓器との位置関係，過去の放射線治療歴，他の病歴や治療歴などを総合的に考慮する必要がある．

作成された治療計画は，他の治療計画と比較検討が可能な形で，正確に記録されなければならない．従来は紙ベースでの保存が主流であったが，近年では再照射の場合などに放射線治療計画装置にて過去の照射記録を重ねて表示が可能であるため，デジタルでの保存も必要である．今後，適応放射線治療（ART：adaptive radiotherapy）が増えていくと思われるが，その際には経時的な線量分布の記録が必須となる．

5.4.2 放射線治療の体積

近年の放射線治療は従来の投与線量基準点に処方を行うのではなく，体積処方が多く使われる．したがって放射線治療における体積の概念は大変重要になっている．放射線治療における体積は ICRU Report 50 および Report 62 において概念や定義が示されている．

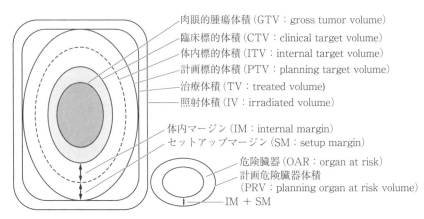

図 5.7　放射線治療体積の設定（文献 6)）

　放射線治療を行う上で定義されているものには，肉眼的腫瘍体積 GTV（gross tumor volume），臨床標的体積 CTV（clinical target volume），体内標的体積（ITV：internal target volume），計画標的体積 PTV（planning target volume），治療体積 TV（treated volume），照射体積 IV（irradiated volume），リスク臓器 OAR（organ at risk）などがある（**図5.7**）．これに臨床的に必要なマージンであるとか線量計算上，条件を満たすために必要な Avoid やダミー ROI といわれる仮想の輪郭などを作成することもある．

　(1)　肉眼的腫瘍体積（GTV：gross tumor volume）

　肉眼的腫瘍体積は触知や肉眼的にわかる悪性腫瘍の広がりと位置で，原発巣やリンパ節転移，他の転移巣からなる．触診や CT や MRI，内視鏡，超音波などの画像所見から腫瘍として識別できる範囲である．乳房温存術後などでは GTV は存在しない．

　(2)　臨床標的体積（CTV：clinical target volume）

　GTV の周囲で画像所見では確認できない悪性細胞の広がりが潜在的に存在するであろう範囲である．画像では確認できないため，範囲を決めるのが難しく解剖学や生物学的な考えに基づき決定される．「明らかに確認できる腫瘍に加えて，明確ではないが臨床的に進展・転移が疑われる部分を含む」と定義される．CTV の正確な描出が後の治療効果に影響するといっても過言ではない．

　(3)　体内標的体積（ITV：internal target volume）

　CTV に体内マージン（内部マージン，IM：internal margin）を加えたものである．

(4) 計画標的体積 (PTV : planning target volume)

PTV は治療計画における幾何学的な概念であり，CTV に処方線量が確実に照射されるようにマージンを設定して定義されなくてはならない．マージンは，CTV に対して体内マージン (IM) とセットアップマージン (SM) を十分に考慮して設定するため，原則として CTV よりも大きな体積となる．また PTV は線量分布計算時に設定される体積であり，処方される線量配分に従って予定した線量を投与する体積である．実際の臨床では再発や合併のリスクを評価したうえで決定されなければならない．PTV は治療計画の中では最重要となる体積であり，PTV に対して処方線量が十分投与できる治療計画であるか否かが，放射線治療結果の良し悪しを左右する．

① 体内マージン (IM : internal margin)

CTV は生理的な動き（呼吸や蠕動運動など）や内容量の増減などによる形状の変化（腸管ガスの有無や膀胱内の尿量など），内部の基準点や対応する座標系に対して位置が変位したり大きさが変わったりするため，その動きを加味したマージンである．

② セットアップマージン (SM : setup margin)

治療計画時に設定した位置を照射時に再現するときにズレるであろう値を見積もったマージンである．解剖学的方向や照射方向によって異なる．

体内マージンとセットアップマージンは照射ごとに発生する Inter-fractional margin と各照射時間中に Intra-fractional margin に分けられる．

(5) 治療体積 (TV : treatment volume)

治療体積は，治療線量が照射されている組織体積である．治療体積が適切な最小標的線量となった場合には，その体積は PTV に一致するが通常，治療体積は PTV よりも大きくなる．治療体積が PTV を包み込まなければ腫瘍の制御は困難となり，再発をきたすことになる．

(6) 照射体積 (IV : irradiated volume)

照射体積は正常組織の耐容線量を考慮した組織の体積であり，治療技術に関係する．通常，照射体積は治療体積よりも大きくなる．

(7) リスク臓器 (OAR : organ at risk)

正常組織のことで，腫瘍近傍にあり照射範囲内にある場合，放射線感受性が処方線量に強く影響する．耐容線量を超えた場合，重篤な副作用を招くことになるため十分な注意が必要となる．治療の主目的により後

の副作用を十分に考慮した治療計画が必要である．特に直列臓器や並列臓器の種類によっても処方線量が変わってくる．

(8) **計画的リスク臓器体積**（PRV：planning organ at risk volume）

OARにもマージンが必要であり，OARにIMとSMを加えたものがPRVである．リスク臓器の体積であるため，PTVとPRVが重なる場合は，症例により線量や分割を変更する必要がある．

(9) **残存リスク体積**（RVR：remaining volume at risk）

ICRU Report 83で，IMRT等で生じるCTV，OARにも含まれない予期せぬ高線量域が発生することを避けるために設定する体積として定義された．がん化などの晩期反応の評価のために重要となる．

5.4.3 空間的線量分布

放射線治療計画装置にて治療計画を行うと3次元的な線量分布を得ることができる．これが空間的線量分布で，体内でどのように放射線が照射されているのか確認することができる．これは各放射線治療計画装置がもつアルゴリズム（計算手順）によって若干の違いがある．コンピュータの計算機能の発達に伴い，複雑な計算が短時間で可能になり，放射線のふるまいもかなり正確に再現できるようになってきた．従来の第1世代から第3世代までは実測値ベースの単純なアルゴリズムを利用していたが，近年では第4世代以降のアルゴリズムであるモデルベースのConvolution法とSuperposition法が多用されている．第4世代以降は，計算過程でモンテカルロシミュレーションを利用したモデルを多用することになる．

Convolution法とSuperposition法の計算原理はTERMA（Total energy released per unit mass：ターマ）とKernelの重畳積分を行う．両者には線量の3次元的な分布を記述するKernelが搭載されているが，不均質部分において二次電子の不均質補正をしないのがConvolution法で，補正するのがSuperposition法である．放射線治療計画装置は，人体の形状や不均質な人体の内部で放射線のふるまいを計算するためにCT画像（CT値）を利用する．したがって現在の放射線治療計画装置にはCT画像が不可欠である．放射線治療領域の光子エネルギーではコンプトン散乱での相互作用が主である．コンプトン散乱は，原子の外側の殻を回る自由電子と相互作用を起こすため，電子濃度が高いほど反応断面積は大きくなる．

CT値から得られる線減弱係数は電子濃度と相関をもつことから，治

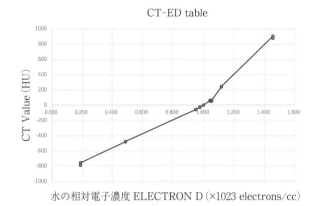
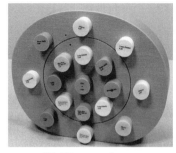

図 5.8　CT 値-水の相対電子濃度変換テーブルの一例

療計画 CT では CT 値-水の相対電子濃度変換テーブル（図 5.8）を利用し，CT 値を水の相対電子濃度に変換し，人体の内部で放射線のふるまいを計算する．CT 値は管電圧などによっても変化するため，実際に治療計画 CT を撮影する条件での変換テーブルの取得が必要である．以上の条件を揃えた上で，放射線治療計画装置にて空間的線量分布を作成する．3 次元的に，また呼吸移動を含めた 4 次元的に分布を確認することが必要である．撮影した CT 画像を放射線治療計画装置ですべて確認し，Hotspot や Coldspot があれば，治療計画を修正する．

5.4.4　線量体積ヒストグラム（DVH）

放射線治療は，3 次元的に照射されるため，線量と照射された体積をグラフ化して定量的な評価を行う．このとき使用されるのが線量体積ヒストグラム（DVH：dose volume histogram）である．DVH の表示方法は微分型と積分型があり，各臓器内の線量配分がどのようになっているかを確認できる（図 5.9，図 5.10）．

標的（PTV）における理想は目的線量が体積の 100% になり積分型 DVH では右上に，リスク臓器（OAR）は逆に左下にグラフが移動することであるが，リスク臓器（OAR）の体積と線量の関係を維持しつつ標的のグラフを最適化していく．このとき，標的の線量と体積にばかり気をとられると OAR の線量限度を超え，副作用の原因となる．逆に OAR の線量制限ばかりに気を取られると標的の線量が足りなくなり，再発の恐れが出てくるため，丁度いい塩梅になるようにガントリ角度等の照射条件を設定し DVH の最適化が必要である．このためには，ある

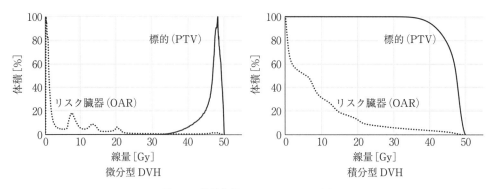

図5.9 線量体積ヒストグラムの一例

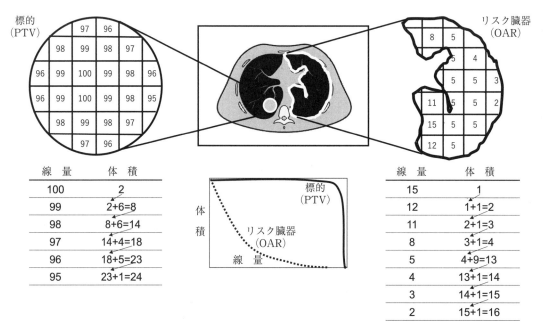

図5.10 積分型DVH作成方法の一例

程度の経験値と放射線治療計画装置の操作性が重要である．

　DVHは一見優れた指標に見えるが，あくまでも治療計画上の指標で，患者のセットアップがずれたり，体内の臓器が生理的に動いたり，尿量や便の量，ガスの動きなどに影響されるのでこれらに影響される部位では注意が必要である．

5.5 時間的線量配分

放射線照射では「回復（Recovery）」，「再分布（Redistribution）」，「再増殖（Repopulation）」，「再酸素化（Reoxygenation）」の 4R と呼ばれる組織（細胞）の反応が起こる．放射線治療では，1 回線量，総線量，全治療期間を調整することで腫瘍細胞と正常細胞に起こる反応を利用し，治療可能比（TR：therapeutic ratio）の向上を目指している．

一般的に腫瘍細胞は正常細胞に比べると放射線に弱いが，その差はわずかであるため正常細胞があまり傷つかず，腫瘍細胞のダメージが蓄積する程度の照射を繰り返すことにより，正常細胞は亜致死損傷（SLD）から回復（Elkind 回復）することでダメージ差が開き，正常組織はほとんど損なわれないまま腫瘍を治癒可能となるように分割照射を行う．

5.5.1 1 回線量，総線量，全治療期間

標準的な分割での 1 回線量は 2 Gy，総線量 60～70 Gy を，30～35 回，期間としては 6～7 週で照射する．1 回線量，総線量，全治療期間は正常組織の急性反応，晩期反応，腫瘍の局所制御を考慮して設定する．表 5.3 に示すように，総線量を増加させると正常組織の急性反応・腫瘍の局所制御，正常組織の晩期反応ともに増加する．1 回線量を増加させると正常組織の急性反応・腫瘍の局所制御も増加するが，正常組織の晩期反応はさらに増加する．

全治療期間を延長すると正常組織の急性反応・腫瘍の局所制御は低下し，正常組織の晩期反応は変化なし，もしくは低下の度合が小さい．これは，1 回線量 2 Gy は LQ モデルの肩の部分に相当するため，正常組織の SLD が期待できるが，線量を増加させることで SLD が弱くなることを示しており，晩期反応が増加する．1 回線量を 2 Gy より大きくする際には，総線量の減少もしくは空間的線量分布を向上させ正常組織の線量を減少させる必要があることを示している．

表 5.3 総線量，1 回線量，治療期間と組織有害事象との関係

	腫瘍の局所制御 正常組織の急性反応	正常組織の晩期反応
総線量 ↑	↑	↑
1 回線量 ↑	↑	↑↑
治療期間 ↑	↓	→ ～ ↘

(a) 通常分割照射法（1回／日）
　　週5回　1.8〜2Gy/日
　　（総線量：60〜70Gy）

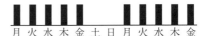

(b) 多分割照射法（1〜3回／日）
　　過分割照射法
　　週10回　1.2Gy×2回／日
　　（総線量：69.6〜72Gy）

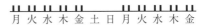

(c) 加速過分割照射法
　　週10回　1.5Gy×2回／日
　　（総線量：45〜54Gy）

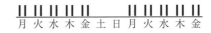

図5.11　分割照射法の概念図

5.5.2　通常分割照射

分割照射法の概念図を図5.11に示す．

1日1回1.8〜2Gyを週5回行い，総線量：60〜70Gyの照射を行う（図5.11（a））．

　　　照射の一例：2Gy×1回/日×33日間　（総線量：66Gy）

通常は1回線量2Gyであるが，全骨盤照射など照射野が広い場合などで1.8Gyが選択される．

5.5.3　多（過）分割照射

過分割照射法（hyper-fractionation）と加速過分割照射法（accelerated hyper-fractionation：AHF）がある．

過分割照射法は，通常分割照射よりも1回線量を1〜1.3Gy程度に少なくし，1日に2回程度の照射を行い，総治療期間を通常分割照射とほぼ同じとすることで，総線量が10〜20%程度増加する照射方法である（図5.11（b））．通常分割照射と比較し，晩期反応を減少し，総線量を安全に増加させることにより局所制御率の向上を目指している．

　　　照射の一例：1.2Gy×2回/日×30日間　（総線量：72Gy）

加速過分割照射法は，1回線量を1.3〜2Gy程度とし，1日に2〜3回程度の照射を行い，総線量は通常分割照射と同じ程度で，総治療期間を短縮することで照射中の腫瘍細胞の再増殖を抑制し，局所制御率の向上を目指している．急性反応が強くなるだけでなく，晩期反応も強くなることが報告されている．限局型小細胞肺がんでは，1.5Gy×2回/日

×15日間（総線量：45 Gy）での照射が推奨されている（図5.11（c））．

5.5.4 少（寡）分割照射

少（寡）分割照射の概念図を**図5.12**に示す．少（寡）分割照射（hypo-fractionation）は，照射回数，治療期間とも短縮される．定位放射線照射（STI：stereotactic irradiation）の定位手術的照射（SRS：stereotactic radiosurgery）や四肢の疼痛緩和照射のような1回の照射（図5.12（a）），分割照射で行う定位放射線治療（SRT：stereotactic radiotherapy）や体幹部の疼痛緩和照射のような少回数の照射（図5.12（b）），最近では早期声門部癌，乳癌，前立腺癌等において，1回線量を数十％増加させて治療期間を短縮する寡分割照射法がある（図5.12（c））．寡分割照射法は，さらに 2.4～4 Gy/回を中程度寡分割照射（moderate hypo-fractionation），5～10 Gy/回を超寡分割照射（extreme hypo-fractionation）に分類される．STIのような大線量少分割で照射する方法では，症状の早期寛解，腫瘍制御・縮小が期待されるが，正常組織の晩期反応に注意が必要である．

その他に照射の期間中に1～3週の休止期間をおく分離照射法（spilt course irradiation）がある（**図5.13**）．化学療法との交替併用で用いられることが多く，休止中に腫瘍の放射線感受性の評価を行い，休止期間終了後の腫瘍制御の可能性評価，治療方針の再検討を行うことや正常組

少分割照射法（1回大線量少分割）
　定位放射線照射

(a) 定位手術的照射
　　1回　15～20 Gy
　　骨転移疼痛緩和 8 Gy/回 など

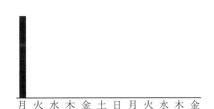

(b) 定位放射線治療
　　12 Gy×4回 など

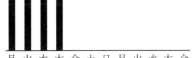

(c) 寡分割照射法
　　2.4～3.0 Gy/日
　　（総線量：30～60 Gy）

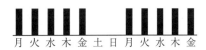

図5.12 少（寡）分割照射の概念図

分離照射法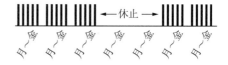

図 5.13 分離照射法の概念図

織の急性反応の回復が期待できる．しかし，治療期間の延長となるため，休止期での腫瘍再増殖，腫瘍間質の線維性結合織の増生による感受性の低下等の欠点がある．

5.5.5 生物学的等価線量

異なる線量や照射回数を用いたときの放射線の効果や影響を比較する方法として，LQ モデルに基づく生物学的実効線量（BED：biologically effective dose）があり，下式により算出できる．

$$\text{BED} = nd(1 + d/(\alpha/\beta)) \tag{5.2}$$

ここで，n は照射回数，d は 1 回線量である．一般に，α/β 比は急性反応系の組織・腫瘍は α/β 比が大きく（10 Gy），晩期反応系の正常組織は α/β 比が小さい（1～4 Gy）．

α/β 比が 10，総線量 48 Gy のときの計算例を示す．

  2 Gy/回×24 回のとき BED＝57.6 Gy
  3 Gy/回×16 回のとき BED＝62.4 Gy
  12 Gy/回×4 回のとき BED＝105.6 Gy

総線量が同じでも 1 回線量を増加させることにより，生物学的効果（急性反応）が増加することがわかる．

BED は 2 Gy/Fr. での照射の影響を基準にしているため，晩期反応については適さないため，2 Gy/Fr. とは異なる線量や照射回数を用いたときに 2 Gy/Fr. に換算し，効果や影響を比較する方法として，2 Gy 等価線量換算値（EQD2：Equivalent dose in 2Gy fractions）があり，下式により算出できる．

$$\text{EQD2} = D \frac{d + (\alpha/\beta)}{2 + (\alpha/\beta)} \tag{5.3}$$

ここで，D は総線量，d は 1 回線量である．

8 Gy の 1 回照射にて治療した場合の EQD2 を，急性反応の α/β 比が 10，晩期反応の α/β 比が 3 としたときの計算例を示す．

  急性反応 EQD2＝12 Gy
  晩期反応 EQD2＝17.6 Gy

となり，晩期反応は，通常分割照射（2 Gy/Fr.）の正常組織の TD5/5 で 17.6 Gy 相当と評価することができる．

5.6 疾患分類別の放射線治療

Li Fraumeni 症候群
TP53 遺伝子の病的変異を原因とする遺伝性疾患で，小児期および成人期にさまざまな臓器で悪性腫瘍を多発するリスクが高い．乳癌診療ガイドラインでは，「乳癌手術後の放射線療法による二次発がんのリスクが高いことが報告されており，放射線療法はできるだけ回避すべき」とされている．

その疾患が放射線治療の適応になるかは，エビデンスが十分得られているか，病期，患者の状態により，放射線治療が患者に有益かどうかによる．放射線治療にも禁忌があり，絶対的禁忌は
・妊娠中
・放射線治療の既往がある場合
・Li Fraumeni 症候群などの放射線療法による二次性悪性腫瘍のリスクがきわめて高い遺伝性疾患のある患者

である．

照射部位にも依存するが相対的禁忌は
・乳癌術後照射時に背臥位にて患側上肢挙上不能等，放射線治療時に必要な体位が保持できない患者

免疫システムの活性化により急性反応が惹起され，皮膚萎縮などの晩期反応は急性反応よりも頻繁にみられることが示唆されており，乳癌診療ガイドラインでは，「時に強い反応を起こすことが報告されている」と記載されている．

・時に強い反応を起こすことが報告されている強皮症や全身性エリテマトーデス（SLE）等の膠原病を合併している患者
・重篤な間質性肺炎，肺線維症のある患者
・潰瘍性大腸炎やクローン病等の炎症性腸疾患を合併している患者
・有害事象の発生の危険性が高い重篤な糖尿病の患者

である．

疾患ごとの照射方法は，腫瘍や予防的領域に線量を集中させ，周辺組織への線量を低減させる考え方は従来から変わらないが，多くの施設で強度変調放射線治療（IMRT），強度変調回転照射（VMAT）等の高精度放射線治療が実施され，リスク臓器（OAR：organ at risk）の線量制約をしながら，計画標的体積（PTV：planning target volume）に集中した照射が可能となり，照射方法のバリエーションが多岐にわたる．そこで本稿では，一般的な照射方法および副作用や注意点等について主に述べる．

5.6.1 脳・脊髄

脳腫瘍で放射線感受性が高い腫瘍として，胚細胞腫，髄芽腫，上衣腫，リンパ腫があり，放射線感受性が低い腫瘍として，神経膠腫，髄膜腫，頭蓋咽頭腫等がある．

多くの中枢神経の悪性腫瘍に対する治療の主体は手術である．浸潤性に増殖するために手術で全摘することが難しい腫瘍では，可能な限り手術で腫瘍を摘出し，残存腫瘍に対して化学療法，放射線治療を実施する．また放射線治療では，頭部の大きさや体表面から脊髄までの距離を考慮し，6〜10 MV X 線が使用されることが多い．

神経膠腫，髄芽腫等の腫瘍の組織型により治療方法が異なるため，代表的な組織型ごとの放射線治療の役割等[18]について述べる．

脳への放射線治療では，急性反応として脱毛，嘔気，中耳炎，晩期反応として脳・神経細胞壊死，白内障，認知機能低下，内分泌障害，視力・視野障害等を考慮する．脊髄への放射線治療では，急性反応として食道炎，肺炎，晩期反応として食道狭窄潰瘍，肺線維症等を考慮する．

(1) 神経膠腫

神経膠腫は，脳・脊髄の神経膠（グリア）細胞から発生する腫瘍であり，世界保健機関（WHO）の脳腫瘍分類で4つのグレードである低悪性度（悪性度Ⅰ・Ⅱ）と高悪性度（悪性度Ⅲ・Ⅳ）に分類される．グレード分類および主な治療法を表5.4に示す．

放射線治療を実施する場合には，拡大局所の CTV として GTV と摘出腔および MRI 画像の高信号領域から 15〜20 mm 程度までの脳組織，局所として GTV および摘出腔から 15〜20 mm 程度までの脳組織を設定し，セットアップマージンを考慮してそれぞれの PTV を設定する．

照射門数2〜4門にて，通常分割照射により拡大局所のPTVに40〜50 Gy 照射後，局所の PTV に照射野を縮小し 10〜20 Gy 照射し，総線量 60 Gy が推奨されている．照射野が広い場合は1回線量を 1.8 Gy とする場合もある．71歳以上で全身状態が良好な場合は，40 Gy/15 Fr., 34 Gy/10 Fr., 25 Gy/5 Fr. 等の寡分割照射が推奨される．

表5.4 神経膠腫のグレード分類および主な治療法

	悪性度	治療法
Grade Ⅰ	毛様細胞性星細胞腫	手術のみ（全摘）
Grade Ⅱ	びまん性星細胞腫 乏突起膠腫	手術のみ（全摘） 手術＋放射線治療（化学療法） 手術＋化学療法
Grade Ⅲ	退形成性星細胞腫 退形成性乏突起膠腫	手術＋放射線治療＋化学療法
Grade Ⅳ	膠芽腫	手術＋放射線治療＋化学療法

(2) 髄膜種

髄膜種は，くも膜の表面を覆うくも膜細胞から発生する腫瘍であり原発性脳腫瘍では最も多い．グレードⅡ，Ⅲの悪性もあるが多くは良性であり，手術が基本となる．完全に切除できれば再発することはかなり少ないが，再発を繰り返す場合や，手術により合併症を来す可能性が高い場合には，定位放射線治療，IMRT 等の適応となることがある．SRS では辺縁線量 12～16 Gy，SRT，IMRT で寡分割照射する場合は 18～24 Gy/3 Fr.，20 Gy/4 Fr.，25 Gy/5 Fr. 等，IMRT で通常分割照射する場合は 54 Gy/27～30 Fr. 程度で照射される．

(3) 頭蓋咽頭腫

頭蓋咽頭腫は，主に小脳に，延髄や脊髄にも発生する良性腫瘍であり，手術が基本となる．周囲に視神経や視床下部等の重要な組織があり，手術が難しい腫瘍である．残存腫瘍がある場合や再発を繰り返す場合には，定位放射線治療にて 21 Gy/3 Fr.，25 Gy/5 Fr.（D95％処方）等にて照射される．

(4) 胚細胞腫

中枢神経原発胚細胞腫には，①ジャーミノーマ，②奇形腫，③卵黄嚢腫瘍，④絨毛癌，⑤胎児性癌，これらの要素が混合する⑥混合型胚細胞腫の 6 つの腫瘍型があり，ジャーミノーマが最も多い．ジャーミノーマは放射線治療と化学療法への感受性が高い腫瘍であり，腫瘍摘出術なしでも，高い生存率が期待できる悪性脳腫瘍である．脊髄播種のないジャーミノーマでも腫瘍局所のみの照射では再発のリスクが高いため，化学療法を併用し，全脳室を照射野内に含め，24 Gy 程度の照射を行い，予防的脊髄照射を行わない．

成熟奇形腫は手術摘出が基本で後治療を行わなくても再発がまれであるが，卵黄嚢腫，絨毛癌，胎児性癌やこれらが主体の混合型腫は強力な集学的治療を行っても生存率が低く，早期の播種再発例も少なくない．脊髄播種がなくても全脳脊髄照射が必要であるかの明確な結論は出ていないが，脊髄照射は必ずしも生存率の向上に寄与していないとの報告もある．奇形腫やジャーミノーマ中心の混合性腫瘍は，比較的生存率が高く，全脳室と局所への追加による合計 50.4 Gy 程度の照射が行われる．

(5) 髄芽腫

髄芽腫は主に小児に発生し，小脳虫部に好発するグレードⅣの悪性腫瘍である．比較的放射線感受性が高く，手術にて可能な限り摘出後，術

D95％処方
任意体積（ほとんどがPTV）の 95％へ処方線量を投与する方法．従来はアイソセンタに処方線量の 100％が投与される設定が多いが，線量分布が不均一な場合などでは，PTV 内で線量不足な箇所が生じる可能性があるが，D95％処方にすることで PTV 全体へ十分な線量投与が可能となる．IMRT，STI などの照射で設定されることが多い．

予防的脊髄照射
脳腫瘍であるが，脳脊髄液を介して脊髄に播種する可能性が高い場合，予防的に全脊髄に照射を行う．

後に化学放射線療法の適応となる．第4脳室から脳脊髄液を介して脊髄腔内に播種しやすく，脊髄播種を認める症例では，全脳全脊髄に36 Gy（1.6～1.8 Gy/Fr.），化学療法併用では23.4～25 Gyの照射を行う．脊髄播種を認めない症例でも播種再発予防として23.4 Gy/13 Fr.の全脳全脊髄照射を行う．原発の後頭蓋窩または腫瘍床に10～20 mmのマージンを付与したCTVを設定し，全脳照射と合わせて54 Gyの照射を行う．

全脳照射時の照射野設定について，JawとMLCの組合せとMLCのみの場合の照射野設定およびそれぞれのDVHを図5.14に示す．リニアック装置の構造にも依存するが，全脳照射時の照射野はMLCのみで広範囲を遮へいすると漏れ線量が多くなる．特に図5.14下図に示すMLCのみの照射野でのDVHでは水晶体の線量が多いのが明らかである．全脳照射での一例ではあるが，可能な限りJawを有効に利用し照射野を設定すべきである．

全脊髄照射では，後方（背側）からの照射が行われる．通常のリニア

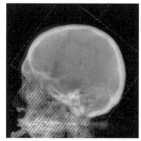

JawとMLCの組合せ

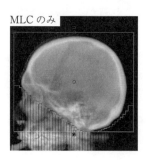

MLCのみ

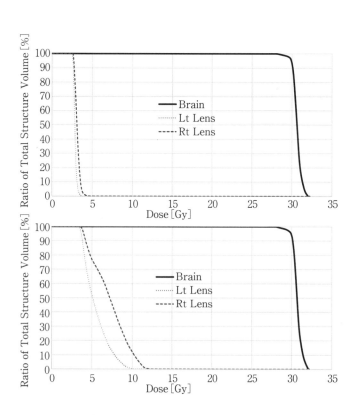

図5.14　全脳照射時の照射野設定

5.6 疾患分類別の放射線治療

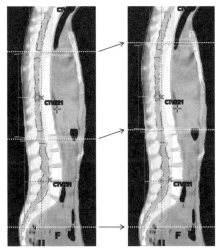

照射野下端は変更の必要なし

図 5.15 照射野のつなぎ目の位置変更の一例

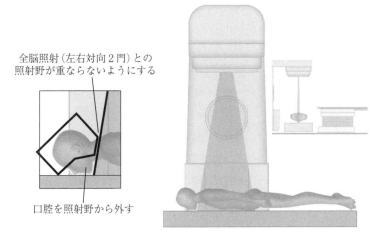

全脳照射(左右対向2門)との照射野が重ならないようにする

口腔を照射野から外す

図 5.16 全脊髄照射時の照射野設定

ック装置ではアイソセンタ位置で最大照射野は40 cm程度であるため，頸髄から仙髄までを照射するためには，頸髄から仙髄までの照射野を分割し複数門にする方法や焦点からの距離を離し1門で照射する方法がある．照射野を分割し複数門にする方法では，隣り合う照射野の重なりによる過剰線量を回避するため，隣り合う照射野のつなぎ目を1 cm程度空け，予定総線量の半分程度照射後に未照射部位を回避するため，つなぎ目の位置を変える必要がある（図 5.15）．

焦点からの距離を離し1門で照射する方法では，アイソセンタ位置で

は十分な照射野を得ることができないため，床面に台車等を準備し，その上に伏臥位にて臥床した状態での照射を行う（図5.16）．

いずれの方法においても後方からの照射時にビームの拡がりで口腔が照射野内に入ると口腔炎等の有害事象が生じる可能性があるため，顎を少し上げた位置合わせとし，口腔を照射野外とする．また全脳照射と全脊髄照射のつなぎ目は重なりがないように1cm程度空け，予定総線量の半分程度照射後に未照射部位を回避するため，つなぎ目の位置を変える．

(6) 上衣腫

上衣腫は，脳室の表面を覆う脳室上衣細胞から発生する腫瘍である．グレードⅡの上衣腫とグレードⅢの退形成性上衣腫に分類される．15歳未満の小児に多く，大脳と小脳間の硬膜であるテントより足側のテント下上衣腫が多い．可能な限り手術で腫瘍を摘出し，残存腫瘍に対する放射線治療が適応となる．脊髄播種を認めない症例で，グレードⅠの症例では 50.4 Gy/28 Fr.，グレードⅡ，Ⅲの症例では 54〜61.2 Gy/30〜34 Fr. の局所照射を行う．脊髄播種を認める症例では，全脳全脊髄に 24〜36 Gy/15〜24 Fr.（1.5〜1.6 Gy/Fr.）の照射後に，局所に絞り総線量が 50〜61.2 Gy となる照射を行う．

(7) 中枢神経系原発悪性リンパ腫

中枢神経系原発悪性リンパ腫は，リンパ系の組織から発生する腫瘍である．中高年に多く発生し，眼球や脊髄等の中枢神経系のどこにでも発生するが，大脳に発生することが多い．定位的脳腫瘍生検術で確定診断が得られた後に，化学放射線療法主体にて治療が行われる．眼球進展がない症例では眼球後半部を含んだ照射野，眼球進展がある症例では全眼球を含んだ照射野にて，眼球への線量は 30〜36 Gy 程度に留めながら，23.4〜50 Gy（1.5〜2.0 Gy/Fr.）の全脳照射を行う．

> CR
> 完全奏効，PR：30%以上減少した部分奏効（第1章参照）

化学療法後，CR の症例に対しては，全脳照射 23.4〜36 Gy，PR 以下の場合には，全脳 30〜45 Gy 照射後，局所に追加し総線量 36〜45 Gy 程度の照射を行う．化学療法不適応症例に対しては，全脳 30〜50 Gy 照射後，局所に追加し総線量 40〜50 Gy 程度の照射を行う．緩和照射では，全脳 30〜36 Gy（2.5〜3.0 Gy/Fr.）の照射を行う．

(8) 脳転移

> オリゴメタスタシス（oligometastases）
> 「オリゴ：少ない」と「メタスタシス：転移」を合わせた言葉で少数個の転移のみ存在する状態を意味する．

脳転移の原発巣は，肺がんが半数近くを占め，次に乳がんが多い．オリゴメタスタシスの症例では，少数の転移巣を積極的に治療することで余命の延長を図り，治療後，再び発生した少数転移巣を再度治療するこ

とで，さらに余命の延長を図る治療が行われる．長期生存を目指せる条件を備えていれば，潜在的な大きさの転移巣に対しては，全身療法として化学療法や分子標的療法等の効果を期待し，画像上明らかな転移巣に対しては，局所療法として放射線治療が補助的に施行される．

全身状態が良く全摘出可能な単発の腫瘍では腫瘍摘出術後に全脳照射や3 cm以下の単発，少数個（2～4個）の腫瘍に対しては全脳照射に加えて定位放射線照射が実施される．全脳照射は認知機能に影響することが知られており，厳重なフォローアップが行えることを前提に，少数個で腫瘍サイズが大きくない場合には単独で定位放射線照射が行われることもある．

全脳照射では30 Gy/10 Fr. 程度で照射され，定位放射線照射の場合，SRSでは，2 cmまでの腫瘍ではD95%処方で22～25 Gy，2 cm以上では18～20 Gy程度が照射され，全脳照射併用では30%程度線量を減らして照射される．SRTでは28～32 Gy/4 Fr程度で照射される．多数個の腫瘍に対して，20 Gy/4～5 Fr., 30 Gy/15 Fr., 30 Gy/10 Fr., 40 Gy/20 Fr.等により全脳照射が行われる．

(9) 下垂体腺腫

下垂体腺腫はほとんどが下垂体前葉から発生する良性腫瘍である．下垂体前葉ホルモンの過剰分泌症状を呈する機能性下垂体腺腫，ホルモンを分泌しない非機能性下垂体腺腫がある．非機能性下垂体腺腫でも腫瘍の増大により脳組織や神経圧迫による頭痛や視機能障害，下垂体機能低下症を来す場合は治療の対象となる．乳汁の分泌や性腺の機能に関係するプロラクチンを過剰に産生する下垂体腫瘍（下垂体性PRL分泌亢進症：プロラクチノーマ）は薬物療法が主体となるが，その他の下垂体腺腫は手術が第一選択となる．

手術が困難な場合や腫瘍残存に対し，薬物療法と放射線治療が実施される．定位放射線照射や通常分割照射があるが，正常脳組織への線量低減のため定位放射線照射が行われることが多い．SRSでは辺縁線量15～20 Gy（機能性下垂体腺腫では25 Gy以上），SRTでは21～25 Gy/3～5 Fr., 45～50.4 Gy/25～28 Fr.等が推奨されている．また通常分割外部照射では45～50.4 Gy/25～28 Fr.が推奨されている．

(10) 神経鞘腫

神経鞘腫は，聴神経鞘腫，三叉神経鞘腫の順に多い．良性であるが，脳幹に近いため，死亡原因になることもある．3 cm以上の大きな腫瘍は手術の適応となるが，3 cm程度までの腫瘍では，腫瘍の増大を抑制

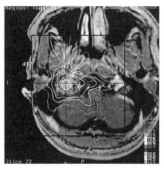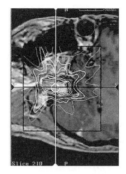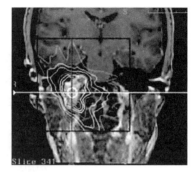

図 5.17 聴神経腫瘍 SRT 線量分布の一例

し，神経機能を温存する目的で定位放射線治療が選択される．SRS と SRT で局所制御率に差はないが，神経機能の温存率は SRT の方が優れるとされており，晩期反応の減少の点からも SRT が望ましいとされている．聴神経腫瘍（図 5.17）への定位放射線治療では，SRS で辺縁線量 12～13 Gy，SRT で 21 Gy/3 Fr.，25～27.5 Gy/5 Fr.，39 Gy/13 Fr.，50 Gy/25 Fr. 等さまざまな線量分割の報告がある．

5.6.2 頭 頸 部

脳・脊髄を除いた顔面から頸部まで頭頸部には，眼，鼻副鼻腔，口腔，咽頭，喉頭，甲状腺等に放射線治療の適応となる疾患がある．その多くが放射線感受性の比較的高い扁平上皮癌であり，かつ放射線治療では形態・機能の温存の観点からも放射線治療の適応となることが多い部位である．しかし，放射線による有害事象により QOL を下げる可能性の高いリスク組織も多く存在するため放射線治療計画の際には，各組織の耐容線量を超過しないように注意が必要である．特に唾液腺が照射野に含まれることで治療後の口腔乾燥やう歯などが副作用としてあり，IMRT は副作用の軽減や QOL の向上目的で良い適応となる．

頭頸部への放射線治療では，急性反応として粘膜炎，唾液量低下，味覚低下，中耳炎，晩期反応として白内障，口腔内乾燥症，甲状腺機能低下，視力・視野障害等を考慮する．

(1) 眼腫瘍

眼腫瘍は眼の部位によって大きく 3 つに分類でされる．

① 眼内腫瘍として，網膜芽細胞腫，脈絡膜悪性黒色腫（メラノーマ），眼内悪性リンパ腫等

② 眼付属器の腫瘍として，眼瞼腫瘍，涙腺癌，眼付属器リンパ腫，

眼窩肉腫，結膜腫瘍等
③ 視神経腫瘍として，神経膠腫，髄膜種，神経鞘腫等

眼内腫瘍では眼球摘出が最も安全な治療となるが，視力が期待できる場合は部分切除やレーザー照射，化学療法，放射線治療等により眼球の温存治療が行われる．眼瞼や結膜等眼付属器の腫瘍でも手術による切除が基本となるが，術後に放射線治療が実施されることもある．視神経腫瘍は脳内における治療方法に準じる．眼腫瘍の放射線治療では，比較的浅い部位への照射となるため，電子線や4～6 MV X線，密封小線源等が使用される．

a 網膜芽細胞腫

発生頻度は低く年間数十症例程度で，乳幼児に多い疾患である．眼球内限局の場合，可能な限り腫瘍を切除し，術後化学療法や放射線治療の適応となるが，症例数が少なく標準治療が確立していない．β線源として ^{106}Ru アイアプリケータを使用した密封小線源治療[19]がある．外部照射も含めて放射線治療を実施する場合は，2次がんや照射範囲の骨成長不全に注意する必要がある．

b 脈絡膜悪性黒色腫（メラノーマ）

国内で年間数十症例程度の希少がんである．進行した腫瘍は眼球摘出が選択されるが，眼球温存目的で小線源治療，粒子線治療等の放射線治療が選択されることがある．

網膜芽細胞腫，脈絡膜悪性黒色腫（メラノーマ）の密封小線源治療用線源として，^{106}Ru アイアプリケータがあり，線源を眼腫瘍の上に縫い付けて数日間留置し，網膜芽細胞腫では 40 Gy，脈絡膜悪性黒色腫では 85 Gy 以上の線量を投与する．

c 眼内悪性リンパ腫

ほとんどが大細胞型B細胞リンパ腫である．希少がんであるため標準治療は確立されていない．局所への治療は抗がん剤の硝子体への注射や放射線治療がある．中枢神経系への転移をしやすいため全脳照射に加えて，両眼球対向門照射 40 Gy/20 Fr. を行うが，再発率が高いため化学療法と併用されることが多い．全脳照射は 23.4 Gy 程度の低線量で行われることがある．

d 眼瞼腫瘍

良性腫瘍と悪性腫瘍がある．悪性腫瘍では，脂腺癌，扁平上皮癌，基底細胞癌等があり，脂腺癌，扁平上皮癌では遠隔，リンパ節転移のリスクも高い．手術が主体であるが，術後放射線治療や化学療法が実施され

ることがある．放射線治療では患側にX線での前1門照射や前方斜入射2門照射，電子線照射により50〜60 Gy/25〜30 Fr.の照射を行う．

　　e　涙腺癌

　腺癌，腺様嚢胞癌等があり，良性腫瘍，悪性リンパ腫との鑑別が必要である．腺癌，腺様嚢胞癌ともに悪性度が高く，手術による全摘が行われる．腺様嚢胞癌は浸潤傾向が強いため，眼窩内容除去術後に放射線治療が行われるのが一般的である．

　　f　眼付属器リンパ腫

　多くが粘膜や腺組織に発生する低悪性度のB細胞リンパ腫のMALTリンパ腫である．局所制御目的にて放射線治療が実施される．前1門，前方斜入射2門により，腫瘍を形成している場合は30 Gy/20 Fr.，表在型の場合は24 Gy/12 Fr.の照射を行う．

(2) 上顎洞

　鼻副鼻腔がんの中で最も頻度が高い．早期は症状がないため，進行癌として発見されることが多い．周囲を重要臓器（眼球，視神経，脳等）で囲まれているため完全切除困難な例が多く，手術，化学療法により腫瘍体積減量後の局所制御向上のための術後放射線治療や手術範囲の縮小による機能形態温存のため手術前に化学療法や放射線治療を行うことがある．化学療法併用時は選択的動注化学療法併用放射線治療が選択されることもある．

　リンパ節転移の頻度が少ないため，転移がなければ，局所を4〜6 MV X線により直交2門（**図5.18**）にて局所に60〜70 Gy/30〜35 Fr.の照射を行う．この際，ウェッジフィルタなし（図5.18（a））では，高線量域が生じるため，ウェッジフィルタ（図5.18（b））を使用し，治療体積内の線量分布を均一に近づける．また照射野下縁には硬口蓋が含まれるため，口腔スペーサを用いて舌との距離を離し（**図5.19**），舌を照射野外に固定する．

(3) 口　腔

　頰粘膜，歯肉，硬口蓋，舌，口底に発生した癌が口腔癌である．舌，歯肉，口底，頰粘膜，口蓋の順で発生割合が多く，舌癌は約半数を占める．いずれも放射線治療単独では治癒率が低いため，手術主体となる．本稿では舌癌について記載する．

　外部照射では4〜6 MV X線により術前照射では30 Gy/15 Fr.，術後照射では50〜60 Gy/25〜30 Fr.，手術困難例では60〜70 Gy/30〜35 Fr.の照射を行う．口腔スペーサを用いて舌を固定および開口状態とし，硬

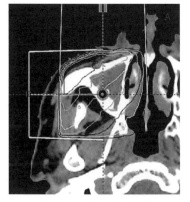
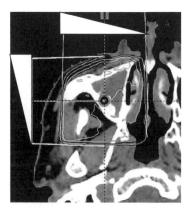

(a) ウェッジフィルタなし　　　(b) ウェッジフィルタあり

図 5.18　上顎洞癌　直交 2 門照射線量分布の一例

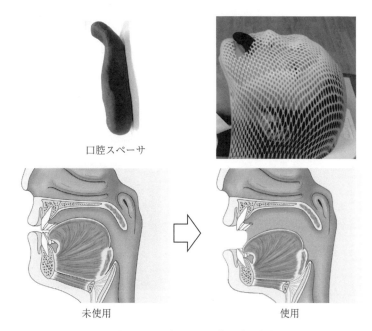

図 5.19　口腔スペーサ使用時の変化

口蓋が照射野外となるようにする．また密封小線源による低線量率（LDR）組織内照射では線源個数・配置を工夫し，^{198}Au グレイン永久刺入（図 5.20）により 80〜90 Gy や ^{192}Ir ピン一時刺入により 65〜70 Gy/4〜7 日の照射が行われる．

　RALS による高線量率小線源治療（HDR）の場合は，5〜6 Gy/日，2 回/日，総線量 54〜60 Gy 程度の照射が行われる．密封小線源治療の際

第5章 臨床放射線治療学

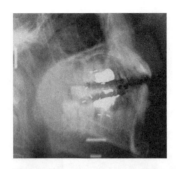
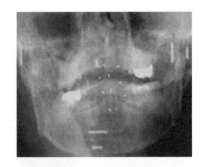
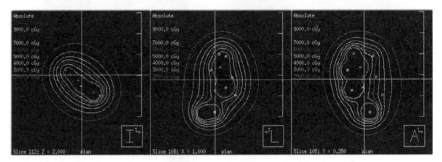

図5.20 舌癌 ^{198}Au 刺入時のX線画像および線量分布の一例

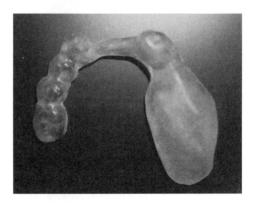

図5.21 舌癌小線源治療時のマウスピースの一例

には，刺入部位と患側の下顎との距離を空け下顎骨壊死の予防のため，マウスピース等（図5.21）が用いられることがある．

(4) 咽頭癌

a 上咽頭癌

上咽頭癌の発生には，飲酒や喫煙等の生活習慣と EB ウイルス感染が関与しているものがある．初期では自覚症状がみられないことが多く，頸部リンパ節転移による腫脹で発見されることが多い．頭蓋底に近く，

脳神経，頸動脈等が近いため手術が難しい位置にあり，また放射線感受性が高いため，治療の第一選択は化学療法併用放射線治療である．

頸部リンパ節転移を起こしやすいため，4～6 MV X線により原発腫瘍と予防的に頸部リンパ節領域を含めた上中頸部に左右対向2門（図 5.22（a））にて，下頸部に前1門（図 5.22（b））にて 40 Gy/23 Fr. 照射後，局所および転移リンパ節に 30 Gy/15 Fr. の追加照射を行う．

上咽頭は深部であるため，局所照射時には 10 MV X 線が選択されることもある．また転移リンパ節照射時に X 線照射では，脊髄の耐容線量を超える可能性がある場合は電子線が選択される．全頸部照射時の上中頸部と下頸部のつなぎはハーフビームにより照射野の重なりを抑えた照射野が選択されることがある．

b 中咽頭癌

中咽頭癌の発生には，飲酒や喫煙等の生活習慣のほか，HPV 感染が原因となるものがある．放射線治療は咀嚼，嚥下，発声等を温存しやすいため，早期がんは部分切除あるいは放射線治療が中心になるが，進行がんでは放射線治療と化学療法，手術療法を組み合わせた治療が実施される．画像診断上でリンパ転移が認められない症例でも半数近くで潜在的頸部リンパ節転移があるため，扁桃癌等の局所限局以外では上咽頭癌と同様に全頸部照射後に局所の追加照射が行われる．

<u>EB ウイルス</u>
Epstein-Barr virus（エプスタイン・バールウイルス）はヘルペスウイルスのひとつ．大部分の日本人は乳幼児期に感染するが，多くは症状が出ないもしくは風邪症状のため感染には気づかない．思春期以降に初めて感染すると伝染性単核球症を引き起こす．ホジキンリンパ腫，バーキットリンパ腫，T 細胞リンパ腫，上咽頭がんなどの発症にも関与することが知られている．

<u>HPV</u>
Human Papillomavirus（ヒトパピローマウイルス）は皮膚や粘膜に感染するウイルスで，100 種類以上のタイプがあり，一部のタイプが癌の原因となる．中咽頭癌の 85～90％で「タイプ 16」が検出されている．子宮頸癌，肛門癌，膣癌，咽頭癌などの悪性腫瘍以外にも，尖圭コンジローマなどの良性腫瘍の原因となる．

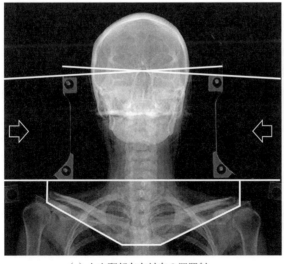
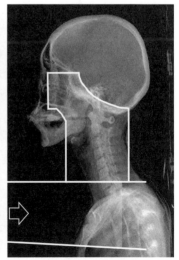

(a) 上中頸部左右対向2門照射　　　(b) 下頸部前1門照射

図 5.22 全頸部および鎖骨上窩照射野の一例

c 下咽頭

下咽頭癌は，飲酒や喫煙等の生活習慣，特に過度の飲酒により，梨状陥凹への発生が主な原因となる．手術では喉頭温存を検討する必要があり，早期がんでは，喉頭温存のために，喉頭温存手術（経口的手術，外切開による下咽頭部分切除等）や化学放射線療法が検討される．進行がんでは下咽頭喉頭全摘出術が主体になるが，喉頭温存を考え化学放射線療法を選択する場合もある．早期には特徴的な症状が少なく，頸部リンパ節転移による腫脹等の進行癌で発見されることが多く，上咽頭癌と同様に全頸部照射後に局所の追加照射が行われる．

(5) 喉頭癌

喉頭癌の主な原因として，喫煙，飲酒，アスベスト，胃食道逆流等がある．特に喫煙は喉頭癌患者の90％が喫煙者といわれるほどリスクが高い．喉頭癌は，声門上癌，声門癌，声門下癌に分類され，70％前後が声門癌，次に声門上癌が多く，声門下癌はまれである．

声門上癌は，早期は喉の違和感等の風邪様症状であるため，経過観察され，発見が遅くなる傾向がある．声門癌は，早期から嗄声等により発見が早い．声門下癌は，進行するまで症状がないことが多く，発見が遅くなる傾向がある等の特徴がある．また声門上癌，声門下癌は頸部リンパ転移が多く，声門癌と比較し予後が悪い．

早期症例では4～6 MV X線により局所に60～70 Gy/30-35 Fr.，進行症例では原発腫瘍と頸部リンパ節領域に対して40 Gy/23 Fr.照射後，局所と転移リンパ節30 Gy/15 Fr.の追加照射が行われる．声門癌では早期に発見されることが多く，リンパ節転移も少ないことから5×5 cm²～6×6 cm²程度の小さい照射野にて，ウェッジ左右対向2門照射（図5.23）が用いられる．

この際，下顎が照射野内に含まれないように顎を挙げたような位置合わせが望ましく，図5.24に示すような枕にて顎の角度を調整する．早期症例では放射線治療単独にて実施されることもあるが，深部浸潤を伴う場合や局所進行が強い場合は喉頭温存率向上のため化学療法が併用される．進行症例では化学療法同時併用が標準的となる．

(6) 甲状腺

甲状腺疾患には，甲状腺機能亢進症，甲状腺機能低下症，結節性甲状腺腫，バセドウ症，橋本病，悪性リンパ腫等多くあり，甲状腺癌の組織型は，分化癌（乳頭癌，濾胞癌，低分化癌），髄様癌，未分化癌に分類される．甲状腺癌では手術が基本となり，術後に組織型により甲状腺ホ

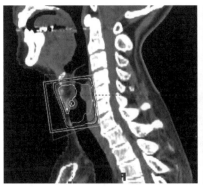
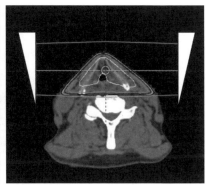

図5.23 声門癌照射野の一例

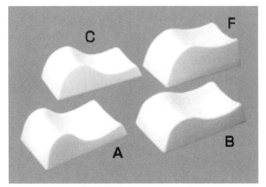

頭頸部用発泡スチロール枕

図5.24 頭頸部用枕の一例（文献20））

ルモン療法（TSH抑制療法），放射線治療，化学療法等が実施される．外部照射は，分化癌で術後残存の可能性があるが，追加切除，非密封放射線治療が困難な場合等で適応となり，50～60 Gy/25～30 Fr.（4～6 MV X線）程度で照射される．未分化癌では，術後補助療法や手術ができない場合に照射されることがある．悪性リンパ腫は放射線感受性が高く40 Gy/20 Fr.程度での照射の適応があるが，放射線甲状腺炎による甲状腺機能低下の確率が高く注意が必要である．

バセドウ病，中毒性結節性甲状腺腫，甲状腺癌および転移巣に対して^{131}Iヨウ化ナトリウムカプセルを用いた放射性ヨウ素内用療法の適応となる．

5.6.3 肺，縦隔

胸腺，心臓，大血管，食道，気管等の縦隔臓器に由来し，発生する縦

隔腫瘍は，悪性リンパ腫と一部の良性腫瘍を除き，手術による摘出が第一選択となるものが多い．また肺癌も早期のものは手術が選択されることが多い．放射線治療が選択される場合は，深部に腫瘍が存在する場合が多く，6〜10 MV X線が使用される．肺の定位放射線治療では，10 MV X線は腫瘍内で再ビルドアップを生じることがあるため，4〜6 MV X線が使用される．

肺，縦隔部位への放射線治療では，急性反応として肺炎，食道炎，晩期反応として食道狭窄・潰瘍，肺線維症，肋骨骨折，心外膜炎，冠動脈狭窄を考慮する．

(1) 胸腺

増殖するスピードが比較的遅い胸腺腫と増殖のスピードが速く，転移しやすい胸腺癌のいずれも手術が第一選択となる．胸腺腫のうち，完全に皮膜で覆われている胸腺腫であるI型では完全切除できれば再発率が低いため，放射線治療の適応はないが，周囲に浸潤しているような病期では進行度が増すにつれ局所再発抑制のための化学療法も含めた術後照射が推奨される．

胸腺癌は治療方法が確立していないが，手術のみでの根治は困難であるための化学療法も含めた術後照射が考慮される．術後照射では40〜45 Gy/20〜25 Fr.，残存がある症例では10〜20 Gy/5〜10 Fr.の追加照射を行う．胸腔内播種，手術不可症例では化学療法後に60〜70 Gy/30〜35 Fr.の照射を行う．

(2) 肺

肺癌の治療方針[21]は，非小細胞肺癌（腺癌，扁平上皮癌，大細胞癌）と小細胞肺癌で治療方針が異なる．

非小細胞肺癌ではⅢA期までは手術の適応があり，特にⅠ〜Ⅱ期では手術が標準治療となるが，医学的な理由で手術できない場合には根治的放射線治療が第一選択となる．また患者の希望により放射線治療が選択されることもある．放射線治療の主な対象は切除が困難なⅢ期の非小細胞肺癌となり，患者の状態が良い場合には化学放射線療法が選択される．

照射野は進行度により異なり，Ⅰ，Ⅱ期の末梢型でN0の場合，予防的縦隔照射は必須ではなく，原発巣に60〜70 Gy/30〜35 Fr.の照射を行う．T1〜T2aでは，体幹部定位照射（48 Gy/4 Fr.）の適応もある．中枢型ではリンパ節転移のリスクを考慮し，原発巣および非患側を含む肺門・縦隔予防照射を40〜44 Gy/20〜22 Fr.にて行った後に，局所に縮小し総線量60〜70 Gy/30〜35 Fr.の照射を行う（図5.25）．

5.6 疾患分類別の放射線治療

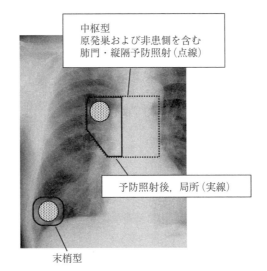

図 5.25　非小細胞肺癌 I，II 期 N0 照射野の一例

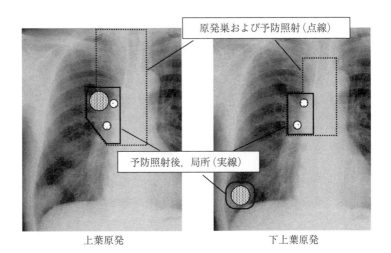

図 5.26　非小細胞肺癌 III 期照射野の一例

III期では，非患側を含む縦隔予防照射 40〜44 Gy/20〜22 Fr. 照射後，局所および患側肺門に縮小し総線量 60〜70 Gy/30〜35 Fr. の照射を行う（**図 5.26**）．この際，上葉原発のときは縦隔予防照射時に患側鎖骨上窩リンパ節まで照射野を含める．下葉原発かつ末梢のときに肺門と末梢原発巣を1つの照射野で照射すると照射野が広くなるため，照射野を分けて照射を行うこともある．

小細胞肺癌では，限局型小細胞肺癌が放射線治療の適応となり，進展型小細胞癌は薬物療法が実施される．限局型小細胞肺癌 I〜II A 期は

手術が推奨されており，完全切除例に対して，プラチナ製剤併用療法を行うよう推奨されている．医学的な理由で手術ができない症例では化学放射線療法が標準治療となり，増殖が速いため 45 Gy/30 Fr. の加速過分割照射法が推奨されている．

　加速過分割照射法が不可能な場合には通常分割照射法にて 50〜60 Gy/25〜30 Fr. の照射を行う．また定位照射が選択されることもある．Ⅰ〜ⅡA 期以外の場合，全身状態が良好であれば化学放射線療法，全身状態が不良であれば薬物療法が主体となる．さらに限局型小細胞肺癌の初回治療で完全寛解が得られた症例に対して，予防的全脳照射 25 Gy/10 Fr. が推奨されている．

　肺癌の放射線治療では，腔内照射も実施されることがある．腔内照射での線量評価点は，線源中心から主気管支では 10 mm，葉支以下では 5 mm とし，外照射 40 Gy/20 Fr. に週 1 回の腔内照射 18 Gy/3 Fr. にて行う．

　胸腺腫術後の胸膜播種抑制やユーイング肉腫，ウィルムス腫瘍等の肺転移の転移拡大抑制のため，10〜20 Gy（1.5 Gy/Fr.）にて全肺照射が行われることがある．この際，線量率 10 cGy/min 以上で間質性肺炎の発生率が上昇するため，低線量率での照射を行う．

(2) 心　臓

近年，難治性心室頻拍に対する体幹部定位照射等の報告はあるが，一方，左乳房術後照射後に虚血性心疾患が増加するとされており，外部照射の適応となることが少ない部位である．また，小線源治療として冠動脈形成術（PCI：percutaneous coronary intervention）後に血管平滑筋細胞の増殖を抑制し，再狭窄率低下する目的で，γ 線源：^{192}Ir，β 線源：^{90}Sr/^{90}Y，^{32}P を用い 12〜18 Gy の照射を行うことがある．しかし薬物溶出性ステント（DES：drug eluting stent）の使用により再狭窄は従来のステントに比べて劇的に減少しており，小線源治療の実施施設は多くない．

5.6.4　消 化 器

消化器のうち，小腸，大腸（直腸を除く）は，周辺に耐容線量の低い部位が多いため，放射線治療の適応となりにくい．また放射線治療が選択される場合は，深部に腫瘍が存在する場合が多く，6〜10 MV X 線が使用される．

　食道等の胸部への放射線治療では，急性反応として肺炎，食道炎，晩

期反応として食道狭窄・潰瘍，肺線維症，肋骨骨折，心外膜炎，冠動脈狭窄等を考慮する．腹部への放射線治療では，急性反応として胃・十二指腸潰瘍，軟便・下痢，晩期反応として腸閉塞等を考慮する．

(1) 食　道

腫瘍が粘膜内にとどまっており，リンパ節転移もない0期では，腫瘍が粘膜筋板に到達しておらず全周3/4未満の場合や全周3/4以上となっているが長径が5 cm以下のような場合には，内視鏡的粘膜切除術（EMR：endoscopic mucosal resection）が推奨されている．また粘膜筋板に到達しているが全周3/4未満の場合にもEMRが推奨されている．これら以外の場合には，進行度に応じて，手術または化学放射線療法，化学放射線療法または放射線治療が選択される．特にⅠ期では手術または化学放射線療法が標準治療として推奨されており，化学放射線療法は手術と同等の治療効果が得られると報告されている．Ⅱ，Ⅲ期では術前化学放射線療法が実施されることもある．

粘膜癌や表在癌の段階では，原発巣から上下2〜5 cm程度のマージンをとり局所照射が行われるが，進行癌になると原発巣と所属リンパ節領域，転移リンパ節の存在するリンパ節領域を含めた範囲への照射となる．頸部〜噴門までの食道所属リンパ節への照射となるため，照射野が広く，また照射野形状からlong-T照射野（**図5.27**）と呼ばれる．

この広い照射野で前後対向2門にて41.4 Gy/23 Fr.照射後，脊髄の耐容線量を超過しないように斜対向2門等にし，脊髄を照射野から外した照射野で24 Gy/12 Fr.の追加照射を行う．頸部食道では前方斜2門照射等が用いられる．また術前照射では41.4 Gy/23 Fr.の照射が行わ

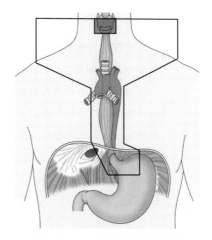

図5.27　long-T照射野の概念図

(2) 胃

胃癌のほとんどが腺がんで大きく分化型と未分化型に分けられる．放射線治療はⅣB期の姑息的照射以外はほとんど適応とならないが，胃悪性リンパ腫である胃MALTリンパ腫において，病変が胃のみの限局期にある症例が適応となる．H.pylori除菌治療後のリンパ腫残存例またはH.pylori陰性例であり，胃および胃周囲リンパ節に対して30 Gy/20 Fr. が推奨されている．胃への照射では，食事量により胃の大きさが変化するため，夜絶食とし午前中に照射等のスケジュールを設定し，胃の大きさが一定となるように注意する必要がる．また治療期間中も治療用照射野との整合性を定期的に確認する必要がある．

(3) 直 腸

早期直腸癌では，内視鏡手術，外科手術が選択され，放射線治療の適応とならないことが多い．進行癌において骨盤内再発予防，再発の症状緩和，人工肛門を回避する目的での補助療法として，化学療法併用の術前照射 40〜50.4 Gy/20〜28 Fr.，術後照射 50〜50.4 Gy/25〜28 Fr. が実施される．病変の残存や局所再発の場合には腸管が 50 Gy を超えないように照射野を変更し 60 Gy まで照射する．

(4) 肝臓癌[22]

Child-Pugh 分類が A または B で，肝臓以外への転移がない場合の治療は，肝切除，ラジオ波焼灼療法（RFA），肝動脈化学塞栓療法（TACE）が中心であり，遠隔転移がある場合には薬物療法，Child-Pugh 分類 C の場合は，肝移植も選択となる．放射線治療の適応基準および線量分割法については十分なエビデンスがないが，体幹部定位放射線治療や粒子線治療を希望する場合は実施対象となる．

体幹部定位放射線治療は，1〜3個の肝細胞癌において，切除・穿刺局所療法が困難な Child-Pugh 分類が A〜B 7 点，腫瘍径が 5 cm 以下の場合に弱い推奨となっている．また原発病巣が直径 5 cm 以下であり転移病巣のない原発性肝癌，3個以内で他病巣のない転移性肝癌は，体幹部定位放射線治療の保険診療適用となっている．

線量分割等は報告によりさまざまであり，35〜40 Gy/5 Fr.，40 Gy/5 Fr. 等がある．粒子線治療も切除・穿刺局所療法が施行困難な肝細胞癌に対して弱い推奨となっており，陽子線治療では 45〜75 GyE/10〜24 Fr.，炭素線治療では 48〜79.5 GyE/4〜15 Fr. 等のさまざまな線量分割の報告がある．

(5) 胆道癌

胆道癌は，発生部位によって胆管癌，胆嚢癌，乳頭部癌に分類され，手術が第一選択となるが，切除困難な場合は化学療法が標準治療となる．放射線治療は，切除困難な症例や，切除断端陽性，リンパ節転移を有する症例に対して，術後化学放射線療法が実施される．外部照射50〜55 Gy/25〜23 Fr. や外部照射45 Gy/22〜23 Fr. に加えて密封小線源治療24 Gy/4 Fr. 等がある．密封小線源治療時にはPTCDドレナージチューブに逆行性にカテーテルを挿入し，高線量率照射が行われる．

(6) 膵臓[23]

切除可能膵癌に対する術前補助療法として化学放射線療法は行うべきか否かは明らかでなく，また術中放射線療法は行わないことが推奨されている．また切除可能境界膵癌に対しての術前補助療法として化学放射線療法は弱く推奨されている．局所進行切除不能膵癌に対する一次治療として化学放射線療法または化学療法単独による治療が推奨されており，この際，CTVはGTVと転移頻度の高いリンパ節群を含む範囲とし，大動脈周囲リンパ節への予防照射は照射野内に含まれる腸管の体積が増えるため行わず，通常分割照射であれば50.4〜54 Gy/27〜30 Fr. の照射が行われる．

体幹部定位放射線治療やIMRTでは50 Gy/5 Fr. や67.5 Gy/15 Fr.，重粒子線43.2〜55.2 GyE/12 Fr. 等の照射も実施されている．また痛み等の局所症状を伴う切除不能膵癌に対して，放射線療法や化学放射線療法を行うことが提案されている．

5.6.5 泌尿器

泌尿器系悪性腫瘍の治療として，原発病巣の直径が5 cm以内で転移病巣のない原発性腎癌は体幹部定位照射の保険診療適用であるが，尿管癌は周辺に耐容線量の低い部位が多いため，根治的治療を目的として放射線治療が選択されることは少ない．また膀胱癌も一部の症例に限られる．放射線治療が選択される場合は，深部に腫瘍が存在する場合が多く，6〜10 MV X線が使用される．

泌尿器系疾患への放射線治療では，急性反応として軟便・下痢，頻尿，肛門炎，排尿痛・困難，晩期反応として腸閉塞，尿道狭窄，直腸出血，骨盤骨折，性的機能低下等を考慮する．

(1) 膀胱癌

膀胱癌は，筋層非浸潤性膀胱癌であればTURBT（経尿道的膀胱腫瘍

切除術）やその後の膀胱内注入療法，転移のない筋層浸潤性膀胱癌であれば膀胱全摘除術が選択されるため，放射線治療は標準治療とならない．筋層浸潤性膀胱癌で膀胱摘出を望まない，高齢もしくは全身状態不良のため手術困難等の場合に，TURBT や薬物療法等と組み合わせた集学的治療の一部として放射線治療が適応となる．

骨盤内の予防照射を行う場合には，両内・外腸骨リンパ節領域を含めた全骨盤照射 41.4～50.4 Gy/23～28 Fr. 実施後に，原発巣や膀胱全体，腫大リンパ節に照射野を絞り 15～20 Gy 追加照射し，総線量 60～66 Gy を照射する．

5.6.6 生 殖 器

生殖器への放射線治療では，骨盤部や外陰部のみでなく，腹部傍大動脈リンパ節領域まで含まれることがある．放射線治療が選択される場合は，深部に腫瘍が存在する場合が多く，6～10 MV X 線が使用されるが，外陰部等では 4 MV X 線や電子線が使用される．

腹部・骨盤部への放射線治療では，急性反応として胃・十二指腸潰瘍，軟便・下痢，膀胱炎，直腸炎，会陰部・鼠径部の皮膚炎，晩期反応として尿道狭窄，膀胱出血，直腸出血，骨盤骨折，性的機能低下，大腿骨頭壊死，会陰部・鼠径部の潰瘍等を考慮する．

(1) 前立腺癌[24]

腫瘍が前立腺内にとどまり，病期 T1～T2a，グリーソンスコア 6 以下，PSA 値 10 ng/mL 未満の低リスク群から外部照射および密封小線源治療の適応となる．外部照射では表 5.5 に示すように，中リスク群以降でホルモン療法との併用により，局所のみ 3 次元原体照射 70～72 Gy/35～36 Fr.，IMRT 74～78 Gy の照射が行われる．以前は高リスク症例を中心に慣例的に骨盤リンパ節領域に対する予防的照射（全骨盤照射）45～50.4 Gy/25～28 Fr. に加えて，総線量 70～72 Gy となるように局所照射が実施されていたが，現在は画一的に照射することは推奨されていない．

前立腺癌細胞の α/β 比は 1.5 前後と直腸等のリスク臓器の晩期反応の 3 よりも低いため，寡分割照射が抗腫瘍効果と有害事象のバランス上有利であると考えられている．IMRT の場合には 60 Gy/20 Fr. 等の中程度寡分割照射，転移病巣のない限局性の前立腺癌は体幹部定位照射の保険診療適用であり，この場合には 40 Gy/5 Fr.，36.25 Gy/5 Fr. 等の超寡分割照射が実施されている．

表5.5　前立腺癌外部照射とホルモン療法との関係

	方法
低リスク	外部照射単独
中間リスク	ホルモン療法（4-6ヵ月）併用
高リスク	ホルモン療法（2-3年）併用
T3b-T4	ホルモン療法（2-3年）併用
リンパ節転移あり	ホルモン療法（2-3年）併用またはホルモン療法

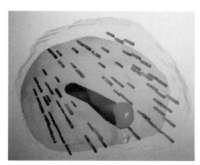
刺入計画時のイメージ画像

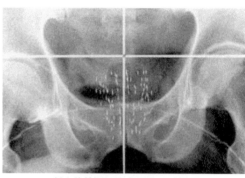
刺入後線源個数確認用のX線画像

図5.28　^{125}I 前立腺刺入の一例

　密封小線源治療は，^{125}I による低線量率永久挿入照射，RALS を使用した高線量率組織内照射がある．低線量率永久挿入照射は，限局性前立腺癌の根治療法の1つであり，前立腺の大きさに依存するが144～160 Gy の処方線量となるように数十から100個近くの ^{125}I 線源を挿入（図5.28）することで，低リスク群では手術と同等の治療成績を収めている．

　また中間リスク群以上の限局性前立腺癌では被膜外浸潤，精嚢浸潤を有する潜在性が高まるため，密封小線源を110 Gy 程度の処方線量とし，外部照射 45 Gy/25 Fr. 等が併用される．中リスク群では限局性前立腺癌に対しては外照射・内分泌療法併用により良好な治療成績，高リスク群でも外照射・内分泌療法併用により他の療法と比較し良好な治療成績が得られている．

　^{125}I 線源挿入の適応外となる症例は，前立腺が大きい，前立腺肥大症の手術等で前立腺に欠損部がある，麻酔を含め治療を安全に実施できない場合であり，前立腺が大きい場合は術前モルモン療法を行い，前立腺を縮小後に線源挿入が実施されることもある．^{125}I 線源挿入後の最も多い副作用は排尿障害で，治療後早期に頻尿，尿意切迫感，排尿困難感，排尿時痛，血尿等が出現することがある．また直腸障害，性機能障害も

副作用にあげられる．

　密封小線源治療の利点として，外部照射と比較し，前立腺の移動の影響がなく，線量分布が優れる，前立腺内部への高線量の照射が可能，全摘除術と比較し，性機能障害，尿失禁等への影響が少ない低侵襲であり，合併症が少ない，入院期間が短い等がある．一方，欠点として，外照射と比較し，前立腺被膜外への線量が極端に低く，浸潤巣には無効，穿刺に伴う侵襲があり，入院が必要，全摘除術と比較し放射線障害の可能性，摘除術以上の治療が望めない等があり，マイグレーション（移行）といわれる ^{125}I 線源が前立腺から逸脱し血流により骨盤内や肺に移行することもある．

　高線量率組織内照射は，線源がアプリケータ針内を移動するため，被膜外まで十分に治療域に含めることが可能であり，中間〜高リスク症例も単独治療の積極的な適応とすることができる．照射は 13.5 Gy×2 Fr., 6 Gy×8〜9 Fr., 9.5 Gy×4 Fr. 等さまざまであるが，治療期間中は会陰部から刺入したアプリケータを留置したままとなる．外部照射と併用する場合は，外部照射 45 Gy/25 Fr. に加えて，高線量率照射 9 Gy×2 Fr., 6 Gy×4 Fr. 等がある．

　外部照射，密封小線源治療とも前立腺照射時には，直腸障害に注意する必要があり，前立腺と直腸の距離を離す目的で前立腺と直腸の間に Space OAR と呼ばれるゲルを注入することもある．

　非密封小線源治療として，転移性去勢抵抗性前立腺癌用治療薬の ^{177}Lu-PSMA-617 もある．

(2) 精巣癌

　精巣癌は精巣（睾丸）内の生殖細胞から発生する胚細胞腫瘍であり，大きく分けてセミノーマ（精上皮腫）と非セミノーマがあり，治療成績はセミノーマの方が良い．治療は第一選択として患側精巣を精索とともに摘除する高位精巣摘除術となる．セミノーマは，放射線治療と化学療法の両方が有効であるため，I期では術後，無治療のまま経過観察もあるが，副作用も考慮し，再発予防のため予防的に放射線治療（20 Gy/10 Fr.）もしくは化学療法が実施される．IIA 期では，腹部大動脈周囲のリンパ節に対し，放射線治療（20 Gy/10 Fr.＋10〜16 Gy/5〜8 Fr.）または化学療法，IIB 期では化学療法が主体となる．非セミノーマは，放射線治療効果は低く，化学療法が主体となる．

(3) 子宮体癌

　子宮体癌は，出産経験無し，閉経が遅い，肥満，エストロゲン産生腫

瘍等エストロゲンに依存するタイプ1と糖尿病，遺伝性因子等エストロゲンに依存しないタイプ2がある．タイプ1は予後良好であるが，タイプ2は予後が不良である．日本では子宮頸癌の発生頻度が高いが，欧米では子宮体癌の発生頻度が高い．日本でも食生活の欧米化や晩婚化により増加傾向にある．治療は手術が中心であるが，手術不可能症例や術後の再発リスクが中程度以上で放射線治療が実施されることがある．また子宮体癌は放射線感受性の低い腺癌が大部分を占めており，手術よりも成績は劣ると考えられている．

手術不可能症例や切除不能進行癌で根治的放射線治療を目指す場合は，全骨盤照射 30.6～41.4 Gy/17～23 Fr. 後に，腔内照射による過剰照射を防ぐ目的で中央遮へいを行い，総線量 45～50.4 Gy/25～28 Fr. までの外部照射と腔内照射 18～24 Gy/3～4 Fr. を併用した治療を行う．

腔内照射が不可能な症例では，原体照射野や IMRT 等で局所には 60～70 Gy となるように外部照射を行う．また腔内照射時に，腫瘍が大きい場合や術後膣断端陽性等で十分な線量投与が困難な場合は，組織内照射を併用した組織内照射併用腔内照射（ハイブリッド小線源治療）が行われる．

(4) 子宮頸癌

子宮頸癌は，扁平上皮癌が8割程度と腺癌よりも多い．またヒトパピローマウイルス（HPV）の感染が主因とされている．腺癌は早期から転移が起きやすく，治療抵抗性があるため，扁平上皮癌と比較し予後が悪いが，治療方法に関するエビデンスが不足しており，治療は扁平上皮癌と同じ方法で行われる．前癌病変やⅠA期では，子宮頸部円錐切除術で組織診を行い，その結果に基づいて治療方針が決定される．

放射線治療の適応となるのはⅠB1，ⅡA1期以降となり，ⅠB1，ⅡA1期では，手術療法と根治的放射線治療では5年無病生存率および5年生存率に有意差はないため，広汎子宮全摘術あるいは根治的放射線治療が推奨されている．ⅠB2，ⅡA2，ⅡB期では，広汎子宮全摘術（＋補助化学療法）あるいは放射線治療と化学療法を同時に行う同時化学放射線療法（CCRT）が推奨されている．Ⅲ，ⅣA期では，手術は推奨されておらず，CCRT が推奨されている．それぞれの病期での外部照射，腔内照射の一例を**表 5.6** に示す．

全骨盤照射では4門（**図 5.29**），中央遮へい使用時には前後対向2門（**図 5.30**）で照射される．また傍腹部大動脈リンパ節転移が認められた場合には，傍腹部大動脈リンパ節領域への照射も行われる．CCRT の

表5.6 子宮頸癌外部照射と腔内照射との関係

進行期	外部照射（1.8-2.0 Gy/Fr.）		腔内照射 HDR (6 Gy/Fr.)
	全骨盤	中央遮蔽	
ⅠB1, ⅡA	20	30	24
ⅠB2, ⅡB, Ⅲ	30	20	24
	40	10	18
ⅣA	40	10	18
	50	0	12

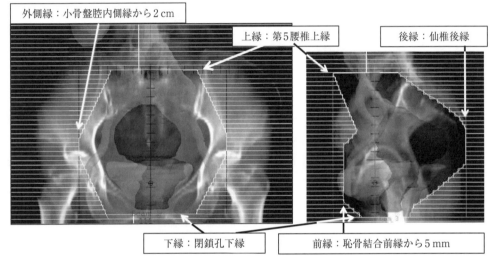

図5.29 子宮頸がん全骨盤照射の照射野一例

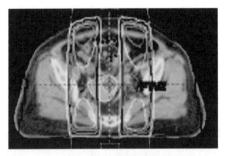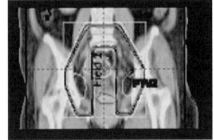

図5.30 子宮頸がん中央遮へい照射の照射野一例

タイムスケジュールの一例を図5.31に示す．腔内照射実施日は外部照射を休止しながら併用照射が行われる．ⅣB期では，化学療法が主体であるが，腫瘍関連合併症に伴う症状が強ければ，原因病巣に対する緩和的放射線治療が行われる．

5.6 疾患分類別の放射線治療

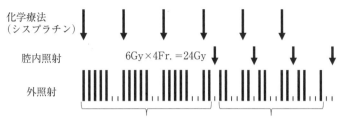

図5.31 同時化学放射線療法（CCRT）スケジュールの一例

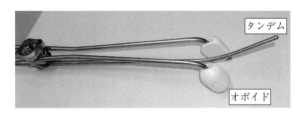

図5.32 タンデム，オボイドアプリケータの一例

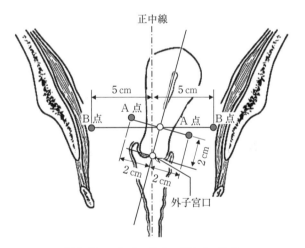

図5.33 マンチェスター法のA, B点

　腔内照射では，子宮腔内に挿入するタンデムと腟円蓋部の左右に設置する卵型のオボイドが使用され（図5.32），マンチェスター法による線量評価が行われる（図5.33）．

　マンチェスター法によるA点は，外子宮口を基準として，前額面上，子宮腔長軸に沿って上方2 cmの高さを通る垂線上で，側方に左右それぞれ2 cmの点とし腔内照射の病巣線量の基準点に用い，原発巣の治療

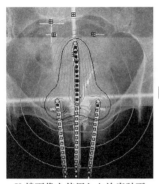
X線画像を使用した治療計画

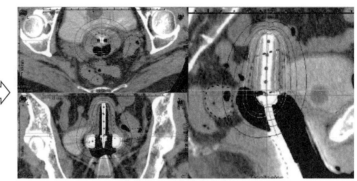
CT, MRI像等の断層像を使用した治療計画
画像誘導密封小線源治療（IGBT）

図5.34 密封小線源治療計画方法（IGBT）

量に加えて膀胱・直腸の障害量の指標となる点である．A点線量に左右差があるときは少ない方の線量を用いる．

B点は，骨盤腔内にて前額面上の左右A点の中間の高さで正中線より側方5cmの点であり，骨盤壁への浸潤病巣，骨盤リンパ節に対する治療量の指標となる．しかし，A点線量による原発巣の線量評価では，腫瘍サイズが大きくA点よりも低い線量域まで原発巣が拡がる場合には過少線量となり局所制御ができない．腫瘍サイズが小さくA点よりも高い線量域に原発巣がすべて含まれる場合には過大線量となり，有害事象の増加が懸念されるため，治療用のアプリケータを挿入した状態でCTやMRI等の断層画像を撮影し，外部照射と同じように腫瘍やリスク臓器，各マージンを設定し，最適な線量分布となるように治療計画を行う画像誘導密封小線源治療（IGBT：Image Guided Brachytherapy）が小線源治療の主流となっている（**図5.34**）．

また子宮体癌と同じく，腫瘍が分厚く不整形の場合，腔内照射からの均等な線量分布の拡大では近接するリスク臓器の線量も増加するため，腔内照射による均等な線量域の拡大は行わず，不足分は組織内照射を併用するハイブリッド小線源治療が行われる．

(5) 卵 巣

卵巣癌の治療は手術と薬物療法が中心となり，初回治療によく奏功するが，治療後2年以内に半数以上が再発することが多い．放射線治療は卵巣癌の初期治療としてではなく，再発癌に対して主に症状緩和目的で実施される．放射線治療の腫瘍縮小効果による疼痛，出血等の症状緩和，脳転移に対する症状緩和に加えて予後改善目的等がある．腹膜播

種，後腹膜リンパ節転移等は化学療法の適応となることが多いが，一部に全腹部照射が適応となることがあり，横隔膜下から全骨盤までを22.5～30 Gy/18～30 Fr.（1.25～1 Gy/Fr.）で照射する．この際，腎臓の耐容線量（TD5/5 23 Gy（体積3/3））超えない程度（15～20 Gy）に遮蔽する必要がある．

(7) 膣・外陰部

膣癌は，外子宮口まで進展しているものは子宮頸癌，外陰まで進展しているのは外陰癌に分類される．膣扁平上皮癌の80％程度からHPV（ヒトパピローマウイルス）を検出され，高齢者に多く，ほとんどが扁平上皮癌であることからCCRTを考慮した放射線治療が選択されることが多い．膣上部2/3までに局在する腫瘍のリンパ経路は主に骨盤リンパ節，膣下部1/3は鼠径リンパ節に流入するため，外部照射では，原発巣が膣上部2/3の場合，閉鎖リンパ節，内・外腸骨リンパ節，総腸骨リンパ節，仙骨リンパ節領域をCTVに含め，膣下部1/3の場合，鼠径部をCTVに含める．また膣後壁浸潤がある場合は，傍直腸リンパ節，膣入口部浸潤がある場合は外陰部をCTVに含める．Ⅰ期で腫瘍の厚みが5 mm以下の症例には，密封小線源治療または外部照射と密封小線源治療併用を考慮する．

密封小線源治療実施時には，膣粘膜全体をCTVとし，4～7 Gy/Fr.×3～6 Fr.で照射するが，密封小線源治療単独での再発率が2割強あるため，腫瘍の厚みが5 mm未満でも傍膣結合織浸潤の可能性がある場合は，外部照射を併用する．外部照射と密封小線源治療併用では，外部照射30～40 Gy後に，中央遮へいを挿入し総線量45～50 Gyまで照射する．密封小線源治療が適応外の症例では外部照射のみ65-70 Gyまで照射する．Ⅰ期で腫瘍の厚みが5 mmを超える，またはⅡ～ⅣA期の症例には，外部照射と密封小線源治療併用または外部照射のみを考慮する．密封小線源治療時には，病巣が膣円蓋部に限局し腫瘍の厚みが5 mm以下であれば，シリンダーやオボイドアプリケータを用いた腔内照射であるが，腫瘍の厚みが5 mmを超える場合は組織内照射も検討される．

外陰癌は，手術が第1選択となり放射線治療は主に術後補助療法であるが，高齢者に多い疾患のため，手術に伴う合併症・後遺症を考慮し，内科的合併症による手術不適応症例等では根治的放射線治療でCCRTが選択されることもある．また周辺臓器への浸潤が及ぶ局所進行例に対する骨盤除臓術によるQOL低下を回避するために，術前同時化学放射

線療法（CCRT）も考慮した治療を行う．

　術後照射として，切除マージン8mm未満または高度な脈管侵襲が認められる場合は原発部位へ15～20 Gyの照射を考慮し，鼠径リンパ節転移2個以上またはリンパ節転移の被膜外浸潤が認められる場合は，鼠径部および骨盤リンパ節への照射45～50.4 Gy/25～28 Fr.が推奨されている．手術不能例に対しての根治的放射線治療では，鼠径リンパ節転移が認めない場合でも鼠径部を，認められる場合は骨盤リンパ節領域をCTVに含め，リンパ節領域に40～50 Gy照射後，病巣部に20 Gyの照射を行う．病巣部への照射では電子線が使用されることもある．また病巣部の大きさ，進展範囲に応じて組織内照射も考慮する．

5.6.7 皮膚がん

　主な皮膚がんとして，基底細胞癌，有棘細胞癌，悪性黒色腫（メラノーマ），乳房外パジェット病，皮膚T細胞リンパ腫（菌状息肉症）等がある．手術による切除が第一選択となるものが多いが，根治的放射線治療が行われる疾患もある．放射線治療が選択される場合は，深部への進展範囲によっては4～6 MV X線が使用されることもあるが，主に電子線が使用される．X線を使用する際には皮膚表面線量が低下するためボーラスを使用して表面線量の調整を行う．

　皮膚への放射線治療では，急性反応として皮膚炎，疼痛，紅斑，晩期反応として皮膚潰瘍，色素沈着，瘢痕，浮腫等を考慮する．

(1) 基底細胞癌

　日本人に最も多い皮膚がんであり，表皮の最下層である基底層や毛包等を構成する細胞から発病する．紫外線の影響が大きく，目や鼻の周り等の顔面に発症することが多い．転移はほとんど見られず，主な治療法は外科的切除であり，放射線治療，凍結療法等よりも優位に局所再発率が低い．

　放射線治療は，5年局所制御率は93～96％と高く，切除後の機能面，整容性や患者の全身状態から手術が困難な場合，患者が手術を希望しない際の根治的治療法となる．腫瘍径2cm未満では，60～64 Gy/30～32 Fr., 50～55 Gy/15～20 Fr., 40 Gy/10 Fr., 30 Gy/5 Fr.等の照射を行う．腫瘍径2cm以上，骨や深部組織に浸潤している場合は，60～70 Gy/30～35 Fr., 45～55 Gy/15～20 Fr.等の照射を行う．晩期反応を考慮すると若年者への照射は慎重に検討する必要があり，一般的に60歳以上が望ましい．手術の残存腫瘍があった場合の術後放射線治療では

60～64 Gy/30～35 Fr., 50 Gy/20 Fr. 等の照射を行う．

(2) 有棘細胞癌

表皮にある有棘細胞が悪性化する皮膚がんであり，有棘細胞がんの約60 %が日光露出部に発生するとされている．所属リンパ節転移や遠隔転移を生じる可能性は低く，手術を基本とする局所療法により90 %以上の症例で治癒が期待できるが，基底細胞癌と同様の理由で手術が適応とならない場合は，根治的放射線療法を行うことが推奨されている．

表在性腫瘍には主に電子線を使用し，ボーラスを適切な線量となるように使用しながら，腫瘍径 2 cm 未満では，64 Gy/32 Fr., 55 Gy/20 Fr., 50 Gy/15 Fr., 35 Gy/5 Fr., 腫瘍径 2 cm 以上では，66 Gy/33 Fr., 55 Gy/20 Fr. 等のスケジュールが推奨されている．リンパ節郭清をしていない場合には，リンパ節転移部に 66～70 Gy/33～35 Fr. の照射を行う．術後照射の適応として，切除断端陽性例，神経浸潤，耳下腺浸潤等が考えられ，再発率を減少させるために，50 Gy/20 Fr. または 60 Gy/30 Fr. などの照射スケジュールでの術後放射線療法が推奨されている．

(3) 悪性黒色腫（メラノーマ）

メラノサイト（色素細胞）から生じるがんであり，進行が早く，再発転移しやすい．0 期〜Ⅲ期は原発巣切除が第 1 選択となり，術後放射線治療を一律に行うことは推奨されないが，不完全切除例等では術後放射線療法が考慮され，50～60 Gy/25～30 Fr. の照射が行われる．脳転移以外の遠隔転移に対して，放射線治療を行うことで半数以上の症例で症状緩和効果が得られ，また脳転移でも全脳照射 30 Gy/10 Fr. が頻用されるが，転移個数が少なく全身状態良好な症例では定位照射が行われる．

(4) 乳房外パジェット病

主に汗器官由来の細胞が癌化する表皮内癌の一種であり，パジェット細胞という癌細胞が増殖し，真皮まで腫瘍細胞が浸潤したのがパジェット癌（病）となる．乳頭や乳輪に生じた場合は乳房パジェット病，乳房外に生じた場合は乳房外パジェット病であり，外陰部や肛門周囲に多い．手術が第一選択であり，高リスク症例には術後放射線療法が検討されるが，照射スケジュールや照射範囲に関してのエビデンスが不足しており勧められていない．症状緩和のための姑息的治療として放射線治療が選択肢の一つとなっている．

(5) 皮膚 T 細胞リンパ腫（菌状息肉症）

菌状息肉症は皮膚 T 細胞リンパ腫で最も頻度が高く，年単位で病気が進行する低悪性度の悪性腫瘍である．かゆみや痛みがほとんどない紅

斑期，紅斑がふくらんだ状態，色調も鮮やかな紅色調に変化する扁平浸潤期，径1cm以上の深達性の浸潤または垂直方向への増殖を示す充実性・結節性病変がある腫瘤期の3段階に進行が分けられる．治療は，外用療法，免疫療法，光化学療法，放射線療法（局所，全身），化学療法等であり，手術の適応はない．

　放射線治療は，病変の消失を期待した局所照射，皮膚病変なしの状態が長期になることを期待して緩和的に照射する全身照射がある．電子線が使用され局所照射20～24 Gy/10～12 Fr.程度，全身照射では30～36 Gy/20～36 Fr.程度で照射する．全身照射は，全身皮膚電子線療法（TSEB：total skin electron beam 療法）と呼ばれ，すべての皮膚表面に均一に照射することを目指して照射を行う．この際，皮膚表面は凹凸があり，腋窩，会陰部，足底部等は線量不足になりやすいことから，体位を変えながら多方向から照射する方法がとられる．また皮膚表面線量を増加させるためのボーラスは使用できないことから，散乱体としてアクリル板を焦点と患者と間に配置する．

5.6.8　乳　　　腺[25]

　乳癌に対する放射線治療の目的は，局所・領域リンパ節再発の抑制であり，対象は乳房部分切除術後または再発リスクの高い乳房全切除術後症例である．乳房切除術と乳房温存術の生存率は変わらないが，術後放射線治療により局所再発率を約1/3に減少させることができ，乳房切除術と同等の局所再発率になるため，非浸潤性乳管癌，Ⅰ～Ⅱ期乳癌，ⅢA期の術前化学療法で病理学的完全奏効（pCR）になった場合における乳房温存手術後の全乳房照射は標準治療となっている．

　放射線治療の開始時期は，化学療法を施行しない患者では術後20週を超えないように，化学療法の併用の患者においては放射線治療開始前に化学療法を先行させるのが標準である．照射方法は，Half Field 法または Hinge 法による接線照射（図5.35）で，CTV を温存乳房全体とし，照射野の内側縁は正中，外側縁は中腋窩線から後腋窩線，上縁は頸切痕（胸骨柄上縁），下縁は乳房下溝の足方1cm程度（図5.36）にする．この際，腋窩郭清が実施されている場合は，腋窩リンパ節領域を積極的に CTV に含む必要はない．また肺野内は2cm程度，乳頭から2cm程度離れた範囲まで照射野に含める．通常分割照射 50 Gy/25 Fr.（4～6 MV X 線）と寡分割照射 42.56 Gy/16 Fr.で，治療成績や晩期反応は同等とされており，通院日数の負担軽減等の理由から，寡分割照射

5.6 疾患分類別の放射線治療

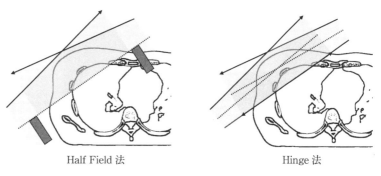

Half Field 法　　　　　　　　　　Hinge 法

図 5.35　乳房接線照射法

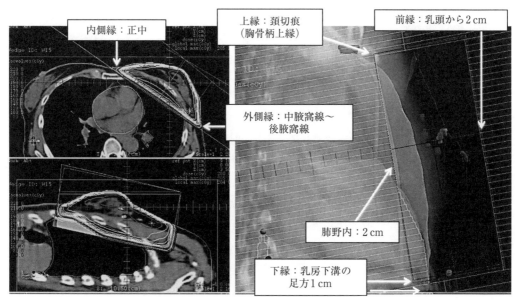

図 5.36　乳房接線照射の照射野設定

が標準的になっている（長期観察のデータは不十分であり，線量の均一性や心臓等の正常組織への線量に注意する必要がある）．

接線照射では，乳頭側と胸壁側で線量分布に差が生じ，乳頭側が高線量域となるため，ウェッジフィルタを用い線量分布を均一にする方法が実施されてきたが，ウェッジフィルタを使用せず，全乳房照射後に乳頭側の高線量となっている領域（**図 5.37 a**）を MLC により遮へいし，胸壁側に線量を追加（図 5.37 b）することで，均等な線量分布（図 5.37 c）を得る Field in Field 法が標準的になっている．また切除断端陽性の場合は，腫瘍の局所制御率向上のため腫瘍床に対して主に電子線によるブースト照射 10～16 Gy/5～8 Fr., 10.64 Gy/4 Fr. を行う．切除断端陰

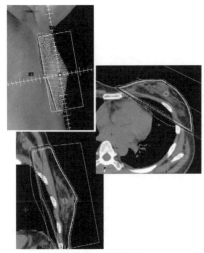
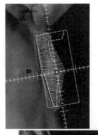
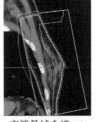
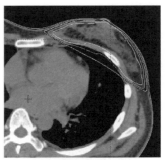

a. 全乳房照射野　　b. 高線量域を遮へいした照射野　　c. a+bの照射野による線量分布

図5.37　Field in Field 法の一例

性の場合でもブースト照射により乳房内再発が減少すると考えられており，特に若年者では再発リスクが高いためブースト照射が推奨されている．

腋窩リンパ節転移4個以上陽性の場合，鎖骨上窩リンパ節領域への照射50 Gy/25 Fr. が推奨されている．また乳房全切除術後の患者も腋窩リンパ節転移4個以上の患者では，乳房全切除術後放射線療法（PMRT）が推奨されており，PMRTにより，局所・領域リンパ節再発を約1/4〜1/3に低下させ，生存率を改善させることができる．この際，胸壁および鎖骨上リンパ節領域を照射野に含めることが標準治療となり，内胸リンパ節領域を含めることは弱く推奨されている．

照射期間の短縮と照射範囲の縮小による有害事象の減少を目的に，SAVI（Strut Adjusted Volume Implant）アプリケータ等を使用した密封小線源治療や術中照射等による加速乳房部分照射（APBI：accelerated partial breast irradiation）を実施する施設もあるが，現状では長期成績の検証が十分ではないため弱く推奨されている．

乳房への放射線治療では，急性反応として皮膚炎，紅斑，亜急性期となるが放射線肺臓炎，晩期反応として皮膚色素沈着・色素脱失，上肢リンパ節浮腫，肋骨骨折，心障害，上腕神経叢障害等を考慮する．特に左乳房照射時には心臓が照射野内に含まれるため，深吸気息止めを行うことで，乳房と心臓の距離を離して心臓への線量低減する深吸気息止照射

(DIBH：Deep Inspiration Breath Hold）が有効である.

5.6.9 骨,軟部組織

肉腫は,全身の骨や軟部組織（脂肪,筋肉,神経等）から発生する悪性腫瘍であり,骨系として骨肉腫（Osteosarcoma),軟骨肉腫（Chondrosarcoma),骨以外にも体中の軟部組織のどこにでも発生するユーイング肉腫（Ewing Sarcoma Family of Tumor),骨系以外として脂肪肉腫,血管肉腫,横紋筋肉腫,未分化多型肉腫,粘液線維肉腫,滑膜肉腫等がある.

骨肉腫は,主として青年および若年成人に発生し,膝周辺の長骨に多い.標準的治療は,手術による局所制御（患肢温存術含む）と術前・術後化学療法による微小転移の制御となり,化学療法,放射線治療単独では根治困難である.特にX線では難治性のため,粒子線の適応となる.

軟骨肉腫は30〜50歳代に多く発症し,好発部位は大腿骨,骨盤,上腕骨である.標準治療は基本的に手術のみであり,化学療法や放射線治療は効果が乏しい.

ユーイング肉腫は主に20歳以下の若年者に発症し,好発部位は大腿骨,骨盤骨,脊椎である.治療は,化学療法により病巣の縮小を図り,手術で確実な切除を目指す.放射線感受性が比較的高い腫瘍のために,脊椎や骨盤に発生し切除ができない症例では,放射線照射の適応となる.

5.6.10 造血器,リンパ系組織

主な造血器腫瘍としては,白血病,悪性リンパ腫,多発性骨髄腫がある.白血病,多発性骨髄腫では造血幹細胞移植の前処置として全身放射線照射,悪性リンパ腫では病巣への照射として放射線治療の適応となることがある.

(1) 白血病

白血病は,造血幹細胞（白血病細胞）が骨髄で自律的に増殖して正常な造血を阻害している病態であり,急性白血病（急性骨髄性白血病：AML,急性リンパ性白血病：ALL等),慢性白血病（慢性骨髄性白血病：CML,慢性リンパ性白血病：CLL等),骨髄異形成症候群等があり,治療は多剤併用化学療法が主体となる.第一寛解期の患者や化学療法のみで良好な長期予後が得られない場合,再発・難治例,ハイリスクの場合等で同種造血幹細胞移植が実施されることがある.この際,移植の前処置として全身放射線照射（TBI：total body irradiation）が実施

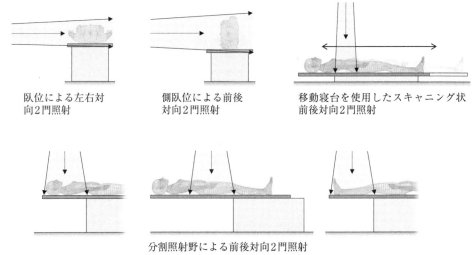

図 5.38　全身照射法の一例

されることがある．

　造血幹細胞移植には，従来から実施されている方法であり，腫瘍細胞を大量の化学療法および TBI により死滅させ，造血幹細胞を速やかに患者に生着させるフル移植（骨髄破壊的前処理による移植）と従来からの方法の強度を弱め，合併症を軽減させ，高齢者や臓器障害がある場合にも適応可能であり，フル移植よりも GVL 効果をより期待するミニ移植（強度減弱前処置や骨髄非破壊的前処理による移植）がある．骨髄破壊的前処理における抗腫瘍薬と比べた TBI の利点として

- 抗腫瘍薬が到達しづらい中枢神経や精巣，皮膚に存在する腫瘍細胞に対しても抗腫瘍効果を発揮する．
- 全身に高線量で均一な放射線を照射することができる．
- ほとんどの抗腫瘍薬と交差耐性を有さない．
- 排泄や毒性除去に関する問題を有さない．
- 遮蔽材を用いることにより照射線量の分布を調節することができる．

がある[26]．

　フル移植での TBI は 12.0 Gy/6 Fr. 等の照射を朝夕 6 時間以上の間隔をあけて 2 Fr./day の照射を行うが，ミニ移植では TBI を実施しない場合もあるが，実施する場合は 3〜4 Gy/2 Fr./day，2 Gy/Fr./day 等の線量を減らして実施される．照射方法は図 5.38 に示すように，全身に均等に照射するためにさまざまな方法がある．放射線治療室に十分な広さがある場合は焦点から患者までの距離を離した long SSD 法により臥

GVL 効果
移植したドナーのリンパ球が患者の体を異物と見なし，攻撃する免疫反応である移植片対宿主病（GVHD）があるが，患者の体内に残存する白血病細胞もドナーのリンパ球は異物と見なして免疫反応で攻撃する．このことを GVL（移植片対白血病）効果という．同種造血幹細胞移植後にドナーのリンパ球が増加し，免疫反応により患者の体内に残存する白血病細胞を攻撃し続けることが期待できる．

位や側臥位での照射が行われることが多いが，放射線治療室の広さや放射線治療装置の構成等を考慮し選択される．照射時には肺への線量率が10 cGy/min 以上で間質性肺炎の発生率が増加するとされており，肺への線量率を下げる必要がある．

(2) 悪性リンパ腫

悪性リンパ腫は，白血球中のリンパ球（B 細胞，T 細胞，NK 細胞）ががん化し，リンパ節，あるいはリンパ節組織のある臓器で増殖した病態であり，70 種類以上に細かく分離されるが，大別するとホジキンリンパ腫（HL：Hodgkin lymphoma），非ホジキンリンパ腫（NHL：non Hodgkin lymphoma）に分類される．

ホジキンリンパ腫は，古典的ホジキンリンパ腫（4つの病型）と結節性リンパ球優位型ホジキンリンパ腫に分類されるが，ほとんどが古典的ホジキンリンパ腫であり，横隔膜を挟んで上下の片側だけに病変がある限局期（Ⅰ～Ⅱ期）と横隔膜を挟んで上下両方に病変がある，リンパ節以外の臓器にも病変がある進行期（Ⅲ～Ⅳ期）がある．限局期および進行期とも放射線療法単独で治療することは推奨されておらず，化学療法単独または化学療法と放射線療法の併用が推奨されている．

以前は，拡大放射線療法（EFRT：extended field radiation therapy）であるマントル照射，亜全リンパ領域照射，全リンパ領域照射等に代表される系統的なリンパ節照射療法が行われていたが，現在は化学療法開始前に病変が存在した領域への放射線照射（IFRT：involved-field radiotherapy）30 Gy/15 Fr. が推奨されている．結節性リンパ球優位型ホジキンリンパ腫の限局期（Ⅰ～Ⅱ期）ではIFRT（30 Gy/15 Fr.）単独が推奨されており，発熱，寝汗，体重減少等の症状を伴う場合は，放射線治療後に化学療法を実施することもある．進行期（Ⅲ～Ⅳ期）では，再発/治療効果が得られなかった場合は化学療法を実施し，化学療法に放射線療法を併用することもある．

非ホジキンリンパ腫は，年単位で緩やかに進行する濾胞性リンパ腫，MALT リンパ腫等の低悪性度リンパ腫，週～月単位で進行するマントル細胞リンパ腫，びまん性大細胞型 B 細胞リンパ腫等の中悪性度リンパ腫，日～週単位で急速に進行するバーキットリンパ腫，リンパ芽球性リンパ腫，成人 T 細胞白血病リンパ腫等の高悪性度リンパ腫に臨床分類される．

濾胞性リンパ腫は低悪性度 B 細胞リンパ腫であり，Ⅰ期または隣接するⅡ期の巨大病変がない場合は，病巣部放射線治療（24～30 Gy/16～

20 Fr.) が推奨されている．MALT リンパ腫は胃 MALT リンパ腫（胃原発）と胃以外 MALT リンパ腫（胃以外の節外原発）に分類され，胃 MALT リンパ腫では，H.pylori 除菌後にリンパ腫の残存に対して放射線治療が検討され，H.pylori 陰性限局期に放射線療法（30 Gy/20 Fr.）が推奨されている．胃以外 MALT リンパ腫では，限局期に対して放射線治療（30 Gy/20 Fr.），外科切除，慎重な経過観察等が推奨されており，限局期再発の場合にも放射線治療は選択肢の一つとなる．

マントル細胞リンパ腫の限局期初回治療では，化学療法単独での治療効果は不良であるが，放射線療法の感受性が高いことから IFRT 単独（30～36 Gy），または IFRT と化学療法併用が推奨されている．びまん性大細胞型 B 細胞リンパ腫は日本における NHL のうち，最も発生頻度の高い病型であり，初発限局期では化学療法後に IFRT（30 Gy）を追加する．また IFRT の後に照射部位に病変が残存し，総照射線量が 40 Gy 未満の場合は，計 50 Gy 程度までの追加の IFRT を行う．

バーキットリンパ腫は放射線治療の有用性が示されておらず，適応となることは少ない．リンパ芽球性リンパ腫では，寛解後の地固め療法として局所再発予防を目的とした縦隔照射（30～39 Gy）が用いられることが多い．成人 T 細胞白血病・リンパ腫では，化学療法後の再発例に対して緩和的放射線治療が選択肢の 1 つとなっている．

また，CD20 陽性の再発または難治性の低悪性度 B 細胞性非ホジキンリンパ腫，マントル細胞リンパ腫の非密封小線源治療として，^{90}Y を使用した RI 標識抗体療法剤がある．

(3) 多発性骨髄腫

多発性骨髄腫は，B 細胞から生じた形質細胞（造血細胞）ががん化して骨髄腫細胞になり，骨髄・骨で増殖し，全身に症状をきたす疾患である．若年者症候性骨髄腫に対する自家造血幹細胞移植併用療法は，薬物療法単独と比べて無増悪生存期間を延長させることから推奨されており，再発・難治性骨髄腫患者に対しても自家造血幹細胞移植は適切な患者選択を行うことで生存期間の延長が期待できるため，TBI の適応となることがある．

5.6.11 転移性腫瘍

脳，肺，骨，リンパ節等の悪性腫瘍からの転移による放射線治療が実施される．本稿では脳転移，骨転移の放射線治療について述べる．

脳転移は原発巣として肺癌が最も多く，次いで乳癌が多い．治療方法

は，転移巣の数，大きさ，分布，原発腫瘍の状況，全身状態等によって，手術，化学療法，放射線治療が選択される．放射線治療では，明確な決まりはないが転移巣5個以上等の数が多い場合は全脳照射，4個以下等の少ない場合は定位放射線照射が選択される．しかし，オリゴメタスタシスの考えから，少数の転移巣を積極的に治療することで余命の延長を図ることを目的に定位放射線照射が選択されるケースも増えている．また分子標的薬や免疫チェックポイント阻害薬の導入により脳転移を有する患者の生命予後も大きく改善されており15～20 Gy/Fr. 程度のSRSよりも25～30 Gy/5 Fr. 程度のSRTを選択されることも多い．

骨転移の頻度は，剖検例で前立腺癌，乳癌は70～80％，肺癌は約50％あり，骨転移の疼痛緩和，脊髄圧迫に伴う麻痺の予防と改善，病的骨折予防の目的で放射線治療が実施される．外部照射により，病的骨折や脊髄圧迫を伴わない痛みの59～73％が緩和され，23～34％で消失する．また骨転移に伴う神経障害性疼痛も53～61％で緩和，26～27％で消失する．線量は照射部位や患者の予後を考慮し，50 Gy/25 Fr.，37.5 Gy/15 Fr.，30 Gy/10 Fr.，20 Gy/5 Fr.，8 Gy/Fr. 等の分割があるが，除痛効果に有意差はない．除痛効果は，早ければ1週間以内，有効例の半数で3週間以内，大部分が8週間以内に認められる．

非密封小線源治療として，骨転移のある去勢抵抗性前立腺癌に対する塩化ラジウム（^{223}Ra）がある．また固形癌患者における骨シンチグラフィで陽性像を呈する骨転移部位の疼痛緩和として^{89}Srの内用療法もあったが，現在は薬剤が供給停止となっている．

5.6.12 良性疾患

放射線治療の適応となる主な良性疾患として，甲状腺眼症，翼状片，ケロイド，血管腫，動静脈奇形，再生不良性貧血等がある．

放射線治療による急性・晩期反応は前述の各疾患の照射部位と同様であるが，良性疾患であるため比較的投与線量が少なくなり，有害事象も軽度なことが多い．

(1) 甲状腺眼症

眼球突出は，甲状腺機能亢進症（バセドウ病），低下症（橋本病），甲状腺機能正常であっても生じるが，バセドウ病の50～60％にバセドウ病眼症が生じる．眼球周囲の脂肪や筋肉の中に甲状腺に関係した抗体が存在し，それらが炎症を起こし，体積の増加により眼球が突出する．放射線治療は，ステロイド併用が望ましく，直接リンパ球の浸潤を抑える

オリゴメタスタシス（Oligometastases）
少数個の転移のみ存在する状態．1～5個以内の再発・転移に対して，局所療法（手術，放射線治療等）を行うことで予後が延長することが報告されている．

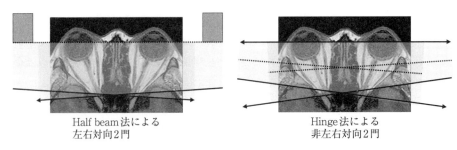

図 5.39　甲状腺眼症への照射の一例

目的で実施される．眼球への照射では，耐容線量の低い水晶体を避けるように，Half beam による左右対向 2 門または Hinge 法による非左右対向 2 門により 20 Gy/10 Fr.（4〜6 MV X 線）の照射が行われる（図 5.39）．

(2) 翼状片

翼状片は，球結膜（白目）の一部が目頭側から角膜（黒目）の上に三角形に伸びてくる疾患であり，症状がなければ放置，充血や異物感が強くなると点眼等，根本治療には手術が必要である．翼状片が角膜の近くまで伸び乱視が発生し，ひどい場合も手術（若年層ほど再発率が高い）の適応となる．手術法の進歩により再発率 10 % 未満程度まで低下しており，放射線治療の実施件数は少ないが，術後補助療法として ^{90}Sr を使用した密封小線源治療 25〜60 Gy/3〜7 Fr.，20〜30 Gy/Fr. 等が実施される．

(3) ケロイド

ケロイドは，瘢痕組織が過剰に増殖した病変であり，外傷や手術等で，膠原線維性瘢痕が腫瘍様に増殖する場合が多く，隆起や硬さ，赤み等が持続し，当初の範囲を超えて大きくなる病態である．放射線治療は，術後にケロイドの原因である線維芽細胞の異常な働きを抑える再発予防目的で実施され，術後早期に開始し，主に電子線により 15 Gy/3 Fr.，18〜20 Gy/3〜4 Fr. 等の照射を行う．

10〜50 kV の軟 X 線が連続出力可能な表在性 X 線治療装置があったが，国内では現在発売されていない．

(4) 血管腫・動静脈奇形

血管腫・動静脈奇形は，血管の拡張，増殖によりできる良性腫瘍であり，腫瘍性増殖を伴う血管腫（hemangioma），伴わない血管奇形（vascular malformation）に大別される．多くは放射線治療不適応であるが，一部の疾患で放射線治療が実施される．

海綿状血管腫の出血症例に対しては手術が実施される．定位放射線照

射には出血防止効果はあるが，合併症の危険が高く，外科的治療が困難な症例にのみ考慮される．海綿静脈洞内海綿状血管腫に対するガンマナイフ治療として，辺縁線量（isodose：55%）中央値 12.6 Gy（12～19 Gy）等の照射がある．

　脳動静脈奇形からの脳出血例は再出血が多いため，特に再発の危険の高い場合（出血発症，深部静脈への流出）は，手術が考慮される．病巣部位や流入血管の状況，合併症の有無等により手術の危険性が高く，病巣が小さい場合（10 mL 以下または最大径 3 cm 以下）は定位放射線照射が勧められる．また痙攣を伴った脳動静脈奇形では，てんかん発作を軽減するため手術のみならず，定位的放射線照射を含めた積極的治療が勧められる．SRS の照射例では 25 Gy 以上でも閉塞率は上昇しないため 20 Gy 程度，SRT では 22 Gy/2 Fr.，24 Gy/3 Fr. 等の照射が行われる．

(5) 再生不良性貧血

　再生不良性貧血は，骨髄中の造血幹細胞が何らかの原因で傷害を受け，白血球，赤血球，血小板のすべて，主に好中球が減少する疾患である．治療は，免疫抑制療法，骨髄移植，蛋白同化ステロイド療法，支持療法等があり，骨髄移植例の一部が全身照射（TBI）の適応となる．

5.6.13 小　　児

　小児の主な悪性腫瘍としては，白血病，脳腫瘍（神経膠腫，胚細胞腫瘍，髄芽腫），悪性リンパ腫，神経芽腫，網膜芽細胞，ウィルムス腫瘍（腎芽腫），肉腫（横紋筋肉腫，ユーイング肉腫，骨肉腫，軟部肉腫）等がある．小児の耐容線量は成人より低く，また骨の成長阻害や筋委縮，二次がん等の晩期反応のリスクを十分に注意した照射が必要となる．

　白血病は小児がんで最も多く，急性リンパ性白血病（ALL）が約 70%，急性骨髄性白血病（AML）が約 25% である．小児の場合は適応外となることも多いが，造血幹細胞移植時の前処置として TBI が実施されることがある．再発 ALL の中枢神経再発ハイリスク群[27]は，予防的全脳照射 18 Gy/10～12 Fr.（1.5～1.8 Gy/Fr.）の適応となる．また中枢神経再発例に対して，多剤併用全身化学療法と髄注による治療のあと，十分な全身治療後に全脳もしくは全脳全脊髄放射線照射を行うことが強く推奨されている．

　小児の悪性リンパ腫は多くの場合，非ホジキンリンパ腫である．ホジキンリンパ腫も含め多剤併用化学療法が有効であるため，適応となるこ

とは少ないが，ホジキンリンパ腫の早期例に対しては，多剤併用化学療法と低線量 involved field 放射線照射の併用療法を行うことが推奨されている．

神経芽腫[28]は約65％が腹部，その半数が副腎髄質，頸部，胸部，骨盤部等からも発生しており，約70％は診断時に転移巣が認められる．放射線治療は進行症例に対し，術後原発腫瘍の制御（約20 Gy，肉眼的残存腫瘍＋10.8 Gy/6 Fr.）および骨転移部（19.8 Gy/11 Fr.）への局所照射が行われる．

腎芽腫（Wilms 腫瘍）[28]は，小児腎原発悪性腫瘍の75％であり，手術および化学療法が主体となるが，比較的高い病期・リスク患者に対して健側腎が14.4 Gy を超えないように遮蔽し，腹部照射 10.8 Gy/6 Fr.，19.8 Gy/11 Fr. が行われる．また再発，転移巣に対しての放射線治療も行われる．

ユーイング肉腫は，小児に発生する骨腫瘍では骨肉腫に次いで2番目に多い．全身化学療法，手術療法，放射線治療を含めた集学的治療が行われ，放射線感受性も高い腫瘍であり，限局期で不十分な広範囲切除で初期化学療法の効果が不十分な場合，辺縁切除，部分切除の場合は，術後放射線治療 50～60 Gy が推奨されている．また肺，骨，骨髄に転移が多く，肺転移のある患者への全肺照射（＜14歳：14 Gy，≧14歳：18 Gy）により生存率の向上が示唆されている．

横紋筋肉腫は，小児の軟部悪性腫瘍では最も多く，主な組織型として胎児型と胞巣型がある．標準治療は，外科療法，化学療法，放射線療法の組合せであるが，初発時には全摘術により機能や整容面が著しく損なわれる手術は推奨されておらず，局所再発時に可能な限り外科療法を行うことで予後の改善が期待されている．放射線感受性の高い腫瘍のため，胎児型の group I 症例を除いて，全症例に放射線治療が行われる．

5.6.14 緊急照射

緊急照射の適応となる主な疾患として，転移性脊椎腫瘍による脊髄圧迫，上大静脈症候群，気道狭窄，致死的になりうる出血等がある．

(1) 脊髄圧迫

転移性脊椎腫瘍による脊髄圧迫により，疼痛・脊髄神経障害を生じる．治療のタイミングを逸すると不可逆的な脊髄麻痺を生じるため，緊急手術または緊急放射線療法が行われる．原発腫瘍の放射線感受性が高くない転移性脊椎腫瘍によって脊髄圧迫を伴ったときは，手術＋放射線

治療が放射線治療単独よりも術後機能の改善において有効であるが，放射線感受性の高い腫瘍（多発骨髄腫，悪性リンパ腫，白血病，胚細胞腫瘍等）は手術適応にならず，放射線治療単独となる．脊髄圧迫症候群発症から48時間以内の治療開始が望ましい[29]とされているが，48時間以上経過した症例でも放射線治療の適応となる．一方，手術は完全麻痺を呈してから48時間以上経過している場合，予後6ヵ月以内と推定される場合にも基本的に推奨されない．

(2) 上大静脈症候群

腫瘍等により上大静脈（SVC）を圧迫し，閉塞や高度狭窄を起こし，心臓への静脈還流が障害されるため，頭部，顔面，上肢，頸部および上半身のうっ血・浮腫を来す症候群である（図5.40）．上大静脈症候群自体により致命的になることはほとんどないが，静脈還流障害に伴い，気道気管の浮腫による狭窄や脳浮腫を伴う場合は致命的になりうる．治療は，腫瘍病変自体に対する化学療法，放射線治療の適応を検討し，病変の状況，全身状態，予測される予後等をふまえ，ステント留置も選択肢になる場合がある．放射線治療では，30 Gy/10 Fr.，40 Gy/20 Fr. 等の照射が行われる．

(3) 気道狭窄

気道内腫瘍による狭窄や腫瘍による外部からの圧排により，主要気道（咽頭〜喉頭の上気道，気管〜主気管支〜葉気管支レベル）に狭窄を来す病態である．治療として，気道ステント留置は，全身状態，予測される予後，病変部の位置等から治療を検討する必要があるが，原因腫瘍病

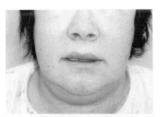
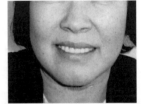
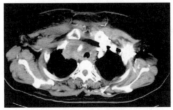
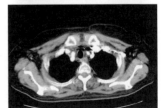

　　小細胞がんによる上大静脈症候群　　　　　　34 Gy/17 Fr. 照射後

図5.40　上大静脈症候群　放射線治療前後の一例

変に対する化学療法や放射線治療の適応も検討する．放射線治療は緊急照射として 30 Gy/10 Fr.，原因腫瘍の根治目的で 60 Gy/30 Fr. 等の照射が行われる．

(4) 致死的になりうる出血

腫瘍内の血管は脆弱なため出血すると薬剤や内視鏡的な止血が困難なことがあり，また IVR は動脈系出血であれば適応の可能性があるが，静脈系出血は適応がない場合がある．出血による貧血を防止するため，出血原因の腫瘍の縮小を図る（鼻出血，血痰，血尿，血便，膣出血等）ため，放射線治療が実施されることがある．8～50 Gy/1～25 Fr. の照射が行われ，照射後 24～48 時間で止血効果があるとされている．進行胃癌からの出血において，総線量 8～50 Gy の照射にて，止血率 54～91％，止血期間の中央値 1.5～3.3ヵ月とされている．

5.7 有害事象（有害反応・障害）

放射線治療は，細胞の DNA に影響を及ぼす．これは腫瘍にも正常組織にも同じようにである．腫瘍は本来外科的に取り除くような人体にとっては不要なものなのでどれだけでも線量を付与しても構わないが，正常組織はそうはいかない．生命を維持していくためには，必要な臓器であるため放射線によって障害が起き，有害事象により臓器不全になり，生命を脅かすようでは，放射線治療本来の目的とはいえない．したがって如何に有害事象特に正常組織に対して放射線を当てないようにするか，またどうしても避けることができない場合，耐容線量を超えないようにするかを常に考えながら治療計画を行うことが大事である．

放射線治療によって生じる有害事象は発現時期により急性（治療開始 1ヵ月以内），亜急性（1～3ヵ月），遅発性・慢性（3ヵ月～数年），晩期（数年～数十年）に分けられる．一般的には急性と亜急性は急性反応，遅発性・慢性と晩期は晩期反応に 2 分されることが多い．有害事象は照射される部位に依存し，急性反応は粘膜や骨髄，皮膚のように増殖の速い組織で現れやすく，治療が終了してしばらくすると回復する．しかし放射線治療の有害事象で気を付けなければならないのは晩期反応であり，晩期反応は不可逆性で回復しにくく治療が困難である．

5.7.1 急性反応

急性反応（早期障害）は，治療開始直後から数週間で現れるものが多

く，治療中治療終了後から数週間で回復する．放射線宿酔，粘膜炎，唾液分泌障害，皮膚炎，白血球減少などがある．放射線治療を行うとかなりの高い確率で急性反応が起こる．患者にとっては苦痛であるが，治療が終われば必ず治ることを伝えて最後まで治療を続けるよう促す．

(1) 放射線宿酔

放射線照射の直後ないし数時間後に現れる一過性の全身反応で，胃腸症状（吐き気，嘔吐など），循環器症状（頻脈，血圧低下など），精神神経症状（頭痛，めまい，不安感など）がみられる．照射範囲が大きいほど発現率は高い．

(2) 粘膜炎

口腔が照射野内に入る際に，放射性粘膜炎として口腔粘膜炎が発症する場合がある．発赤，紅斑，浮腫，びらん，白苔の付着などがみられる．治療により比較的早い時期から乾燥感や味覚障害が出現する．食道癌の治療で食道が照射されると食道の粘膜が炎症を起こし，つかえ感や通過障害，通過時の疼痛などを発症する．また胸部の治療の際も食道や咽頭が含まれる場合は同様の症状を呈することがある．その際は早めに粘膜保護剤などの投与を開始し，症状を緩和し，治療の完遂を目指す．

(3) 唾液分泌障害

耳下腺が照射されると，一過性の耳下腺の炎症により疼痛を訴える患者が現れる．その後，唾液腺の機能低下による口内乾燥が出現する．唾液が抑えられることにより味覚障害が発生する．また唾液の減少により虫歯（う歯，う蝕）や歯周病になりやすくなるため感染症に気をつける必要性がある．

(4) 皮膚炎

外部放射線治療は体内の腫瘍に対して放射線を照射することがほとんどであり，放射線はその際必ず正常な皮膚を通過する．皮膚は新陳代謝が活発な組織であり，放射線の影響を受けやすい部位であるといえる．皮膚の反応には発赤・紅斑・脱毛・乾性皮膚炎・湿性皮膚炎・潰瘍といった皮膚炎が出現する．発赤・紅斑・脱毛・乾性皮膚炎は時々見られるが，湿性皮膚炎・潰瘍など重篤な反応は難治性のため，起こさないように注意する必要がある．

通常表皮では，基底細胞が分裂し，先にできた細胞が基底層から有棘層，顆粒層，角層へと押し上げられ角質になり，やがて垢となってはがれていく．放射線皮膚炎発症のメカニズムは放射線が当たると基底細胞の分裂が抑制され，数が減っていく．その結果，徐々に表皮が薄くな

り，真皮にある皮脂腺や汗腺，微小血管も影響を受ける．

皮膚のバリア機能は主に角層の皮脂膜，細胞間脂質，天然保湿因子の働きによって維持されているが，放射線によってこれらが障害され，バランスが崩れて皮膚の乾燥が起きる．微小血管は放射線の影響により浮腫や炎症を起こし，発赤やびらんが発生する．放射線皮膚炎は乾燥から起こるため，皮膚の乾燥を最小限にすること，つまり保湿が予防的ケアとなる．放射線によって基底細胞が減少することによる影響を最小限にとどめることが重要である．保湿の基本は水分と油分を皮膚に補うことである．

(5) 白血球減少（造血器）

骨髄に照射線が当たると骨髄抑制により抹消血中の白血球減少が起こる．白血球は体内で感染予防などの防御機能をつかさどっているため治療中に白血球の減少が起きてしまうと，肺炎などの感染症が起きやすくなってしまう．また凝固系の抑制により出血傾向になる場合がある．特に脊椎の照射や全身照射などの広範囲の治療を行う際には注意が必要であり，治療中でも定期的に採血を行いデータを確認する．特に化学療法を併用する場合は，通常の放射線治療単独では起きないような照射法でも，骨髄抑制が生じることもある．またリンパ球も感受性が高く放射線によって減少が生じるので定期的に血液検査結果をチェックする必要がある．

5.7.2 晩期反応（晩期障害）

放射線治療終了後，数か月から数年が経過して現れる障害である．晩期反応は組織の線維化や微小血管の閉塞を機序としており不可逆的であり難治性であるため治療計画時にリスク臓器の線量分布に注意する．晩期反応は1回の線量の大きさに依存するので1回の線量を減らしたり，分割回数を増やして総線量を増やすなどの工夫が必要である．

(1) 頭　部

脳に耐容線量を超える照射が行われた場合には，脳や脳神経が障害を受け，萎縮や壊死，難聴，顔面神経麻痺，脳障害，下垂体機能低下などが発生することがある．また，眼球に放射線が照射された場合には，白内障，網膜症などが起こり，視力障害の原因になる．

(2) 口腔，頸部

口腔がんなどの治療では，唾液腺に耐容線量以上の線量が照射されることになるため，唾液が減少し，口の乾きや味覚異常が出ることがあ

る．過剰線量が軟骨や下顎骨に照射されれば，そこが壊死することがある．また頸椎に過剰に照射されると後に脊髄症が発症し，躯幹や四肢の麻痺やしびれが出ることや，甲状腺が照射されることにより甲状腺機能が低下することがある．

(3) 肺，縦郭，食道，乳房

肺がんへの照射では，かなりの確率で肺の線維化が起こり，肺機能が低下する．線維化した肺の体積が大きくなれば，患者は息苦しく感じてくるため，経過観察が必要である．もし呼吸苦や咳，発熱などの症状が出た場合は，即座にX線写真などで放射線肺炎の有無を確認する．また心臓に放射線が過剰に照射された場合は心外膜炎や心不全に結び付く可能性があるため治療計画の際になるべく心臓への照射は避けるべきである．さらに胸椎が過剰照射になれば，放射線脊髄症を発症することがある．食道への照射は食道壁の線維化による狭窄が起きることがある．乳房への接線照射の場合は過剰照射によって乳房が硬くなることがある．また肺に過剰に照射されれば，肺に線維化が生じることがある．腋窩が過剰に照射されれば腕がむくんだり，上腕神経が障害を起こして，手がしびれたり，力が入らなくなったりする．肋骨に過剰に照射されれば，肋骨の骨折が発生しやすくなる．

(4) 腹部，骨盤

肝臓は全体に過剰照射が行われると，肝腫大や腹水貯留が出現する．肝小葉の中心静脈の血栓と周囲の肝細胞の萎縮がその病態である．腎臓も放射線感受性が高く，障害が起こりやすい．晩期反応としての放射線腎症は照射後1年以降に発症し，糸球体小動脈の硬化性変化が進行する慢性糸球体腎炎の臨床像を呈する．膀胱の晩期反応は照射の1～10年後に見られ，膀胱壁の線維化による膀胱萎縮や潰瘍性病変がその病態である．消化管の晩期反応は血管の損傷に起因する二次的な変化である．急速な血管閉塞があれば潰瘍が生じ，徐々に進行する微小循環の障害では消化管の線維性狭窄が生じる．子宮や前立腺の放射線治療では，直腸前壁に障害が起こりやすい．出血・狭窄・潰瘍・直腸との瘻孔などをみることもあり，局所線量の過多に注意が必要である．

5.7.3 直列臓器，並列臓器

放射線による有害事象は臓器の特性に大きく影響を受ける．臓器には脊髄や腸管のようにその一部が不可逆的な障害を受けると臓器としての機能を失ってしまうものを直列臓器（Serial organ）といい，肺や肝臓

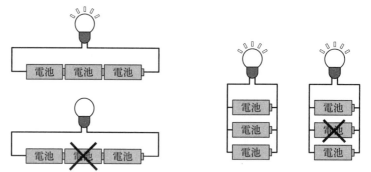

図 5.41　直列臓器と並列臓器の概念図

や腎臓，卵巣，精巣のようにその一部が不可逆的な障害を受けても，残りの部分が機能を補うことでその臓器の機能を維持できるものを並列臓器（Parallel organ）という．電池を臓器，電球を臓器の機能に例えてこのような呼び名がついた（**図 5.41**）．並列臓器は一定程度の小単位の障害では機能不全には至らない．肺や肝臓は，肺門部や肝門部が照射される場合には直列臓器として考える必要がある．直列臓器は主として D_{max} や $D_{x(cc)}$ などで評価され，並列臓器は $V_{X(\%)}$ や Mean dose などで評価される．

5.8　記録・評価

放射線治療の記録は必須であるが，特に再照射を行う患者の際にも非常に重要である．項目としては患者 ID，氏名，生年月日はもちろんのこと病名，TNM 分類，ステージ，照射部位（左右は必ず），照射開始日及び照射期間，使用した放射線の情報（線質，エネルギー，照射野サイズ，照射方法，MU 値，1 回投与線量，総線量など）を明確に記録しておく必要がある．また可能であれば線量分布図も保管しておくと再照射の際の参考になる．従来は紙ベースで記録を残しておくことが多かったが最近ではデジタルによる保存が増えてきている．その際，システムのバージョンアップや機器の更新などで過去の照射の記録が消滅しないような手段が必要である．

照射録として必要な項目としては，1. 所属（診療科），2. ID. No,

3. 患者氏名，4. 生年月日（年齢），5. 性別，6. 指示医名，7. 治療部位，8. 使用エネルギー，9. 照射線量，10. 設定線量，11. 照射門数（角度情報），12. 照射年月日，13. 担当技師名などが必要となるが，近年では高精度放射線治療の導入が増えてきたので照射法として IMRT，STI，IGRT の有無なども記載しておくことが望ましい．また IGRT を採用する場合は，変位量なども保存しておく必要がある．

　放射線治療の評価は，腫瘍の大きさを測れる固形がんではがんの大きさ，腫瘍の大きさが測れない血液のがんでは腫瘍細胞の数や血液細胞の状態などを基に判定される．判定結果は，がんの兆候がすべてなくなる「完全奏効［完全寛解］（CR：complete response）」（必ずしも治癒ではない），状態が改善した「部分奏効［部分寛解］（PR：partial response）」，状態が悪化した「進行（PD：progressive disease）」，変化が見られない「安定（SD：stable disease）」の 4 つに分類される．固形がんにおいては RECIST（Response Evaluation Criteria in Solid Tumor）や PERCIST（Positron Emission tomography Response Criteria In Solid Tumors）などの評価基準があり，RECIST は治療開始前に腫瘍の大きさを CT などの画像診断で計測し，大きな腫瘍 5 つを選びそれを標的病変と呼び，それ以外の腫瘍を非標的病変と呼ぶ．これらの病変の治療経過中の腫瘍の大きさの変化を CR，PR，PD，SD に分類する．

- 「CR：完全奏功」はすべての標的病変の消失もしくはリンパ節の場合は短径 10 mm 未満に縮小
- 「PR：部分奏功」は治療開始前より 30％以上縮小
- 「PD：進行」は治療経過中に最も腫瘍が小さい時より 20％以上腫瘍が増大もしくは径にして 5 mm 以上の増大
- 「SD：安定」は「部分奏功」と「進行」の間の状態

PERCIST は PET 検査において FDG 集積変化を評価する方法である．

　緩和照射においては，大まかな症状改善時期は予想できるが実際，腫瘍のサイズや治療部位，対象病変などによって効果の発現や効果持続期間は変わってくる．しかし何より重要なことは日々の照射において，医師がきちんと診断し，効果を確認しながら照射を遂行することである．

　また治療計画装置を用いて TCP（tumor control probability：腫瘍制御確率）と NTCP（normal tissue complication probability：正常組織障害発生確率）という評価法もある．治療計画装置で扱っている物理データから生物学的なデータを予想し評価しようという方法である．

　TCP は腫瘍細胞の残存の予測に LQ（linear-quadratic）モデルを使

用する．このとき，低LET放射線で2Gy以下の低線量域の分割照射では，二次の項βを無視することができると仮定する．

$$Ns = N_0 e^{-aD} \tag{5.4}$$

$$\mathrm{TCP} = e^{-Ns} \tag{5.5}$$

ここで，

Ns：無限増殖細胞（clonogenic cell）の照射後の細胞数

N_0：照射前の細胞数

$α$：LQモデルの一次項

D：細胞に照射される均一な吸収線量

とする．

NTCPはLymanにより提唱された正常組織の障害発生モデルであり，投与された線量によって周囲正常組織の障害がどの程度発生するかを示す概念である．DVHから治療可能比を考慮する場合の正常組織障害発生の指標になる．その根幹には組織全体あるいは一部への照射に対する生物学的障害発生率のデータを利用している．

$$NTCP = \frac{1}{\sqrt{2\pi}} \int_{-\infty}^{t} \exp\left(\frac{-x^2}{2}\right) dx \tag{5.6}$$

$$t = \frac{(D - TD_{50}(v))}{(m \cdot TD_{50}(v))} \tag{5.7}$$

$$TD_{50}(v) = TD_{50}(1) \cdot v^{-n} \tag{5.8}$$

$$v = \frac{V_{\mathrm{eff}}}{V_{\mathrm{ref}}} \tag{5.9}$$

ここで，$TD_{50}(v)$：正常組織の部分体積vに均一に照射されたときに50％の確率的で晩期有害事象を生じる線量であり，$TD_{50}(1)$は正常組織全体へ均一に照射した場合50％の確率的で晩期有害事象を生じる線量

D：処方線量

n, m：臓器の特徴を示し臓器固有の値

V_{eff}：有効体積法を用いて不均一に照射された体積を均一に照射された体積に変換したもの

V_{ref}：臓器の全体積を示す基準体積

とする．

ただし，実際の三次元放射線治療では照射体積中の線量は不均一であるので，Kutcherの実効容積法（effective volume法）などを利用し補正を行い評価する．

以上は治療計画が取り扱っている物理的な線量から臓器の生物学的な

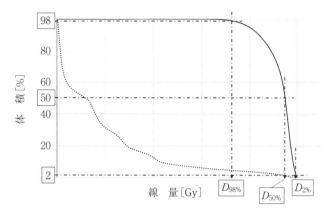

図 5.42 線量均一性の指標

反応を予想するために，いろいろな係数を必要としているが，これらの数値はまだ研究を行う必要がある分野とされている．

DVH から以下のような線量分布評価指標が求められる．
- D_{95}：任意の体積（PTV）の 95％ を含む吸収線量
- V_{20}：任意の体積（OAR：肺，心臓など）で 20 Gy 以上吸収線量が投与される体積の割合（他に V_5 などもある）
- CI（conformity index）：線量収束性の指標

$$CI = \frac{V_{98\%}}{V_{PTV}} \tag{5.9}$$

ここで，$V_{98\%}$ は処方線量の 98％ が処方される体積，V_{PTV} はここでは PTV としているが任意の体積である．
- HI（homogeneity index）：線量均一性の指標

$$HI = \frac{D_{2\%} - D_{98\%}}{D_{50\%}} \tag{5.10}$$

ここで，$D_{2\%}$ は任意の体積の 2％ に投与される線量，つまり任意体積の最大線量を意味し，$D_{98\%}$ は任意の体積の 98％ に投与される線量，つまり任意体積の最小線量を意味し，$D_{50\%}$ は任意の体積の 50％ に投与される線量，つまり任意体積の中央値線量である（図 5.42）．

〔参考文献〕

1) B Emami, J Lyman, A Brown, et al.：Tolerance of normal tissue to therapeutic irradiation, Int. J. Radiat. Oncol. Biol. Phys., 21（1），109-22, 1991

2) 放射線治療計画ガイドライン 2020 年版，金原出版

3) 西條長宏，加藤治文：肺がん，p.39

4) 福岡徳洲会病院症例

5) 古賀病院 21 症例

6) ICRU Report No.50 and No.62

7) 日本放射線技術学会監修，熊谷孝三編著：放射線治療技術学 改訂 2 版，オーム社，2016

8) 中村 實監修：放射線治療科学概論，医療科学社，2001

9) 西臺武弘：放射線治療物理学 第 2 版，文光堂，2005

10) 榮 武二，櫻井英幸監修，磯辺智範編：放射線治療基礎知識 図解ノート，金原出版，2018

11) 日本放射線腫瘍学会編：放射線治療計画ガイドライン 2020 年版，金原出版，2020

12) 日本放射線治療専門放射線技師認定機構監修，奥村正彦他編集：放射線治療技術標準テキスト，医学書院，2019

13) 日本アイソトープ協会編集：4 版 放射線安全管理の実際，丸善出版，2020

14) 森田晧三：TCP と DVH/NTCP ―外照射における治療計画の最適化のために―，医療標準線量，2・2，41〜48，1997

15) Webb, S. et al.：A model for calculating tumor control probability in radiotherapy including the effects of inhomogeneous of dose and clonogenic cell density, Phys. Med. Biol., 38, 653〜666, 1993

16) Lyman, J.T.：Complication Probability as Assessed from Dose-Volume Histograms, Radiation Research, 104, S13-S19, 1985

17) Kutcher, G.J.et al.：Calculation of complication probability factors for non-uniform normal tissue irradiation：the effective volume method, Int. J. Radiation Oncology Biol. Phys., 16, 1623〜1630, 1989

18) 日本脳腫瘍学会：脳腫瘍診療ガイドライン 2019 年版 第 2 版，金原出版，2019.

19) 網膜芽細胞腫全国登録委員会：網膜芽細胞腫の診断基準と治療基準，日本眼科学会雑誌，119 (6)，410-411，2015

20) エンジニアリングシステム（株）放射線治療用固定システム エスフォーム製品 カタログ

21) 日本肺癌学会：肺癌診療ガイドライン―悪性胸膜中皮腫・胸腺腫瘍含む 2023 年版，2023

22) 日本肝臓学会：肝癌診療ガイドライン 2021 年版，金原出版，2023

23) 日本膵臓学会膵癌診療ガイドライン改訂委員会：膵癌診療ガイドライン 2022 年版，金原出版，2022

参考文献

24) 日本泌尿器科学会：前立腺癌診療ガイドライン 2016 年版, メディカルレビュー社, 2016
25) 日本乳癌学会：乳癌診療ガイドライン①治療編 2022 年版, 金原出版, 2022
26) 日本造血細胞移植学会：造血細胞移植ガイドライン 移植前処置（第 2 版）, 日本造血細胞移植学会, 2020
27) 日本小児血液・がん学会：小児白血病・リンパ腫の診療ガイドライン 2016 年版, 金原出版, 2016
28) 日本小児血液・がん学会：小児がん診療ガイドライン 2016 年版, 金原出版, 2016
29) 日本臨床腫瘍学会：骨転移診療ガイドライン 改訂第 2 版, 南江堂, 2022
30) 放射線宿酔（ほうしゃせんしゅくすい）とは？ 意味や使い方―コトバンク
   https:// kotobank.jp/word/放射線宿酔-132075（参照 2023-11-19）
31) がん放射線治療でおこる放射線皮膚炎について―予防の基本的な考え方―ナース専科
   https:// knowledge.nurse-senka.jp/500053（参照 2023-11-19）
32) RECIST レシスト―がん情報サイト「オンコロ」
   https://oncolo.jp/dictionary/recist（参照 2023-11-19）
33) ハイパーサーミア（がん温熱治療）の原理―医療関係者の方へ―医療機器―山本ビニター株式会社
   https//www.vinita.co.jp/medical_div/medical/principle/（参照 2023-11-19）
34) ハイパーサーミア（温熱療法）外来/千葉県がんセンター
   https//www.pref.chiba.lg.jp/gan/shinryoka/haipasamia.html（参照 2023-11-19）
35) 集学的治療：国立がん研究センター がん情報サービス 一般の方へ
   https://ganjoho.jp/public/dia_tre/treatment/multidisciplinary_treatment.html（参照 2023-11-19）
36) 九州がんセンター．CBCT の紹介．前立腺癌, 画像誘導放射線治療（IGRT）
   https: /Kyushu-cc.hosp.go.jp/information/detail/616.htm/（参照 2023-11-21）

索　引

〈ア 行〉

悪性リンパ腫 …………………………… 321
アネロイド型気圧計 …………………… 122
アプリケータ …………… 78, 98, 203, 231
安　定 …………………………………… 333

イオン再結合損失 ……………………… 133
イオン再結合補正係数 …… 165, 169, 175
イオンポンプ …………………………… 46
移送チューブ …………………………… 80
一時挿入治療 …………………………… 248
一次標準 ………………………………… 160
一般再結合 ……………………………… 165
医療機器安全管理責任者 ……………… 140
医療法 …………………………………… 144
インバースプランニング …… 202, 228, 272
胃 MALT リンパ腫 ……………………… 304

ウェッジフィルタ ……………………… 92
ウェル形電離箱 …………………… 173, 174
受入れ試験 ……………… 104, 110, 115, 138

永久刺入治療 …………………………… 248
エネルギーフルエンス …………… 21, 28
遠隔操作式後充填システム …………… 247

オボイド ……………………… 99, 247, 309
オリゴメタスタシス …………… 290, 323
温度気圧補正係数 ………… 133, 164, 168
温熱療法 ………………………………… 267

〈カ 行〉

外陰癌 …………………………………… 313
下咽頭癌 ………………………………… 298
外挿飛程 R_{ex} …………………………… 234
介入レベル ………………………… 138, 275

回　復 …………………………………… 281
外部モニタ ……………………………… 186
化学放射線治療 ………………………… 11
化学放射線療法 …………………… 8, 264
拡大ビーム法 …………………………… 239
拡大ブラッグピーク ……… 181, 211, 241
核破砕片 ………………………………… 184
核分裂 …………………………………… 156
下垂体腺腫 ……………………………… 291
画像誘導小線源治療 ……………… 89, 208
画像誘導放射線治療 ……………… 61, 229
画像誘導密封小線源治療 ……………… 312
加速過分割照射法 ………………… 282, 302
加速管 ………………………………… 41, 43
荷電粒子平衡 …………………………… 158
過分割照射 ……………………………… 282
壁補正係数 ……………………………… 163
眼腫瘍 …………………………………… 292
干渉性散乱 ……………………………… 18
完全奏効 …………………………… 17, 333
肝臓癌 …………………………………… 304
緩和照射 …………………………… 8, 261

基準空気カーマ率 ………………… 177, 180
基準深 …………………………………… 181
基準線質 ………………………………… 162
規則性呼吸学習 ………………………… 252
気道狭窄 ………………………………… 327
吸収線量率 ……………………………… 206
吸収端エネルギー ……………………… 20
急性反応 …………………………… 281, 328
強度変調回転放射線治療 ……………… 228
強度変調放射線治療 …………………… 228
極性効果補正係数 ………… 165, 168, 175
許容レベル ………………………… 137, 275

緊急照射	9, 261	最大レスポンス距離	174, 176
空間的線量分布	278	再分布	281
空気カーマ強度	206	サイラトロン	40, 46
空気カーマ校正定数	177, 180	酸素吸入	252
空気カーマ率定数	206	サンドイッチ法	178
空洞補正係数	165	残余飛程	181
腔内照射	247	残存リスク体積	278
クライストロン	41, 45	シェル	97
クライン-仁科の式	191	子宮頸癌	309
グランデッド入力	132	子宮体癌	308
グリソンスコア	4, 306	軸外線量比	218
		施設検査	146
計画的リスク臓器体積	278	実効 SSD	237
計画標的体積	276	実用飛程 R_q	181, 234
迎撃法	253	質量エネルギー吸収係数	28
血管腫・動静脈奇形	324	質量エネルギー転移係数	28
ケロイド	324	質量減弱係数	26
		質量衝突阻止能	33
口腔スペーサ	294	質量阻止能	30
甲状腺眼症	323	質量放射阻止能	33
甲状腺疾患	298	シャドウトレイ	87
校　　正	160	集学的治療	8, 10, 262, 269
光電効果	20, 24	出　　血	328
喉頭癌	298	術後照射	8, 11, 263
呼吸移動対策	251	術前照射	11
呼吸停止法	252	術中照射	8, 11, 263
呼吸同期法	253	出力係数	197, 203
骨転移	323	腫瘍制御確率	260, 333
固定具	94, 270	腫瘍致死線量	257
コプラナー照射	224, 228	上衣腫	290
コミッショニング	110, 115, 138	上咽頭癌	296
コリメータ散乱係	197	上顎洞	294
コリメータ反転効果	197	小細胞肺癌	300
根治照射	8, 261	照射体積	276
コンプトン散乱	19, 24, 154	上大静脈症候群	327
コンプトン端エネルギー	20	衝突損失	30, 32, 155
〈サ　行〉		上皮性	1, 2
		少（寡）分割照射	283, 306, 316
サイクロトロン	72, 239	消滅放射線	21
再酸素化	281	擾乱補正係数	162
再生不良性貧血	325	初期再結合	165
再増殖	281		

食道	303
腎芽腫	326
深吸気息止照射	318
シンクロサイクロトロン	74
シンクロトロン	76, 239
神経芽腫	326
神経鞘腫	291
神経膠腫	286
進行	333
進行波	43
深部線半価深 R_{50}	205
深部線量半価深	171
深部線量百分率	35, 233
深部電離半価深 I_{50}	172, 205
深部電離量百分率	172, 204
深部量百分率	189, 204
髄芽腫	287
膵癌	305
髄膜種	287
頭蓋咽頭腫	287
スキャッタリングフォイル	47
スキャニング法	209, 242
スケーリング係数	119, 171
スプレッドシート	199
スペーサー	96
スポークショット	107
スポットスキャニング法	243
スリットフェンステスト	107
正常組織障害発生確率	260, 333
精上皮腫	308
制動放射	155
生物学的効果比	184
生物学的実効線量	284
脊髄圧迫	326
舌癌	294
絶対的禁忌	285
セットアップマージン	277
セミノーマ	308
線減弱係数	23, 25
線源表面間距離	189
全散乱係数	197

線質指標	170
線質変換係数	162, 169, 183, 185
線衝突阻止能	30, 33
全擾乱補正係数	163, 170
全身皮膚電子線療法	316
全身放射線照射	319
全脳全脊髄	288, 290
線阻止能	29
全肺照射	302
前立腺癌	306
線量均一性	272, 335
線量検証	273
線量最大深	189
線量収束性	272, 335
線量体積ヒストグラム	85, 272, 279
線量分布検証	273
相加（増感）効果	264
造血幹細胞移植	319
奏効率	17
相互校正	187
相乗効果	264
相対的禁忌	285
速中性線	245
組織空中線量比	192
組織最大線量比	193
組織照射	247
組織内照射併用腔内照射	247
組織ファントム線量比	195
阻止能	155

〈タ　行〉

対角軸外線量比	219
退出基準	249
体内マージン	277
体表面画像誘導放射線治療	229
タイマ端効果	176
耐容線量	11, 257
立入検査	147
多発性骨髄腫	322
多分割コリメータ	228
弾性散乱	36, 156

タンデム	99, 247, 309	等価円	197
胆道癌	305	等価照射野	195
断面積	23	等線量曲線	218
		動体追跡照射法	253
チェックケーブル	80	導波管	41, 46
チェレンコフ（Cherenkov）光	156	レーサビリティ	161

〈ナ 行〉

致死線量	259		
腟 癌	313	内的標的体積	276
中咽頭癌	297	鉛ブロック	87
中心電極補正係数	163	肉眼的腫瘍体積	276
中枢神経系原発悪性リンパ腫	290	肉 腫	319
中性子捕捉療法	36	二次荷電粒子	18
直腸癌	304	二次電子	18
直列臓器	331	二重散乱体法	240
治療可能比	281	2点電圧法	165, 175
治療体積	276	乳 癌	316
治療飛程	234	熱可塑性	97
		熱耐性	268
追尾法	253	熱中性子	36
通常分割照射	282	脳転移	290
ツーブス	52, 88, 203, 223, 231	ノンコプラナー照射	224, 226, 228

〈ハ 行〉

定位手術的照射	226, 283		
定位フレーム	57	媒介線質	188
定位放射線照射	226, 283	胚細胞腫	287
定位放射線治療	226, 283	バイトブロック	96
定期確認	147	バイナリーマルチリーフコリメータ	59
定期検査	146	ハイブリッド小線源治療	247, 312
定在波	43	白血病	319
低融点鉛	87	パッシブ法	209, 239
電位計	129	晩期反応	281, 328
電位計校正定数	165, 168	バンチャー	43
電荷蓄積方式	130	反跳エネルギー	36
電子散乱箔	47, 50	反跳電子	19
電子銃	41, 42	半導体	135
電子断面積	23		
電子対生成	21, 24, 154	光核反応	21
電子の戻り効果	69	ピケットフェンステスト	107
電子平衡	157	非小細胞肺癌	300
電波法	144	非上皮性	1, 3
テンプレート	101		
電離放射線障害防止規則	144		
電流積算方式	131		

索　引

非弾性散乱	156
飛　程	31, 35, 155, 212
ヒトパピローマウイルス	297, 309
皮膚がん	314
非ホジキンリンパ腫	321
病期分類	5, 14
ビルドアップ	35, 158, 190, 233
ビルドアップキャップ	192
品質管理	136
品質管理プログラム	140
品質保証	136
ファーマ形	167
ファントム係数	178
ファントム散乱係数	197
フォルタン式水銀気圧計	122
フォワードプランニング	202, 272
深さスケーリング係数	173
腹部圧迫法	252
ブースト照射	318
部分奏効	17, 333
プライマリーコリメータ	50
フラグメンテーションテール	184
ブラッグピーク	33, 210
フラットニングフィルタ	48
フルエンス	21, 22, 159
フルエンススケーリング係数	173
フローティング入力	132
フロントポインタ	104
分化度	4
分離校正	165
平行平板形	134
平均制限質量衝突阻止能	170
平均制限質量衝突阻止能比	162, 183, 185, 204
平均入射エネルギー	233
平坦化フィルタ	48, 50
併用療法	9
並列臓器	332
変位補正係数	163
偏向マグネット	42
ペンシルビームアルゴリズム法	213
ペンシルビームスキャニング	242

ペンシルビームスキャニング法	74, 77
膀胱癌	305
放射化	21
放射性同位元素等の規制に関する法律	144
放射線治療可能比	259
放射損失	30
ホウ素中性子捕捉療法	245
捕　獲	156
ホジキンリンパ腫	321
補償フィルタ	91, 228
ポータルグラフィ	125
ボーラス	90, 236

〈マ　行〉

マグネトロン	41, 44
マルチリーフコリメータ	52, 85
水吸収線量校正定数	160, 169, 183, 186
明示放射能	173
モニタ設定値	197
モニタチェンバ	49, 50
モニタユニット	205
モンテカルロ法	215

〈ヤ　行〉

ユーイング肉腫	326
有効深	203
翼状片	324
予後因子	14
予防的脊髄照射	287
予防的全脳照射	302

〈ラ　行〉

ラインスキャニング法	244
ラザフォード散乱	154, 155
ラジオグラフィックフィルム	274
ラジオクロミックフィルム	274
ラスタースキャニング法	244
卵巣癌	312
リスク臓器	276

リスクマネジメント	141	Field in Field 法	317
リッジフィルタ	241	FLASH 照射	75
リニアックグラフィ	125	Framer 形	134
臨床標的体積	276	grade	15
レーザー投光器	271	GTV	276
レンジシフタ	212	GVL 効果	320
レンジモジュレーションホイール	241	2 Gy 等価線量換算値	284
連続減速近似	234	GyRBE	211
		Half Field 法	316
〈ワ 行〉		HI	272, 335
ワブラー法	239	Hinge 法	316
		HPV	309
〈英 名〉		HPV 感染	297
		hyperthermia	267
A/P 法	16	ICRU 線量基準点	203
AVF サイクロトロン	74	IGBT	98, 208, 230, 312
BED	284	IGRT	91, 229
BNCT	36, 245	IM	277
Boag の理論式	165	IMRT	228
Brachytherapy	78	Interfractional margin	277
Bragg-Gray	170	Inter-leaf transmission	86, 109
Bragg-Gray の空洞理論	160, 164	IORT	263
Burlin の空洞理論	160	ITV	276
calibration	160	IV	276
CBCT	65	Kernel	201, 278
CI	272, 335	KPS	16
CR	17, 333	Long-SSD 法	225
CSDA	234	MC	215
CT 値-相対電子濃度変換テーブル	83	MLC	52, 85, 228
CTV	276	MU 値	198
3D-CRT	224	NTCP	260, 333
D95	272, 335	OAR	218, 276
Dee 電極	73	OCD	219
DIBH	319	OCR	218
DMLC 法	228	OPF	203
DMU	199	PBA	213
DRR	124	PBS	242
DVH	85, 272, 279	PBS 法	74, 77
EB ウイルス感染	296	PD	17, 333
EPID	62, 126	PDD	35, 189, 204, 223, 233
EQD2	284	PDI	172, 204
ERE	69	PR	17, 333

索　引

PRV	278
PS	15
PSA 値	306
PTV	276
QA	136
QC	136
QOL	10, 261
RALS	78, 98, 247
Recovery	281
Redistribution	281
Reoxygenation	281
Repopulation	281
RTPS	84
RVR	278
SAD 法	223
SD	17, 333
SGRT	229
SM	277
SMLC 法	228
SOBP	181, 212, 241
Spencer-Attix の空洞理論	160, 164, 170
SRS	226, 283
SRT	226, 283
SSD	189
SSD 法	223
STD 法	223
STI	226, 283
TAR	192
TBI	319
TCD	257
TCP	260, 333
TERMA	27, 201, 278
TLD	257
TMR	193, 223
TNM 分類	5
Tongue-and-Groove	86, 109
TPR	195
TR	259, 281
TSEB	316
TV	276
V20	272, 335
VMAT	228
Wilms 腫瘍	326
Winston-Lutz	109
X 線シミュレータ	82

Memorandum

Memorandum

〈編著者紹介〉

橘　昌幸（たちばな　まさゆき）
2010 年　九州大学大学院工学府博士後期課程修了
専門分野　放射線治療技術学，放射線計測学
現　　在　広島国際大学保健医療学部教授，博士（工学）

岩元新一郎（いわもと　しんいちろう）
2008 年　大阪府立大学大学院工学研究科博士後期課程修了
専門分野　放射線工学，放射線管理学
現　　在　広島国際大学保健医療学部教授，博士（工学）

奥村　雅彦（おくむら　まさひこ）
2011 年　名古屋大学大学院医学系研究科修了
専門分野　放射線治療技術学
現　　在　森ノ宮医療大学医療技術学部教授，博士（医療技術学）

診療放射線技術 テキストシリーズ
放射線治療技術学

2024 年 12 月 25 日　初版 1 刷発行

検印廃止

編著者　橘　昌幸・岩元新一郎・奥村雅彦　Ⓒ 2024
発行者　南條光章
発行所　共立出版株式会社

〒112-0006　東京都文京区小日向 4 丁目 6 番 19 号
電話　03-3947-2511
振替　00110-2-57035
www.kyoritsu-pub.co.jp

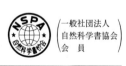

（一般社団法人
　自然科学書協会
　会　　員）

印刷・製本　真興社
NDC 492.4／Printed in Japan

ISBN 978-4-320-06500-0

JCOPY ＜出版者著作権管理機構委託出版物＞
本書の無断複製は著作権法上での例外を除き禁じられています．複製される場合は，そのつど事前に，出版者著作権管理機構（ＴＥＬ：03-5244-5088，ＦＡＸ：03-5244-5089，e-mail：info@jcopy.or.jp）の許諾を得てください．

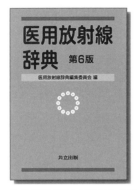

医用放射線辞典 第6版
医用放射線辞典編集委員会編
● 画像診断の新時代に対応！

診療放射線技師を目指す読者を対象に，基礎から臨床まで国家試験ガイドラインに準拠して編集した用語辞典。医学，放射化学，医用工学，画像検査，画像工学，画像情報，放射線計測，核医学治療等の各分野のキーワードを出題基準に準拠して収録。第6版は，CT，MR，医学，治療関連を中心に全面的に見直し改訂した。

【B6判・912頁・定価10,780円（税込）ISBN978-4-320-06197-2】

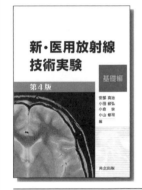

新・医用放射線技術実験 基礎編 第4版
安部真治・小田敍弘・小倉 泉・小山修司編
● 診療放射線技師養成の実験テキスト

大綱化された指定規則および国家試験出題基準に沿って編集した，診療放射線技師養成の実験テキスト。第4版では，化学・生物，医用工学，計測・管理，画像情報の全般を見直し改訂した。

【B5判・494頁・定価9,900円（税込）ISBN978-4-320-06195-8】

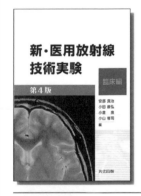

新・医用放射線技術実験 臨床編 第4版
安部真治・小田敍弘・小倉 泉・小山修司編
● 診療放射線技師養成の実験テキスト

大綱化された指定規則および国家試験出題基準に沿って編集した，診療放射線技師養成の実験テキスト。第4版では，X線，CT，MRなどの画像診断，治療技術の進展に対応して，全般を見直し改訂した。

【B5判・522頁・定価9,900円（税込）ISBN978-4-320-06196-5】

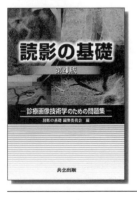

読影の基礎 第4版
―診療画像技術学のための問題集―
読影の基礎編集委員会編
● 技術的読影の基本を学習できる！

X線単純撮影・造影・CT・MR・RI・超音波画像を提示し，設問形式で技術的読影が学べるように構成した。第4版では，画像の一部を差し替え，正答肢の見直しを行った。

【A5判・516頁・定価4,730円（税込）ISBN978-4-320-06185-9】

www.kyoritsu-pub.co.jp　　共立出版　　（価格は変更される場合がございます）